针 灸 学

（第 2 版）

仲远明　　王茵萍　主编

东南大学出版社
SOUTHEAST UNIVERSITY PRESS
·南京·

图书在版编目(CIP)数据

针灸学 / 仲远明,王茵萍主编. — 2版. — 南京：
东南大学出版社,2017.8
ISBN 978-7-5641-7201-5

Ⅰ. ①针… Ⅱ. ①仲… ②王… Ⅲ. ①针灸学-医学
院校-教材 Ⅳ. ①R245

中国版本图书馆 CIP 数据核字(2017)第 129949 号

针灸学

出版发行	东南大学出版社	
出 版 人	江建中	
社 址	南京市四牌楼 2 号	
邮 编	210096	
经 销	新华书店	
印 刷	常州市武进第三印刷有限公司	
开 本	787 mm×1092 mm 1/16	
印 张	19.5	
字 数	505 千字	
版 次	2017 年 8 月第 2 版	
印 次	2017 年 8 月第 6 次印刷	
书 号	ISBN 978-7-5641-7201-5	
定 价	40.00 元	

＊本社图书若有印装质量问题,请直接与营销部联系,电话:025-83791830。

《针灸学》(第2版)
编写委员会

再版前言

    针灸学是以中医基本理论为指导、经络腧穴理论为基础,运用针刺、艾灸及其他方法,刺激人体的一定部位,达到防治疾病目的的一门临床学科,针灸学是中医学的重要组成部分。因其具有适应证广、疗效明显、操作方便、经济安全、副作用少等优点,几千年来深受广大人民的欢迎,对中华民族的繁衍昌盛作出了重大的贡献。

    针灸的生命力在于临床疗效。1979 年 12 月,世界卫生组织向全世界推荐了 43 种针灸治疗的适应证,有力地推动了针灸走向世界。但是,这种归纳尚不全面。据天津中医药大学的最新研究总结,针灸治疗的病种涵盖 16 类病谱、计 461 个病种之多。对于肌肉骨骼和结缔组织系统、神经系统、消化系统和泌尿生殖系统、眼和附器、精神和行为障碍、皮肤和皮下组织等疾病,针灸的治疗效果尤为突出。对于多种难治性疾病、原因不明性疾病、体质性疾病与心因性疾病,针灸可成为有力的治疗和辅助治疗手段。目前,世界上已有 140 多个国家和地区正在应用和研究针灸疗法治疗各种疾病,全世界针灸从业人员逾数十万,针灸医学作为中医药国际化的先锋,对世界医学的发展正产生着深远而广泛的影响。

    中西医结合是我国卫生工作重要的方针政策,也是我国医学研究的主要方向。从 20 世纪 60 年代开始,国家便在各地西医院校开设针灸课程。尽管这些学生毕业后很少专门从事针灸工作,但针灸的整体观念与辨证论治思想以及丰富而有效的多种治疗方法,对于丰富学生的临床思维与治疗模式起到了很大作用。但与之不相适应的是,西医院校的针灸学教材仍基本照搬中医院校的同类教材,内容陈旧,其实用性与可操作性不够;而且各西医院校学制不同,有中西医结合专业、临床专业七年制、五年制、四年制及护理或其他各科专业不同情况,怎样做到既较为全面地反映针灸与临床精髓,又具有较高的实用性、可操作性,是很多在西医院校从事针灸教学老师反复思考与必须解决的问题。本教材参考在吸取原有各版教材的基础上,在教材的编写体例、内容及结构方面进行了一些改革,在以下方面有所突破:

    1. 内容更新   在针灸学的发展简史、经络的现代研究、经络各论、针灸的多种刺激方法及常见病的西医病因病理、美容、减肥等病种的选择上,尽可能吸取目前的最新概况与研究进展,如对经络的认识,摘录了 2007 年世界针灸联合会成立 20 周年,世界针灸联合会终身名誉主席王雪苔教授的报告,使全书内容与时代联系更为紧密。

    2. 重视实用   充分考虑到西医院校学生的知识结构与兴趣特点,减少原文引用,尽可能让其学习与掌握针灸理论与操作方法精髓。在经络总论,尤其是经络各论部分,强化了重点穴位的解剖与操作要点,使其更具可操作性;穴位刺激方法上,除了临床应用最为普遍的毫针刺外,增加了浮针等近年来发展较为迅速的其他刺法,以丰富学生对多种穴位刺激方法的认识;临床常见病的治疗,尽量选择该病种最为有效的针灸治疗方法,并在最后加上按语,以求客观评价针灸的作用及不同刺激方法的效应差别,便于学生重点掌握与体会。附录中,增加了针灸常用临床术语的中、英、日文对照,以便学生进行中外交流针灸疗法时能方便地检索。

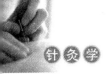

3. 特色明显　本书在耳针疗法与经络各论的撰写上具有明显的特色。南京医科大学中医针灸学教研室拥有陈巩荪、许瑞征两位全国最早从事耳针研究,并参与国家耳穴标准化方案拟定的国际知名专家。长期以来,教研室与附属医院一直把耳针的临床疗效观察与机理研究作为其学术特色。本教材也单辟章节重点讲述了耳针疗法,希望在本院校及同类院校学生中普及推广这一方法。经络各论的撰写上,强调了穴位解剖特征与针刺的关系,参考了大量文献,对针刺不同深度与角度的安全性进行了分析。这在教材撰写中尚属首次。希望能帮助学生更好地理解与掌握穴位的功能与用法。

除此以外,在常见病的治疗中,我们也在尊重传统与权威的基础上,加入了南京医科大学针灸学教研室全体同仁多年来的一些临床体会。全书由仲远明与王茵萍主任医师任主编,负责全书的策划和审校。教材的绪论、经络学总论、腧穴学总论、耳针部分由仲远明主任医师撰写;经穴各论由王茵萍与胡智慧两位主任医师撰写,其中王茵萍还撰写了治疗学总论、其他针法中的小针刀疗法与临床常见病的急性病与传染性疾病、内科疾病、减肥与美容等章节;田青乐副主任中医师负责撰写了刺灸法、其他刺法,并撰写了儿科疾病章节;常见病中,邢剑秋主任医师撰写了外科与五官科,韩燕主任医师撰写了内分泌与代谢性疾病、妇科疾病部分;蔡红副主任医师撰写了部分针法内容,王茵萍主任医师、张朝晖主任医师、陶文剑主治医师、赵卫梅硕士撰写了本书附篇中的针灸常用临床术语的中、英、日文对照内容。其中,俞明主任医师,赵卫梅、周静珠主治医师还担任了本书的大部分校对与附篇的一些工作。本书在成书、最后的修改及完成过程中,还始终得到南京医科大学中医针灸学教研室两位老前辈陈巩荪与许瑞征教授以及南京医科大学副校长张前德教授的指导。所以,这本书源自针灸教研室全体人员的共同努力,是集体汗水的结晶。本书 2017 年在第一版的基础上进行再版,具体工作由南京医科大学第一临床医学院中医针灸教研室的周静珠、唐青青主治医师负责,主要结合教研室老师在多年教学实践过程中发现的问题和近年来针灸学的发展做了相应的修订工作。

尽管在成书过程中费了不少心血,但由于经验与能力所限,有些章节的撰写又属于新的尝试,因此,书中难免存在诸多疏漏,恳请同道和同学们能够在阅读与使用本书时发现问题,予以指正,以便今后修改提高。

编　者
2017 年 2 月

目 录

第一章　针灸发展简史

教学目的与要求

　　针灸是我国劳动人民和医学家长期与疾病作斗争的经验结晶，其起源与形成经历了一个漫长的过程。本课程的教学重点要求学生系统掌握针灸学的概念、针灸学的发展脉络；了解针灸学从古至今在防病、治病中的重要作用，针灸学对中国医学乃至对世界医学的贡献，近代、现代针灸临床与研究概况以及发展前景。具体要求如下：

　　1. 掌握针灸学的概念与内容，针具的产生时代与古代名称，针与灸的区别与联系，掌握各个历史时期针灸的代表性著作及人物。

　　2. 了解针灸学的起源与发展，以及19世纪以来针灸从衰落到复兴的过程，了解现代针灸学术的研究与临床概况。

　　3. 了解针灸学在国际上的传播情况。

　　针灸学是以中医基本理论为指导，经络腧穴理论为基础，运用针刺、艾灸及其他方法，刺激人体的一定部位，调整脏腑、经络、气血的功能，达到防治疾病的一门临床学科。它是中医学的重要组成部分，其内容包括经络腧穴、刺灸方法及临床治疗等部分。因其具有适应证广、疗效明显、操作方便、经济安全、副作用少等优点，几千年来深受广大人民的欢迎，对中华民族的繁衍昌盛做出了重大的贡献。针灸学既是中华民族的一项重大发明，也是我国人民和医学家长期与疾病作斗争的经验结晶，其形成与发展有着漫长而悠久的历史。

第一节　针灸的起源

　　据文献记载，早在我国的远古时代（即石器时代），我国的祖先在同大自然作斗争及生活、生产实践的过程中，就开始以石器作为劳动工具。在旧石器时代，先民们就懂得了使用尖状器、刮削器之类，打制石器刺破痈疡，排脓放血，使病情缓解；经过反复实践与经验积累，以石刺病的应用范围逐渐扩大。到了新石器时代，由于制造石器技术的进步，先民们能够根据不同用途而制造不同形状的石器，于是有了具备特定形状用于刺治疾病的"砭石"，这就是针法的萌芽阶段。20世纪50年代以来，考古发现的各种形状的砭石实物，多数出于新石器时代和春秋战国时代，这为针刺工具的起源提供了有力的实物证据，而砭石治病的记载则稍晚。《山海经》说："高氏之山，其上多玉，其下多箴石"，又说"有石如玉，可以为针"。汉代《说文解字》："砭，以石刺病也"。《素问·异法方宜论》说："砭石者，亦从东方来"。1972年，山

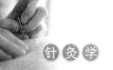

东微山县两城山出土的东汉画像石上的扁鹊针灸行医图,为针术起源于我国东部提供了证据。随着生产的发展和冶炼术的发明,针具得到了不断的改进,继砭石之后,又出现过骨针、竹针、陶针及铜针、铁针、金针、银针等针具。

现代多采用不锈钢材料制作针具,根据临床需要还可制作成三棱针、皮肤针、皮内针、揿针、电磁针等。

针具的改革不仅使加工、制作更加方便,而且也便于携带、消毒。由于针身纤细,对人体的创伤极小,可以减轻病人的痛苦,使得针刺的适应证更加广泛,疗效更好。

灸法的起源比针法更早一些。推测起源于旧石器时代,早在春秋时期就有文字记载。灸的应用在火的发现和运用之后。火的发现和使用,促进了人类的进化,为人类同大自然和疾病的斗争增添了有力的武器。在长期的生活实践中,人们除了发现被火烧过的肉食味道比生吃鲜美之外,还逐渐发现原来身体因风、寒、湿致痛的部位无意中被火烘烤或烧灼后感到舒适,疼痛会减轻、消失。日积月累,人们更学会了主动利用火来取暖、烧烤食物和治疗疾病。

"灸"字,由久、火二字合成,其含义即指长时间以火治病。起初是取松、柏、竹、桃、榆、枳、桑、枣等"八木之火"施灸(《黄帝针灸虾蟆经》)。因其副作用较大,不宜久灸,久则"伤血脉、肌肉、骨髓",后逐渐发现了艾叶这种资源丰富、气味芳香、易燃而不起火焰、火力温和、渗透力强、具有温通经脉作用的理想灸料,从而形成了传统的艾灸术。

针法和灸法同属于外治法,可以相互补充。正如《素问·汤液醪醴论》说:"镵石针艾,治其外也。"《灵枢·官针》也说:"针所不为,灸之所宜。"《灵枢·经脉篇第十二》:"……其治以针艾,各调其经气,……"

艾灸的方法在长期的实践中得到了不断发展。从起初的远距离烘烤,到将艾叶直接置于穴位处的皮肤上烤灼;从单独用艾叶施灸到将艾叶与药物混合后施灸。灸法的治病手段不断增加,治病范围不断扩大,已不仅仅局限于体表的疾病,还可以灸治内脏疾病,疗效也在不断提高。现在已有了艾炷直接灸(瘢痕灸、无瘢痕灸)、间接灸(隔姜灸、隔盐灸、隔蒜灸、隔附子饼灸等)、雷火针灸、艾条灸、温针灸、温灸器灸等多种灸法。

第二节　针灸医学理论体系的形成与发展

公元前21世纪,我国进入奴隶社会。古铜器的制造和应用,甲骨文的问世和发展等,都为医学发展创造了条件。战国至秦汉时期,是我国封建社会制度的建立与巩固时期,也是中医理论体系奠基时期,当时有很多医生运用针灸。而金属针的推广应用,临床实践知识的不断积累,古代哲学思想的引进与渗透,都大大促进了针灸理论体系的形成。

1973年长沙马王堆汉墓出土的两种记载经脉的帛书,即《足臂十一脉灸经》和《阴阳十一脉灸经》,是上古至春秋时期(距今3000年前)的针灸理论著作,作者不详,是迄今有关经络和灸法的最早著作。该书有经无穴、有灸无针,对研究经络学说的形成有重大意义。

《黄帝内经》的问世(距今2500年前的战国至西汉时期)标志着中医针灸医学的理论已基本形成,此书号称为当时的"医学百科全书",作者不详。全书包括《素问》和《灵枢》两部分。《灵枢》部分亦称"针经",计9卷,81篇,大部分内容是论述针灸的理论和治疗经验,详细记载了经脉、腧穴、刺灸方法、治疗原则以及针灸的适应证和禁忌证等,还记载了九种针具的形状和用途,被公认为是内容全面、详细、丰富的中医针灸经典著作。

《难经》(公元前403—公元前222年)为汉代的著作,它以《黄帝内经》为基础,采用问答的方式,对各种疑难问题进行解释。该书共有81条,称为"八十一难",论述了经络、腧穴、刺法、生理、病理、解剖等知识,并提出了"诊脉独取寸口"的理论。

东汉至三国时期,我国医药学得到进一步的总结,理论体系日益完备。晋代著名医学家皇甫谧编著的《针灸甲乙经》,明确经络与腧穴的关系,把经络理论与针灸临床相结合,对全身腧穴分布进行梳理,将头面躯干腧穴分区画线排列,四肢分经排列,确定了349个穴名,并介绍了针灸手法、宜忌以及常见病的治疗。这是继《内经》之后针灸学的又一次总结,是我国现存最早的针灸专著。在针灸学的发展史上起到了承前启后的作用,对后世针灸学术的发展影响巨大。

东晋葛洪著有《肘后备急方》,收录针灸医方109条,其中99条是灸方,表明当时灸法已有比较普遍的应用。

隋唐时期是我国封建社会的经济文化兴盛时期,针灸学也有较大的发展。在唐代,针灸疗法普及,设立"太医署"掌管医学教育,针灸被列为一专门学科。内设针博士、针助教、针师、针工等编制,担任针灸医疗和教学工作。

宋金元时期是针灸的发展与争鸣时期,《铜人腧穴针灸图经》为北宋王惟一于1026年所著,分3卷,论述了经脉循行、主病及经穴等内容,考订了354个穴位,统一了宋以前各家有关经络、腧穴的不同说法。次年(即公元1027年),铸造了两具铜质人体经穴模型,一具作为针灸教学、考试之用,一具置于当时的都城开封府大相国寺供游人观赏。针灸铜人开创了医学教育教学模型的先河,为我国针灸医学的普及和发展起到了积极的作用。其后有南宋王执中的《针灸资生经》,重视实践经验,重视灸术和压痛点取穴。窦汉卿的《标幽赋》是针灸歌赋中的名篇,一向被列为针灸学中的一篇重要文献。

元代滑伯仁所著《十四经发挥》(1341年)共有3卷,系统阐述了经脉的循行路线和有关腧穴。首次将奇经八脉中的任、督二脉与十二经脉相提并论,合而成为"十四经脉",进一步发展了经络腧穴的理论。此外,这一时期子午流注针法的兴起,成为针灸学中的一个亮点。

明代是针灸学发展的昌盛时期。主要著作有徐凤的《针灸大全》,高武的《针灸聚英》,汪机的《针灸问对》,李时珍的《奇经八脉考》,杨继洲的《针灸大成》等。《针灸大成》(1601年)共10卷,后增补为12卷。该书全面收集了明代以前有关针灸医学的文献资料,并有大量作者自己的临床经验,内容翔实、丰富,是继《内经》、《针灸甲乙经》之后又一针灸学专著,具有极大的参考价值。

清代,针灸学术进展不大,并逐渐走向低潮。吴谦等编著的《医宗金鉴·刺灸心法要诀》、李学川的《针灸逢源》、廖润鸿的《针灸集成》可称是此时期的代表著作。1822年,腐败的清政府竟以"针刺火灸,究非奉君所宜"为理由,下令禁止太医院使用针灸,废止针灸科。1840年鸦片战争以后,帝国主义入侵,在各地设立教会医院和医学院校,竭力排斥、贬低中国医药学。民国时期,政府从1914年开始,多次提出废止中医,并且采取了一系列限制中医的措施,以致中医针灸事业更趋衰落,几乎一蹶不振。然而由于针灸疗法有效、便捷,深受欢迎,在民间仍广为应用与流传。此外,不少有志之士为了保存和发展针灸学术做出了不懈的努力。他们创办针灸学社,编印针灸书刊,开展函授教育,均取得了一定的成效。近代著名

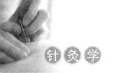

针灸学家承淡安先生为振兴针灸学术不遗余力,作出了毕生贡献,被誉为是中国针灸事业的复兴者、开拓与传播者。

第三节　现代针灸医学的复兴与普及

1949 年以来,针灸医学在党的中医政策指导下,有了很大的发展。1950 年毛泽东主席给中央召开的第一次全国卫生工作会议题词"团结新老中西医各部分医药卫生工作人员,组成巩固的统一战线,为开展伟大的人民卫生工作而奋斗"。1951 年 9 月,卫生部成立了针灸疗法实验所,进行了 213 种针灸适应证的分类统计。1955 年 7 月举办了高等医学院校针灸师资训练班,将针灸学列为高等医学院校的必授课,同年又建立了中医研究院针灸研究所,在全国各地医疗机构中设立针灸科。1958 年毛主席发出号召"中国医药学是一个伟大的宝库,应当努力发掘,加以提高"。当时在全国兴起了西医学习中医的热潮。1959 年召开了全国中医经络针灸学术座谈会,从而激发了针灸工作者的热情和信心。改革开放以后,中医学包括针灸学有了进一步发展。1982 年,政府明确把"发展现代医药和我国传统医药"列入了中华人民共和国宪法,为中医药的发展提供了法律依据。1986 年成立了国家中医管理局,后改为"国家中医药管理局",为中医药事业的发展提供了组织保障。1996 年明确提出"大力扶持中医药和民族医药发展",把坚持中西医并重、发展中医药作为新时期卫生事业发展的战略重点,中医药发展受到党和政府的高度重视,制定了一系列保护、扶持、促进中医药发展的法律法规和方针政策。国务院有关部门和地方政府在政策制定、项目规划、资金投入等方面加大了对中医药的支持力度。

目前,在中医医疗方面,我国拥有 50 万具有执业资格的中医药针灸人员,全国有县及县级以上中医医院(含中西医结合医院、民族医院)3 009 所,都设有针灸室;全国大多数以西医为主的综合医院也都设有针灸科室。

针灸教育已由传统的师承形式发展为以高等院校教育为主体、多种教育形式并存的格局,形成了多层次、多形式的教育体系。在 44 所中医药大专高等院校,都设有针灸院系,在校生 38.5 万人;中等中医药学校 61 所,在校生 24.1 万人;省级中医药继续教育覆盖率达到 100%。中医药教育培养了大批针灸合格人才,保证和促进了针灸队伍整体素质的不断提高。

20 世纪 50 年代后期,在针刺镇痛的基础上,我国中西医科研工作者首创针刺麻醉,并成功地应用于多种手术,引起了世界性的关注,激发了世人对针灸的兴趣。半个多世纪以来,广大科研工作者对针灸治病原理进行了研究,证实针灸对机体各个系统的功能均有调整作用,可以增强机体的抗病能力。目前,针灸镇痛原理的研究已经深入到神经细胞、电生理学、神经递质等分子水平。国家现有独立的中医药科研机构 119 所。为提高针灸学术水平和临床疗效,国家有计划地组织针灸的深入研究,在国家"攀登计划"、"攻关计划"中设立了针灸项目,其中包括"经络的研究"、"中医药防治重大疾病"、"针刺镇痛机理的研究"等内容,在"九七三"计划中,将中医药作为独立学科强力支持。国家自然科学工作者基金、国家中医药管理局科研基金及各省市有关科研基金,资助了有关针灸研究的众多课题,取得了新的成果,这些成果有的被翻译成多种文字,推动了针灸学术在全世界的传播与发展。

针灸的生命力在于临床疗效。1979年12月,世界卫生组织向全世界推荐了43种针灸治疗的适应证,有力地推动了针灸走向世界。但是,这种归纳还很不全面。天津中医药大学的工作者经过4年的工作,进一步对针灸治疗的病种进行了研究。他们收集了1978—2005年的针灸文献45 081篇(这些文章所报道的病例至少在10例以上),总结出针灸治疗的16类病谱、461个病种,其中,西医病338种、西医症状73种、中医病症50种,含有传染病和寄生虫病、肿瘤病、血液及造血器官疾病、内分泌、营养和代谢病、精神和行为障碍病、神经系统疾病、眼和附器病、耳和乳突病、循环系统疾病、呼吸系统疾病、消化系统疾病、皮肤和皮下组织疾病、肌肉骨骼系统和结缔组织疾病、泌尿生殖系统疾病、妊娠、分娩和产褥类疾病、损伤、中毒和外因的某些后果等等,其治疗的病种十分广泛。而对于肌肉骨骼和结缔组织系统、神经系统、消化系统和泌尿生殖系统、眼和附器、精神和行为障碍、皮肤和皮下组织疾病,针灸的治疗效果尤为突出。

近年来,各种新的穴位刺激方法被发明和推广。针刺方法除了常用的毫针外,还有三棱针、皮内针、揿针、皮肤针、火针、耳针、头皮针、腕踝针、背针、腹针、割治、刺血疗法、电针、穴位注射、穴位埋线、穴位磁贴、激光针、五行针、超声波针等;灸法中除传统的艾条灸、艾炷灸外,还有电热灸、蒸汽灸以及各种药物灸等;拔罐法在竹罐、玻璃罐的基础上,又推出了真空抽气罐、水罐、药罐、电热罐等。这些新疗法既扩大了针灸疗法的治病范围,也进一步提高了临床疗效。

1979年6月,全国第一届针灸、针麻学术研讨会在北京召开,盛况空前。除国内300多名代表外,还邀请了世界上30多个国家和地区的150多名学者、专家。1987年11月,第一届世界针灸联合会在北京召开成立大会,这是第一个总部设在我国的国际民间学术团体,并由我国卫生部门和针灸学术团体的领导人担任主席和秘书长。每年,中国针灸学会各专业委员会及各省分会均会召开各种学术交流会以繁荣针灸学术交流。

第四节　针灸医学走向世界

几千年来,针灸医学不仅对我国人民的医疗保健事业起着巨大的作用,而且很早就已流传到国外,为其他国家人民的医疗保健事业也作出了一定的贡献。

大约在公元6世纪,针灸就被传到东方和西方国家。公元541年,针灸医学传入朝鲜和日本。公元562年,吴人知聪携带《明堂经》《针灸甲乙经》等医书东渡日本。公元702年,日本颁布《大宝律令》,仿唐朝的医学教育制度开设针灸专科。相应有针博士、针师、灸师、针工、按摩师等职称,将《黄帝内经》《难经》《针灸甲乙经》等书定为学习中医和针灸的必修教材。随着中外文化交流,针灸也传到东南亚及印度大陆。17世纪,中国的针灸术传到了欧洲的法国、德国、意大利等国。至18世纪时,法国已用法文出版了《黄帝内经》《中国之针灸》《针灸大全》等书,德国出版了德文版的《灵枢经》《针灸铜人图》等。

近几十年来,我国针灸医学的新成就,尤其是针刺麻醉引起了世界许多国家医学界的高度关注。20世纪50年代我国开始把针麻用于临床,1971年向全世界公开宣布针麻的成功,曾引起国际上的轰动。针药相结合的麻醉方法,即所说的"针刺复合麻醉",可以提高药物麻醉的临床效果。针麻具有使用安全、适应证广,生理干扰少,术后恢复快,操作简便,经济节

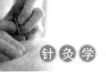

约,能发挥病人主观能动性、得到病人配合等特点,特别是为不能接受(或不适宜)药物麻醉的病人增加了一种新的麻醉途径。但针麻也有镇痛不全、肌肉松弛不完全等不足之处,有时需辅助用药,还有待进一步研究改进。为此,不少国家的医学团体派专家、学者来我国参观、访问、学习、考察。"中医热"、"针灸热"在世界范围内此起彼伏,盛况空前。

自从 1973 年尼克松总统访华后,美国便掀起了"针灸热"。美国国立卫生研究院成立了全国针灸研究特别委员会,各地也成立了针灸诊所、针灸学院和针灸学会,以开展针灸医疗、教学和科研工作。许多国家如加拿大、澳大利亚、泰国等也专门立法,对中医针灸予以肯定和承认。不少国家已把针灸医疗列入医疗保险项目。

另外,世界各国还用日、英、法、德、西班牙等文字刊印了 20 多种针灸经络的杂志,如《美国针灸杂志》《美洲中国医学杂志》《英国针灸杂志》《德国针灸杂志》等,对促进针灸医学的交流起到了积极的作用。

世界卫生组织(WHO)对中国的传统医学——针灸也十分重视。1979 年曾经向世界各国推荐、介绍针灸治疗效果较为显著的 43 种病症。1996 年第二次建议用针灸治疗适应证有 62 种,希望各国政府支持和发展针灸、针麻,并颁布了《经穴名称和定位的国际标准以及针灸临床研究指南》;1998 年 5 月,"世界针联"成为被纳入世界卫生组织的第三个传统医药组织。

目前,世界上已有 140 多个国家和地区正在应用和研究针灸疗法治疗各种疾病。据不完全统计,国际上有 1 000 多个中医药机构及民间学术组织,每年有影响的学术活动有几十次。其中世界针灸学术大会,每年召开一次学术交流会议。现在,全世界针灸从业人员已逾 20 万,为世界各国人民的医疗保健事业发挥着重要的作用。

为满足外国医生来华学习针灸需求,自 1975 年开始,我国卫生部受联合国世界卫生组织的委托,分别在北京、上海、南京三地开办国际针灸培训中心,分别用英文、日文、法文授课,受到广大外国医生的欢迎。据统计,来中国学习自然科学的外国留学人员中,学习中医药的人数已连续多年位居第一,其中大多是学习针灸的。许多学员学成回国后,应用针灸技术为本国人民医治疾病,取得了显著疗效。有的学员还在本国组建针灸学会,成立针灸科研机构,创办针灸学校,出版针灸刊物,成为本国针灸学术的带头人。一些发达国家的高等教育中,将针灸列入学科、系。针灸医学已成为中医药国际化的先锋。作为世界医学的重要组成部分,针灸学将对世界医学的发展产生更为深远而广泛的影响。

思考题

1. 请简述针灸学的概念。
2. 历代有哪些针灸名著与代表性人物?
3. 针灸疗法有何特点?
4. 怎样学好针灸?

第二章　经络总论

教学目的与要求

　　经络学说是研究人体经络的生理功能、病理变化以及与脏腑之间相互关系的学说。它是中医学理论体系的重要组成部分，是针灸学的理论基础和精髓。经络学说贯穿了针灸临床的诊断、治疗中的取穴、针刺方法等各个环节，是针灸学习的重点内容之一。本章学习具体要求如下：

　　1. 掌握经络的基本概念和经络系统的组成。
　　2. 掌握十二经脉的命名、分布、体表循行、表里属络及交接规律。
　　3. 掌握奇经八脉、十五络脉、十二经别、十二经筋、十二皮部的概念与生理功能。
　　4. 掌握任脉与督脉的循行特点与生理功能。
　　5. 了解奇经八脉、十五络脉、十二经别、十二经筋、十二皮部的循行与分布特点。
　　6. 掌握经络的作用及其临床运用。
　　7. 了解经络学说的起源与发展过程。
　　8. 了解经络的现代研究概况。

第一节　经络的基本概念

一、经络的概念

　　经络是人体内经脉和络脉的总称。经，有路径、途径的含义，经脉是经络系统中的主干，多循环于人体深部；络，有联络、网络的含义，络脉是经脉别出的分支，较经脉细小，分布部位较浅，纵横交错，遍布全身。

　　经络内属脏腑，外络肢节，沟通内外，贯穿上下，将内部的脏腑同外部的各种组织、器官，联系成为一个有机的整体，使人体各部的功能保持相对的协调和平衡。

　　经络学说是古代医学家在长期的医疗实践中总结和不断发展起来的，是阐述人体经络系统的循行分布、生理功能、病理变化以及脏腑相互关系的系统理论。它是中医学理论体系的重要组成部分，贯穿于中医学的生理、病理、诊断和治疗等各个方面，几千年来一直指导着

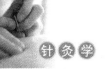

中医各科的临床实践,与针灸学科的关系最为密切。《灵枢·经脉》篇云:"经脉者,所以决死生,处百病,调虚实,不可不通";明·李梴《医学入门》指出:"医者不明经络,犹人夜行无烛,业者不可不熟"。

二、经络学说的形成

(一)针刺后感传现象的观察

人体在被针刺时会产生酸、麻、胀、重等感应,这种针感有时沿着一定路线向远部传导;温灸时也会有热感由施灸部位向远处扩散;推拿按压时也能出现气行现象。古代医家对这种向远处传导与扩散的现象进行长期观察,逐步认识到人体存在着复杂而又有规律的联系通路,从而提出经络循行分布的轮廓。

(二)体表现象的推理

在临床实践中,有时发现某一脏腑发生病变,在体表相应部位可有压痛、结节、皮疹、色泽改变等异常反应。对体表部位病理现象的观察分析,也是经络学说形成的依据之一。

(三)腧穴功效的总结

通过长期的针灸临床观察,发现腧穴不仅能治疗局部病症,还能治疗相关远隔部位的病症;主治范围相似的腧穴往往有规律地排列在一条路线上。如分布于上肢外侧前缘的腧穴都能治疗头面病症,分布于上肢内侧前缘的腧穴,虽与上述腧穴距离很近,但却以治疗喉、胸、肺病症为主;而同一路线上所出现的病候又同该条路线的腧穴主治基本一致。由腧穴功效的归纳分析,以及相互间的联系而产生了经络联系的概念。古代医家结合了这方面的认识,逐步形成经络循行路线的表述。

(四)解剖、生理知识的启发

古代医学家通过解剖直观方法,对人体的血脉、筋肉、骨骼和内脏的位置、形状及某些生理功能等都有一定程度的了解。所以《灵枢·经水》篇说:"若夫八尺之士,皮肉在此,外可度量切循而得之,其死可解剖而视之。其脏之坚脆,腑之大小,谷之多少,脉之长短,血之清浊,气之多少……皆有大数"。这些观察对经络认识的形成有一定的启发。

综上所述,经络现象的发现与经络学说的形成途径是多方面的。各种认识又可相互启发、相互佐证、相互补充,从而使人们对经络的认识逐步完善,共同构成了经络学说形成的基础。

三、经络系统的组成

经络系统是由经脉和络脉组成的。其中,经脉包括十二经脉和奇经八脉,以及附属于十二经脉的十二经别、十二经筋、十二皮部。络脉有十五络、浮络、孙络等(表2-1)。

表 2-1　经络系统的组成

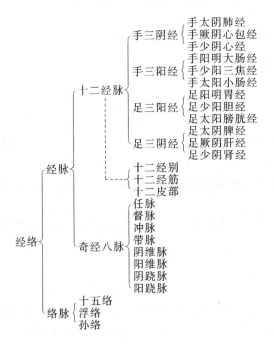

第二节　十二经脉

一、十二经脉的命名

十二经脉是结合脏腑、手足、阴阳三方面内容而命名的。《灵枢·经水》篇说："经脉十二者,外合于十二经水,而内属于五脏六腑。"《灵枢·五乱》说："经脉十二,以应十二月。"古人就是在这种"人应自然"的观点指导下,确定了十二经脉。

（一）脏腑

每一条经脉均分属于一个脏或一个腑,从内向外或由表入里分布于机体,贯穿于周身。属于哪一个脏腑的经脉,便冠以该脏腑的名称。

（二）手足

每一条经脉的循行都要走向肢体,或循行于上肢,或循行于下肢。循行于上肢的称为手经,循行于下肢的称为足经。从六脏来看,肺、心、心包居于膈上,膈上属阳,上肢也为阳,故属于肺、心、心包的经脉循行于上肢;相对而言,与它们相表里的大肠、小肠、三焦的经脉也循行于上肢。脾、肝、肾三脏位于膈下,膈下属阴,下肢也为阴,故脾、肝、肾所属的经脉循行于下肢;相对而言,与它们相表里的胃、胆、膀胱所属的经脉也循行于下肢。

（三）阴阳

中医学认为,脏属阴、腑属阳,内为阴、外为阳,故属脏并在肢体内侧的经脉为阴经,属于腑并在肢体外侧的经脉即为阳经。由于阴阳本身又存在着盛衰消长的变化,阳气初起为少阳,两阳相合、阳气较盛为阳明,阳气最盛为太阳;阴气初起为少阴,两阴相交、阴气消尽为厥

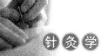

阴,阴气最盛为太阴。这样,将三阴、三阳分别配合脏腑、手足,从而形成一个完整的十二经脉循环系统。

由于十二经脉是经络系统的主干,故又称为"十二正经"。

二、十二经脉的表现特点

(一)有固定的流注次序

中医学认为,人之气血生于脾胃,注于经脉,借肺气的推动输送到全身。肺朝百脉,为五脏六腑之华盖,十二经脉气血流注即从手太阴肺经开始,按固定的次序一经传一经。具体是:

手太阴肺经→手阳明大肠经→足阳明胃经→足太阴脾经→手少阴心经→手太阳小肠经

↑   ↓

足厥阴肝经←足少阳胆经←手少阳三焦经←手厥阴心包经←足少阴肾经←足太阳膀胱经

如此阴阳相贯,周流不息。

(二)循行走向有规律

十二经脉有着规律性循行走向,手三阴经和足三阳经离心而走,手三阳经和足三阴经向心而行。即如《灵枢·逆顺肥瘦》所云:**"手之三阴从胸走手,手之三阳从手走头,足之三阳从头走足,足之三阴从足走腹(胸)。"**此规律揭示了十二经脉的起点和终点。

(三)交接传递有规律

十二经脉的交接传递规律有三:其一,互为表里的阴阳经脉交接于四肢末端,上肢为阴经交阳经,下肢为阳经交阴经。例如手太阴肺经交手阳明大肠经,足阳明胃经交足太阴脾经等。其二,同名手足阳经交接于头面,均为手经交足经。例如手阳明大肠经交足阳明胃经等。其三,异名手足阴经交接于胸腹部,均为足经交手经。例如足太阴脾经交手少阴心经等。

(四)体表分布有规律

十二经脉左右对称地分布于头面、躯干和四肢,纵贯全身。其在四肢分布的规律是与脏腑的位置和表里关系密切相关的。肺、心、心包居于胸膈之上,为脏属阴,故经脉分布于上肢的内侧。基于脏腑的表里,腑经随脏,故大肠、小肠、三焦所属的阳经经脉就相应分布在上肢的外侧;同理,脾、肝、肾三脏位于胸膈以下,为脏属阴,故经脉分布于下肢的内侧,相表里的胃、胆、膀胱所属的阳经经脉也相应分布在下肢的外侧。无论上肢或下肢,内侧经脉的排列总是太阴在前、厥阴在中、少阴在后(足三阴经在内踝上8寸以下太阴与厥阴易位)。根据阴阳经脉的表里关系,外侧经脉的排列是阳明在前、少阳在中、太阳在后。

中医学认为,头为诸阳之会。手足六阳经均循颈项外表而上下头面,阳明经在前额、面颊;少阳经在侧头部、颊部;手太阳经在颊部、颧部;足太阳经在头顶、后枕部。阴经经脉只有手少阴心经和足厥阴肝经由颈内挟咽喉、食管上行,心经连络目系,肝经注目交巅。

人体躯干部,前为阴,后为阳,腹为阴,背为阳。手足六阴经均分布在胸腹部,与任脉贯通;手阳明、手少阳行肩上;手太阳行肩胛;足阳明行胸腹;足少阳行胁肋;足太阳行腰背。手足六阳经均交会于背部的大椎穴,与督脉贯通。至于足阳明胃经行于身前(阳经分布于阴面),看起来似乎难以理解,实际上,如果从躯干的前后横截面来看足三阳经的分布情况,还是符合阳明在前、少阳在中(侧)、太阳在后这一分布规律的。

（五）与脏腑有属络联系

《类经》云："经脉者,脏腑之枝叶;脏腑者,经络之根本。"十二经脉内属于脏腑,脏腑即是经络的根本,经络则是脏腑的标线。所以,《灵枢·经脉》篇在叙述经脉时,总是将脏腑列于经脉之前,如"肺,手太阴之脉"、"心,手少阴之脉"等等。每一条经脉在体内无穴通路的循行过程中,均与相应的脏腑发生属络联系,阴经经脉属脏络腑,阳经经脉属腑络脏。

表 2－2　十二经脉流注次序、表里络属与交接部位

脏（阴经）（里）		腑（阳经）（表）
肺	——交于食指——	大肠
		↓交于鼻旁
脾	——交于足大趾——	胃
↓交于心中		
心	——交于小指——	小肠
		↓交于目内眦
肾	——交于足小趾——	膀胱
↓交于胸中		
心包	——交于无名指——	三焦
		↓交于目外眦
肝	——交于足大趾——	胆

（交于肺中）

（六）有表里配偶关系

由于六脏六腑本身存在着阴阳分属的表里配偶关系,十二经脉与相应脏腑又有一定的属络联系,所以,十二经脉也按六阴六阳存在着表里配偶关系。阴经经脉主里,阳经经脉主表,共形成六对表里配偶经脉。即《灵枢·九针论》所说:"足阳明、太阴为表里,少阳、厥阴为表里,太阳、少阴为表里,是谓足之阴阳也。手阳明、太阴为表里,少阳、心包为表里,太阳、少阴为表里,是谓手之阴阳也。"

（七）有系统的病候

十二经脉中,每一条经脉都有系统的病候,这在《灵枢·经脉》篇中记载是很明确、很详尽的。由于经脉与脏腑之间存在着一种标本关系,脏腑为本,经络为标,故各脏腑的病变也必然是该脏腑所属经脉的病变。加之每一条经脉还有各自循行所经部位的病变,故经脉的病候较之脏腑的病候更加广泛。

第三节　奇经八脉

奇经八脉是任脉、督脉、冲脉、带脉、阴维脉、阳维脉、阴跷脉、阳跷脉的总称。"奇"有异的含义,它们与十二正经不同,既不属络脏腑,又无表里关系,"别道奇行",故称"奇经"。其命名多反映其循行分布和各自的功能特点。

奇经八脉的循行分布,不像十二经脉那样有规律。基本情况是:任、冲、督三脉皆起于胞中,同出于会阴,然后别道而行。任脉行于胸腹正中,上抵颏部;督脉行于脊背正中,上至头面;冲脉与足少阴肾经并行,夹脐而上至口唇,称为"一源三歧"。带脉横围于腰腹,状如束带。维脉和跷脉均分阴阳,左右对称分布,起于下肢,走向躯干头部。阴脉循内侧,阳脉循外侧。阴维起于小腿内侧筑宾穴,循下肢内侧,主要伴足太阴脾经上行,至咽喉与任脉会合。

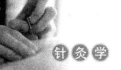

阳维起于足跗外侧金门穴,向上出于外踝,循下肢外侧,主要沿足少阳胆经上行,至项后与督脉会合。阴跷从内踝下照海穴上行下肢内侧,主要伴足少阴肾经上行,至目内眦与阳跷脉会合。阳跷起于足外侧申脉穴,上行下肢外侧,主要伴足太阳膀胱经上行,至目内眦与阴跷脉会合,再沿足太阳经上额,至项后入足少阳风池,在项中两筋间入脑。

奇经八脉的作用主要体现在两方面:其一,沟通了十二经脉之间的联系。将部位相近、功能相似的经脉联系起来,达到统摄有关经脉气血、协调阴阳的作用。任脉与六阴经有联系,称为"阴脉之海",具有调节全身诸阴经经气的作用;督脉与六阳经有联系,称为"阳脉之海",具有督领全身阳气,统率诸阳经的作用;冲脉有"血海"之称,具有涵蓄十二经气血的作用;带脉状如束带,约束联系了纵行躯干部的诸经功能;阴、阳维脉联系阴经与阳经,分别主管一身之表里,调节阴经与阳经的经气;阴、阳跷脉主一身左右之阴阳,共同调节肢体的运动和眼睑的开合功能。其二,奇经八脉对十二经脉气血有蓄积和渗灌的调节作用。当十二经脉气血旺盛时,奇经八脉能加以蓄积,当人体功能活动需要时,奇经八脉又能渗灌供应。

奇经八脉中,除任督二脉各有所属腧穴外,其他六脉的腧穴都寄附于十二经脉与任督二脉之中。十二经脉和任督二脉,均具有一定的循行路线、病候及专属腧穴与主治,是经络系统中的主要部分,故相提并论,合称"十四经"。

第四节　络　脉

络脉是从经脉分出的支脉,包括十五络脉(即十二经络脉、任脉和督脉的络脉、脾之大络)以及孙络、浮络。

络脉循行分布在身体的浅表部位。十五络脉的循行分布也有一定的规律,其中十二经脉的络脉,又称"别络",别络均从本经四肢肘、膝关节以下的络穴分出,浅行体表,走向其相表里的经脉。任脉的别络从鸠尾分出以后散布于腹部,督脉的别络从长强分出以后左右别走于足太阳经,散布于头部,脾之大络散布于胸胁。孙络和浮络不计其数,遍布全身。

十二经脉的络脉,从四肢的肘膝以下部位分出,阴经的络脉走向相表里的阳经,阳经的络脉走向相表里的阴经。阴阳经的络脉相互交通连接,加强了十二经脉中互为表里的两经之间的联系,沟通了表里两经的经气,补充了十二经脉循行的不足。躯干部的任脉络脉、督脉络脉和脾之大络分别沟通了胸、胁、腹、背和全身经气,从而输布气血以濡养全身组织。

十五络脉作为络脉系统的主干,统属全身络脉,逐级分为较小的络脉、孙络、浮络等,从而使十二经脉气血由线状流行逐渐扩展为面状弥散,充分发挥营卫气血津液对周身的渗灌、濡养作用,维持人体的正常生理功能。

一、手三阴之络

(一)手太阴络脉——列缺

手太阴络脉,名曰"列缺"。从腕关节桡侧上方1寸半处的肌肉之间分出。一支沿手背侧第2掌骨至食指端,与手阳明经相络;一支沿本经直达手掌之内,散布于大鱼际部。

(二)手厥阴络脉——内关

手厥阴络脉,名曰"内关"。从前臂内侧腕关节上2寸的两筋之间分出。一支别走手少阳经；一支沿着本经上行，系于心包络。

（三）手少阴络脉——通里

手少阴络脉，名曰"通里"。从前臂内侧腕关节上方1寸处分出。一支别走手太阳经；一支沿着本经上行，入心，再向上系于舌根，归属目系。

二、手三阳之络

（一）手阳明络脉——偏历

手阳明络脉，名曰"偏历"。从前臂背侧腕关节上3寸分出。一支别走手太阴经；一支沿前臂和肘部上行，经肩关节，达面颊部，散布于牙齿；一支从面颊部，走入耳中，与该处的其他经脉会合。

（二）手少阳络脉——外关

手少阳络脉，名曰"外关"。从前臂背侧腕关节上2寸分出，绕行肘臂外缘，进入胸腔，与手厥阴心包经会合。

（三）手太阳络脉——支正

手太阳络脉，名曰"支正"。从前臂背侧腕关节上5寸分出。一支别走手少阴经；一支上行经过肘部，络于肩关节。

三、足三阴之络

（一）足太阴络脉——公孙

足太阴络脉，名曰"公孙"。从足跖内侧第1趾跖关节的后方1寸分出。一支别走足阳明经；一支上行入腹腔，络于肠胃。

（二）足厥阴络脉——蠡沟

足厥阴络脉，名曰"蠡沟"。从胫内侧足内踝上5寸分出。一支别走足少阳经；一支沿着胫骨内侧缘上行至睾丸，聚于阴茎部。

（三）足少阴络脉——大钟

足少阴络脉，名曰"大钟"。从足内踝后下方分出。一支绕行足跟，别走足太阳经；一支与本经并行，向上至心包络，再向外贯穿腰脊。

四、足三阳之络

（一）足阳明络脉——丰隆

足阳明络脉，名曰"丰隆"。从胫部外侧，足外踝上8寸分出。一支别走足太阴经；一支沿胫外侧前缘上行，络于头顶，与该处的其他经脉会合，再向下络于咽喉部。

（二）足少阳络脉——光明

足少阳络脉，名曰"光明"。从胫部外侧足外踝上5寸分出，别走足厥阴经，向下络于足背。

（三）足太阳络脉——飞扬

足太阳络脉，名曰"飞扬"。从胫部腓肠肌，足外踝上7寸分出，别走足少阴经。

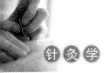

五、大络

（一）任脉络脉——鸠尾

任脉络脉，名曰"鸠尾"。从胸骨剑突下分出，散布于腹部。

（二）督脉络脉——长强

督脉络脉，名曰"长强"。从尾骨尖端的下方分出，夹脊柱两侧上行至后项散布于头部；在左右肩胛骨的内侧缘处分出支脉，走向足太阳经，贯穿脊柱旁的肌肉。

（三）脾之大络——大包

脾之大络，名曰"大包"。从腋下6寸的侧胸分出，散布于胸胁部。

第五节　十二经别

十二经别是从十二经脉分出，深入体腔联络脏腑器官，沟通表里两经的支脉。其名称以所别出的经脉名称而直接命名。

十二经别的循行分布，具有离、入、出、合的特点。"离"是别离正经，多从肘膝关节以上本经别出，一般多表里经别并行或合而行走；"入"是进入体腔，多联系表里相合的脏腑，足三阳经别还联系到心；"出"是浅出头项；"合"是表里会合，阴经经别合于相表里的阳经，阳经经别合于本经阳经经脉。这样，十二经别以表里两两相合为六对，称之为"六合"。

十二经别加强了表里两经和脏腑之间的相互联系，加强了十二经脉对头面的联系，补充了经脉在循行分布上的不足，使十二经脉对人体各部的联系更趋周密，扩大了腧穴的主治范围。

经别和络脉都是加强表里两经的联系，不同点在于：经别主内，主要是加强躯干部表里脏腑之间的联系和表里经脉在头面部的联系；而络脉主外，主要是加强肘膝关节以下表里两经之间的联系。

第六节　十二经筋

十二经筋是十二经脉之气结聚散络于筋肉关节的体系，是十二经脉连属于筋肉关节的部分。十二经筋皆隶属于十二经脉，并随所辖经脉而命名。

十二经筋的分布部位，与其所辖经脉体表循行通路基本一致，其循行走向均从四肢末端走向头面、胸腹。行于体表，不入内脏。在循行分布过程中有结、聚、散、络的现象。结、聚，多数在关节及肌肉丰厚处，并与邻近的他经相联结。手足三阴三阳在分组结合中，足三阳经筋起于足趾，循股外上行结于顺（面部）；足三阴经筋起于足趾，循股内上行结于阴器（腹部）；手三阳经筋起于手指，循臑外上行结于角（头部）；手三阴经筋起于手指，循臑内上行结于贲（胸部）。前阴是宗筋所聚，足三阴与足阳明经筋都在该处聚合。散，主要在胸腹；络，只有足厥阴经筋除结聚阴器外，并能总络诸筋。

经筋的作用主要是联结肌肉，约束骨骼，利于关节的屈伸，保持人体正常的运动功能，如

《素问·痿论》所说:"宗筋主束骨而利机关也"。

第七节　十二皮部

十二皮部是经络系统在体表的分部,也是络脉之气在皮肤所散布的部位。《素问·皮部论》说:"皮者,脉之部也","凡十二经络脉者,皮之部也"。

十二皮部的分布区域,以十二经脉体表的分布范围为依据。《素问·皮部论》明确指出:"欲知皮部,以经脉为纪者,诸经皆然"。由于皮部是指人体体表部位,是机体的卫外屏障,起着保卫机体、抗御外邪的作用。当机体卫外功能失常时,可以通过皮→络→经→腑→脏,传注病邪;反之,当脏腑经络有病时,也可以反应到皮部。临床上,从外部的诊察和施治,可推断和治疗内部的疾病。

第八节　经络的作用

一、经络在生理上的作用

（一）内属脏腑,外络肢节

经络系统"内属脏腑,外络肢节",分布在人体的五脏六腑、四肢百骸、五官九窍、皮肉筋骨等组织器官之中,纵横交错,入里出表,通上达下,将各个脏腑组织器官有机地联系起来,使机体的内外上下保持着协调统一,构成一个有机的整体。

（二）运行气血,营养周身

《灵枢·本脏》说:"经脉者,所以行血气而营阴阳,濡筋骨,利关节者也。"由于气血是人体生命活动的物质基础,人体的各个脏腑组织器官均需气血的温养濡润,才能发挥其正常的生理功能,而气血的运行必须依赖经络的传注,才能输布周身,以温养濡润全身各脏腑组织器官,维持机体的正常功能。

（三）抗御外邪,反应病候

营气行于脉中,卫气行于脉外。营卫之气密布于周身,加强了机体的防御能力。特别是卫气通过孙络散布到全身和皮肤,具有温润肌肤、濡养腠理、启闭汗孔、抗御外邪的作用。卫气调和,运行通利,则腠理致密,"卫外而为固",使六淫之邪不易侵袭而为害。故《灵枢·本脏》说:"卫气和,则分肉解利,皮肤调柔,腠理致密矣"。

（四）平衡阴阳,调整虚实

针灸、推拿等方法所以能防病治病,是基于经络具有传导感应和调整虚实的功能。针刺中"得气"现象和"气行"现象是经络传导感应功能的表现。与经络密切相关的元气、宗气、营气和卫气,可以概称为"经气"。经气所表现出来的生命现象又概括为"神气"。针刺中的"得气"、"行气"等感觉现象说的是"气",而这"气"是与"神"密切相关,所谓"气行则神行,神行则气行"。因此,关于经络传导感应的功能又可说是"神气"的活动。所以经络的功能与神气活动是紧密结合在一起的。

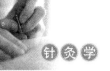

经络在正常情况下能运行气血和协调阴阳,在疾病情况下则出现气血不和及阴阳偏胜的虚实证候,这时运用针灸等治法以"调气"、"治神",扶正祛邪可使机体恢复正常状态。经络的调整虚实功能是以正常情况下的协调阴阳作用为基础,针灸等治疗方法则是通过适当的穴位和运用适当的刺激方法来激发经络本身的功能,达到"泻其有余,补其不足",而使"阴阳平复"的目的。关于经络调整虚实的功能,临床上有很多例证。例如:针刺足三里时,原来胃肠蠕动亢进的,可以使之减慢;而原来胃肠蠕动缓慢的,可以使之增强。这种影响对病人更为明显。实验证明,针刺有关经络的穴位对各脏腑的功能具有调整作用,即原来亢进的可使之抑制,原来抑制的可使之兴奋。

二、经络在病理中的体现

在病理情况下,经络是病邪传注的途径。病邪由表入里、由里出表以及脏腑之间的传变,均可通过经络传注,因此通过经络学说可以解释许多病理变化,为诊断疾病提供依据。

(一)由表入里,传导病邪

当体表受到病邪侵袭时,可以通过经络由表及里、由浅入深。如外邪侵袭肌表,初见发热、恶寒、头身疼痛等症,由于肺合皮毛,外邪循经内舍于肺,继而可见咳嗽、喘促、胸闷、胸痛等肺的病症。《素问·缪刺论》说:"夫邪之客于形也,必先舍于皮毛,留而不去,入舍于孙脉,留而不去,入舍于络脉,留而不去,入舍于经脉,内连五脏,散于肠胃。"指出了外邪从皮毛腠理通过经络内传于脏腑的途径。

(二)由里达表,反应病候

内脏病变,又可以通过经络反映到体表组织器官,如肝病可以出现胁痛,肾病可以出现腰痛,心火上炎可致舌部生疮,大肠及胃腑有热可致牙龈肿痛等,也都是通过经络传变的。

(三)脏腑之间的传变

经络系统在体内的循行分布错综复杂,脏腑之间也通过经络相互联系。例如:足厥阴之脉挟胃而行,脾与胃互相属络联系,故肝病时可以影响到胃、脾,出现肝胃不和、肝脾不和等,故《金匮要略》中有"见肝之病,知肝传脾,当先实脾"之说。又如足少阴肾经,从肾上贯肝膈,所以当肾有病时,可通过经络的传注作用影响肝脏。

三、经络在诊断中的作用

经络学说用于指导临床诊断主要有以下三个方面:

(一)依经络分布辨证归经

由于经络在人体的分布有一定的部位,内属脏腑,外络肢节,故临床上可以根据症状出现的部位判断病属何经。例如:头痛一症,即可根据经脉在头部的循行分布而辨别,若其痛在前额者多与阳明经有关,痛在两侧者多与少阳经有关,痛在后项者多与太阳经有关,痛在巅顶者多与厥阴经有关。又如胁肋与少腹是肝经所过之处,故两胁疼痛或少腹痛多与肝经有关。

(二)依经络病候辨证归经

由于经络系统内连脏腑、外络肢节及体表各个组织器官,内在的病变可以通过经络反应于体表,故在《灵枢·经脉》中对经脉病候有着详细的记述。如"肺手太阴之脉……是主肺所生病者,咳,上气,喘渴,烦心,胸满,臑臂内前廉痛厥,掌中热"。临床上即可根据这些症状作为辨证的依据,出现上述症状即可诊断病变在手太阴肺经。

（三）经络穴位诊察

当脏腑或组织器官发生病变时,常常在有关的经脉循行通路上或经气聚集的某些穴位上出现压痛、结节、条索、凹陷等阳性反应,或皮肤温度、电阻的改变,依此可用来诊断病属于何经或何脏腑。临床上较为常用的是经穴压诊、经络电测定、知热感度测定等。

经穴压诊即是通过循经按压,在经络循行部位或特定穴上寻找阳性反应,如压痛、皮下结节或凹陷等。阳性反应常见于募穴、背俞穴、原穴、郄穴等特定穴上,这种方法在《黄帝内经》中就有记载。如《灵枢·九针十二原》说:"五脏有疾也,应出于十二原,十二原各有所出,明知其原,睹其应而知五脏之害矣"。这就是说通过检查特定穴中的原穴来诊断疾病。在这方面近代更有新的发展,如阑尾炎(肠痈)病人,多在足阳明胃经的足三里和上巨虚之间出现压痛;胆囊病变时,多在足少阳胆经的阳陵泉之下出现压痛;呼吸系统疾病多在手太阴肺经的郄穴孔最及肺的背俞穴肺俞、募穴中府处出现压痛等。

经络电测定是用经络测定仪在有关经络腧穴上测定其导电量,从测定的数值高低来分析各经气血的盛衰,从而作为临床诊断依据。

知热感度测定是利用点燃的线香烘烤十二井穴,测定其对热的灵敏感,并通过分析各经两侧的差数来判断脏腑经络的虚实,从而作为诊断的参数。

四、经络在治疗中的应用

经络学说在针灸治疗上的应用主要是"循经取穴"。这是针灸选取穴位的主要方法之一,应用非常广泛。它的理论依据是"经脉所通,主治所及",即经脉循行到什么部位或与什么部位发生联系,那么该条经脉上的腧穴就能治疗什么部位的疾病。例如,胃脘痛可循经取胃经的腧穴足三里、梁丘等;胁痛者可循经取肝、胆经的腧穴阳陵泉、太冲等(因肝经与胆经均循行或分布于胁肋部);头痛一症,因前头痛与阳明经有关,可循经远取上肢之合谷、下肢之内庭等穴治疗。以上均属循经取穴的例子。

此外,针灸治疗中取皮部、络脉、阿是穴等治疗方法也都是以经络学说为基础的。由于十二皮部是十二经脉反应于体表的部位,当内脏或经络有病时不仅可从皮部察知(如出现压痛、硬结、色泽变化等),而且可以在皮部进行刺激以治疗内脏经络之病变,如皮肤针叩刺皮肤或用皮内针埋藏于皮内,均是通过皮部治疗的例子。络脉是经脉的小分支,凡属经络瘀滞痹阻所引起的病症,可通过刺络脉出血,以泻其邪气的方法治疗,这就是现代应用较为广泛的刺络疗法,又称放血疗法。如刺太阳出血治目赤肿痛,刺少商出血治咽喉肿痛,刺委中出血治腰扭伤等。经筋的病变多表现为拘挛、强直和抽搐等,在治疗上多以局部取穴为主,即在病变部位的局部取穴治疗。这些都是经络学说在针灸治疗方面的体现。

五、经络的现代研究简介

经络学说是中医理论的基石,关于人体经络的循行、功能、特点等,在中医学中都有详尽的论述。那么,经络到底是否客观存在呢?如果经络是客观存在的事实,那它究竟有怎样的结构基础呢?诸如此类的问题,都是经络现代研究所要解答的内容。现就经络的研究概况及各种见解作简要的介绍。

（一）经络存在的证明

经络研究的首要问题就是经络是否存在的问题,通过几十年的研究,证明人体确实存在经络系统。目前,可以证明经络存在的方法有以下几种:

1. 循经感传现象　当患者或正常人在接受针灸治疗时,常会出现一种异常的感觉,表现为酸、麻、胀、蚁行感,或流水感,这些感觉沿着一定的线路扩散,甚至引起内脏的反应。将这些线路描绘下来,发现与古代文献所载的经络图是一致的,这种现象就叫经络感传现象,或循经感传现象。20 世纪 50 年代以前,关于循经感传现象就有零星的报道,只是没有引起重视。1972 年,中国科学院生物物理研究所、北京大学生物系等单位协作,在 8 名循经感传现象显著者身上,全面细致地观测出十二经脉和奇经八脉,结果报道后,引起普遍重视。自此,循经感传现象的观测,在全国范围内蓬勃地开展起来了。1972—1978 年,据不完全统计,全国约 30 个单位,普查了 63 228 人,发现有经络感传现象者占 5.6％～45.2％不等,充分说明了经络感传现象的普遍性。

2. 皮肤电阻测定　这是日本学者中谷义雄发现的一种探测经络的方法。他用直流电阻式测定仪测量某肾病患者的皮肤电阻,发现患者足部皮肤有一系列电阻较其他部位低的点,这些点的连线类似古代经络图上的足少阴肾经。之后,又通过同样的方法,发现所有经脉都有类似情况。日本京大江川教授将这些皮肤上电阻低的点,称为“良导点”,由良导点连缀起来的线,称为“良导络”。所以现在有些日本学者也把针灸疗法称为良导疗法。

3. 经络发光探测　这是由我国科研人员所创造的探测经络的技术。应用光子计数法测试,发现人体体表不断地发射超微弱的可见光,在光谱上,相当于可见光的蓝色光。发光的强度与年龄、体质有关,而且不同部位发光强度不同。对 144 人,144 经次（十二经）和经络上 10 512 个点进行测定,发现经络线上测试点的发光强度比非经络测试点的发光强度高 1.5 倍,可以认为经络线在发光强度上是具有特异性的。此外,还发现某些疾病患者在不同经穴的发光强度上与健康人比较有显著差异。这些发现对经络的测定和诊断治疗疾病都有重要意义,引起了针灸工作者的注意。其他还有很多可以测出人体经络线的方法,都充分证明了经络是客观存在的。

（二）经络线路的特征

科研工作者在发现循经感传现象的基础上,对描绘下的经络线进行了一系列的研究,发现经络感传现象有以下特点:

1. 感传线与古代经络线路的一致性　一般来说,在四肢部,感传线与古代经络线大体一致;在胸腹部则不完全一致;头部则大半不一致。而按照北京市经络研究所的祝总骧教授的测定,循经感传线路与古代经络图在四肢和躯体完全一致,而只是在头部稍有不同。这里可能有测定方法和操作技术方面的原因。因为一般的循经感传多为被测者的主观感受,误差可能较大。一般用较为客观的方法,如皮肤电阻测定法,所测出的经络线路与古代经络图基本吻合。国内部分学者认为,如果古代经络图是根据古人感传线画出的,那么,有必要根据现代人体的感传线路,重新画出新图。

2. 不同刺激产生不同性质的感传感觉　探查时采用不同的刺激方法,所产生的感传感觉会有不同。针刺一般产生酸、麻、胀、冷、热等感觉;指压与针刺类似;电针除与针刺一样外,尚可有流水感、虫跳感、蠕动感等;艾灸多有热感与麻感。

3. 双向传导　在躯体（除四肢末端）上任何一穴给予刺激时,可由该穴发生两个相反方向的感传。例如刺激曲池穴,一条感传线自曲池走向肩部,同时一条感传线自曲池走向合谷。

4. 感传的宽度与速度　感传线具有一定的宽度,在四肢多较细,在 0.2～2.0 cm。多数反应为琴弦状或电线状。进入躯体后,可变宽至 10 cm 以上。感传还具一定的速度,较植物神经传导速度慢,较躯体神经更慢。大多数经络敏感者的自感速度约为 10 cm/s。

5. 感传的可阻性、停顿和回流　当感传自刺激点双向感传时,对任何方向的一点施加压力,可阻断感传自压迫点继续前进。当感传发生后,走到任一方向的终点,均可发生回流现象,这种回流感走到原刺激点即自行消失。感传发生时,不是匀速行走,而是存在一个个的停顿点,即停一下再走。这些停顿点多数为穴位所在处。

6. 感传有趋病性　许多病人反映,当感传自四肢发生后,进入躯体有趋向疾病处的特性。如胃下垂病人在足三里发出感传线后,有趋向胃的现象,这种情况与古书所说的"气至病所"相符。

以上几点是经络感传所表现的一些特点。值得注意的是,以上特点是用针灸等方法刺激机体所出现的,如不出现循经感传现象(大多数都没有显著的感传现象),并不能否定经络现象的存在,因为用其他测定方法仍可以描绘出任何人的经络线路。

(三)　经络实质的研究与假说

既然经络是客观存在的,必然促使人们对经络实质进行探究,近 40 年来,世界各国的学者都对经络的实质进行了诸多的研究工作。那么,经络在人体的具体解剖结构是什么呢?非常遗憾的是,迄今仍未找到经络的具体解剖结构。20 世纪 60 年代初,朝鲜的一位名叫金凤汉的学者,声称发现了经络的实质解剖结构,并将这种解剖结构称为"凤汉小体",后来发现这是一场骗局,而金凤汉本人也因此而自杀,为经络研究史增添了悲剧性的一页。

目前关于经络本质的认识,多为一些见解和假说,这些假说都不尽完善,不能完全解释经络现象。现将这些假说分述如下。

1. 神经论　国外的多数看法,认为经络活动是植物神经的活动,尤其是交感神经的活动。最早提出这种观点的是日本的大久保适斋,他在所著的《针灸新书》中提出针灸是基于植物神经,特别是交感神经的功能而产生治疗效果的。1950 年以后,日本中谷义雄用经络测定仪,测出了全部十二经和奇经八脉,并发现利用交感神经兴奋剂时,皮肤电阻小,用交感神经抑制剂时,皮肤电阻大,由此认为,经络和经穴主要是由于交感神经兴奋性提高产生的。其他如前苏联、德国和意大利的一些学者也都持神经论的看法,不过彼此之间有一些小的差异。

神经论可以对许多经络现象作出令人信服的解释,但还存在许多不足之处。例如,神经论无法解释感传阻滞现象,对循经皮肤病和循经性皮肤显痕这类经络现象,神经论也难作出圆满解释。

根据国内外研究趋势来看,关于经络实质的研究,神经论占支配地位。我们认为,经络是与人体神经系统有着密切联系的,从临床治疗情况来看,神经系统的作用是显而易见的,但经络系统绝不能完全等同于神经系统,至于经络与神经之间的关系是什么,尚有待进一步研究。

2. 肌肉论　肌肉论认为十四条经脉在肌肉中,而非神经,虽属少数意见,然而亦值得重视。日本的矶部文雄认为经络是运动肌肉物理性运动器官系统。内脏是内脏肌肉化学性代谢生成的器官系统。两者处于电磁场有机平衡的关系中。藤田六郎认为,经络是肌肉运动主因性、管腔外流体、波动、通路膜系。这种观点尚有待进一步证明。

3. 特殊结构论 1977 年,美洲学者托马斯认为穴位解剖的物质基础似为一种新的网状管状结构,既非神经,又非血管,却又和血管、神经有联系。他把这种新结构叫做"本生丛"。这个描述从结构上看,与我国古代经络的描述非常相似,值得注意。

4. 第三平衡论 第三平衡论是我国生理学家孟昭威教授于 1978 年在我国生理科学会上首次提出,并于 1983 年在全国第四届经络学术讨论会上作了补充。

古典经络图是一种特殊感觉性生理线路图,它是古人在长期临床实践中,通过观察体表—内脏之间的双向性联系和感传现象而发现的。因此,它不仅是生理路线而且是临床医生赖以诊断和治疗疾病的路线。虽然经过大量研究,其实质尚未被揭示,但它的活动规律却已为人类所掌握。依据其活动规律,经络系统应列为人体内的第三平衡系统,其生理功能属于整体区域全息性质。

按照西医生理知识,已知的人体平衡系统有三种:躯体神经系统、植物神经系统、内分泌系统,可分别称之为第一、第二和第四平衡系统。前两者反应速度分别为 100 m/s 和 1 m/s 左右。而内分泌系统的反应速度则以分计,比经络感传的速度慢,故可称为第四平衡系统。经络感传的速度约在 10～20 cm/s,比神经的传导速度慢,但比内分泌系统快,故可称之为第三平衡系统。维持人体整体平衡不可能只有一种装置,而是有多种装置,这些装置的作用各有不同。第一平衡系统维持快速姿势平衡,第二平衡系统维持内脏活动平衡,第三平衡系统维持体表和内脏间的平衡,第四平衡系统为全身慢平衡。这四个平衡系统虽分工有不同,但它们是相互影响、相互制约的,共同维持着整体平衡。

经络的活动主要是体表和内脏间相互影响的活动,这种活动很像神经,更像植物神经,但由于其速度远较植物神经慢,因此经络是第三种结构。这种结构也许是神经的一个分支,也许不是。

英国学者皮尔斯 1980 年明确提出神经内分泌系统,为神经系统的第三分支(躯体神经和植物神经系统为第一、第二分支),其特点是起动慢,作用时间长。这个第三分支的说法与第三平衡论十分相似。但需要注意的是,第三平衡系统是关于体表、内脏之间的通路与作用系统,这一点是皮尔斯理论中所没有的。

按照第三平衡系统学说,我们可以推断:对于一个完整人体系统,它的某些局部具有影响全身信息的作用。这与古代针灸学说是相符的。

5. 生物量子信息论 自 20 世纪 90 年代以来,很多学者如胡翔龙、刘澄中、刘里远、张维波、朱兵、李定忠等都曾分别著书立说,结合各自的研究工作,论述其研究成果,对经络的存在探索其科学依据。在 2007 年世界针灸学会联合会成立 20 周年暨世界针灸学术大会上,世界针灸学会联合会终身名誉主席王雪苔教授做了主题发言,着重讨论了李定忠教授的研究结果,就经络研究的三大课题,谈了自己的看法,他认为:

(1) 循经感传、循经皮肤病、循经电特性、循经磁特性、钙离子浓度的循经变化、低频声信息的循经传递、放射性同位素的循经迁移、红外辐射轨迹的循经显示等现象的研究观察,都证明在人体或动物体上,确实存在如同《黄帝内经》所描述的那样的经脉循行路线。通过研究发现,这些路线有三个特点:一是在一定的空间范围内呈现动态变化;二是表现出向邻近病痛部位延伸的倾向;三是刺激路线的某一段,可以引起路线的另一段或全程反应。

（2）关于经络的实质：早期的研究者大多着眼于神经机制，然而，由于神经机制并不能解释所有的经络现象，所以一些研究者把目光转向微观世界，用生物电流、电磁波、生物能、光子、量子等理论来解释已发现的各种经络现象。其中最有实践依据和理论依据的看法是把经气看做是具有波粒二象性的微观粒子运动，把经络看做是传输能量信息的量子化通道。

经络量子化通道是生物体自组织产生的生命现象，所以它在生物体内只有载体，没有固定的实体。什么是经络量子化通道的载体？根据古代医经关于经脉、络脉、皮部、腧穴的描述和针灸临床的体会，以及现代关于经络现象的部分研究结果，都证明经络量子化通道的载体极有可能是结缔组织和组织液中的微观粒子，特别是皮下、筋膜与筋膜间隙、血管壁周围的结缔组织和组织液中的微观粒子，更与经络量子化通道的形成关系密切。

经络量子化通道是怎样传输能量信息的？又是怎样通过传输能量信息而实现对相关组织器官功能的调整的？都是需要研究的问题。然而有一点是肯定的，迄今已被研究证实的经络调整作用都是通过神经、体液、免疫、循环、代谢、生物力学等调节机制实现的，似乎经络在各种调解机制之间起着综合调整作用。

（3）20世纪下半叶，在中国针灸基础上形成的福尔电针诊疗技术，发展为生物信息医学。90年代以后，量子医学、共振医学、场效应医学、能量振荡医学、光子医学、光子共振医学等又纷纷面世。这些医学的共同点都是根据量子物理学关于频率相同的波可以发生共振的原理，对疾病进行诊断和治疗。从它们的医学理论倾向来看，不外乎两类：一类是以经络理论为基础，在经脉腧穴上进行移动式检测；一类是以解剖结构为基础，在统一规定部位进行固定式检测。前者在诊断和治疗上都明显优于后者。这也提示了中医现代化之路离不开经络研究。

王雪苔教授一直主张把生物能信息医学之类的思路与方法引进到经络研究和临床诊疗中来，认为这会有利于中医走上一条符合自身特点的现代化之路。

经络实质研究是我国医学科学研究中争论最为激烈而又最为人们重视的一个课题。

思考题

1. 经络学说形成的依据主要有哪几方面？
2. 试述经络系统的组成。
3. 十二经脉在体表的分布规律是什么？
4. 试述十二经脉的循行走向与交接规律。
5. 奇经八脉的名称与生理功能是什么？
6. 十二经脉有哪些附属结构，各有哪些功能？
7. 试述经络的生理功能与临床运用。

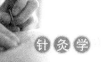

第三章 腧穴总论

腧穴是人体脏腑、经络气血输注于体表的特殊部位,既是疾病的反应点,又是针灸施术之处。牢固掌握腧穴学的有关理论,对于临床采取相应的针灸刺激方法十分重要。学习本章要求学生掌握好腧穴的定位、归经、主治等基本知识。具体要求如下:

1. 掌握腧穴的基本概念与分类,能区别"腧"、"俞"和"输"三个字的用法。
2. 了解腧穴的命名特点。
3. 掌握腧穴的主治作用:近治作用、远治作用和特殊作用。
4. 了解特定穴的含义和用法。
5. 掌握腧穴的三种定位方法,熟记常用的骨度分寸法。

腧穴是人体脏腑经络气血输注于体表的特殊部位。"腧"与"俞"、"输"义通,有转输的含义;"穴"是孔隙的含义。腧穴,是对穴位的统称;输穴,是对五输穴中第三个穴位的专称;俞穴,指特定穴的背俞穴。在历代文献中,腧穴有"砭灸处"、"节"、"会"、"骨空"、"气穴"、"气府"、"孔穴"、"穴道"、"穴位"等不同名称。《素问·气府论》解释腧穴是"脉气所发",《灵枢·九针十二原》在论述腧穴时说:"节之交,三百六十五会……所言节者,神气之所游行出入也,非皮肉筋骨也"。《灵枢·小针解》进一步解释说:"节之交,三百六十五会者,络脉之渗灌诸节者也"。这些论述说明了经络与腧穴的密切关系,即腧穴不是孤立于体表的点,而是与体内脏腑组织器官有一定的内在联系并互相输通的特殊部位。经络腧穴与脏腑相关,内外相应,这样就使腧穴—经络—脏腑间相互联系,内通外达。脏腑病症可以通过经络反映到体表腧穴,而体表腧穴施以针灸,也能通过经络作用于脏腑。

第一节 腧穴发展、分类和命名

一、腧穴的发展

腧穴是人们在与疾病斗争过程中陆续发现的。它的发展经历了不断提高、完善的漫长过程。最初,人们以病痛之处作为"砭灸处",即"以痛为腧"。随着对体表施术部位及其治疗作用的长期临床观察,认识逐步深入,才陆续为腧穴定位、定名,逐步形成了有固定名称、明确部位和主治作用的腧穴理论。以后,通过历代医家的整理、考订,又以经脉为主线对腧穴进行系统归类。如《内经》以有名有位、有位无名、以痛为腧等形式记述腧穴,并对部分腧穴进行了初步分类,如各经的"脉气所发",五输穴、络穴、背俞穴、募穴、交会穴等。虽不完整,但反映了腧穴理论的早期面貌。魏晋年间皇甫谧的《针灸甲乙经》,对腧穴作了全面论述和整理,为后世腧穴的发展特别是腧穴归经奠定了基础。元代滑寿的《十四经发挥》对经脉循行和腧穴的联系进行了详细考订,将任、督脉与十二经脉相提并论,合称"十四经",并将腧穴按气血流注进行排列。清代名医李学川的《针灸逢源》将十四经穴数目定为 361 穴,一直沿用至今。1949 年后。广大医学科学工作者对腧穴进行了大量的临床和实验研究,取得了不少成绩。1989 年国家中医药管理局组织有关专家,研究制定了《经穴部位》标准及其副本《经穴部位文献考与解剖》,对人体的十四经穴及 48 个经外奇穴的定位进行了审定,并于 1991 年起作为国家标准颁布实施。

二、腧穴的分类

人体上的穴位很多,大体可以分为十四经穴、经外奇穴、阿是穴三大类。

（一）十四经穴

十四经穴是指归属于十二经脉和任、督二脉的腧穴,简称"经穴"。这些腧穴分布在十四经的循行路线上,与经脉、脏腑的关系密切。不仅能治疗本经病症,而且还可以反应和治疗与十四经有关的脏腑病症。它们是人体穴位的主体,共有 361 个。其中十二经脉的腧穴为左右对称分布的双穴,任脉和督脉的腧穴分别分布于人体的前后正中线。

（二）经外奇穴

凡于经穴以外,具有固定名称、位置和主治等内容的腧穴称为经外奇穴,简称"奇穴"。在《黄帝内经》中称为"奇输"。之所以称为"奇",是因为它们对某些病症有奇特的疗效。

经外奇穴是与十四经穴相对而言的,并不表明这些穴位与经络系统没有联系。有的奇穴本来就分布在十四经的循行路线上,如印堂、阑尾穴、胆囊穴等;有的虽不分布在十四经的循行路线上,但却与十四经有着密切的联系;有的奇穴实为经穴,如骑竹马穴(由膈俞、肝俞组成)、四花穴(由膈俞、胆俞组成)等。有的奇穴为单个穴位,而有的奇穴则由两个或两个以上的穴位组成,如十宣、八邪、八风、华佗夹脊等。奇穴的主治范围一般较小,只对某些病症有特殊疗效。

（三）阿是穴

阿是穴又称天应穴、不定穴、压痛点等,因按压其处病人会发出"啊"字而得名。这类腧穴既无固定名称,又无固定部位,而是以痛处为取穴点,故《黄帝内经》中称之为"以痛为腧"。需要指出的是,并不是有压痛的地方都是阿是穴,因为当脏腑有病时,某些腧穴上也会有压痛。

临床上,阿是穴无固定数目,主要用于治疗疼痛性疾病。

三、腧穴的命名

腧穴有一定的部位和名称,其名称各有一定的含义。正如唐代《千金翼方》所说:"凡诸孔穴,名不徒设,皆有深意。"经穴的命名多以取类比象的方法,具体介绍如下:

（一）自然类

1. 以日月星辰命名　如日月、上星、太白等。

2. 以地理名称结合腧穴的形象命名

（1）以山、丘、陵、墟比喻穴位的形象:如承山、梁丘、大陵、丘墟等。

（2）以溪、谷、沟、渎比喻穴位的形象:如太溪、阳溪、合谷、支沟、水沟、四渎等。

（3）以海、泽、池、泉、渊、渠比喻穴位的形象：如小海、少海、尺泽、天池、曲池、水泉、曲泉、经渠、太渊等。

（4）以街、道、冲、处、市、廊比喻穴位的形象：如气街、水道、灵道、气冲、五处、风市、步廊等。

（二）物像类

1．以动物名称比喻穴位的形态　如鱼腰、鸠尾、伏兔、鹤顶、犊鼻等。

2．以植物名称比喻穴位的形态　如攒竹、禾髎等。

3．以建筑物形容某些穴位的形态　如天井、玉堂、巨阙、内关、曲垣、库房、府舍、天窗、梁门、紫宫、内庭、气户等。

4．以实物之类形容穴位的形象或会意　如大杼、地机、颊车、缺盆、天鼎等。

（三）人体类

1．以人体生理功能命名

（1）以一般生理功能命名：如承泣、承浆、听宫、劳宫、关元等。

（2）以脏腑、气血功能命名：如气海、血海、神堂、魄户、志室、意舍等。

2．以腧穴的治疗作用命名　如水分、光明、通天、迎香、归来等。

3．以人体的解剖部位命名

（1）以人体解剖命名：如腕骨、完骨、大椎、曲骨、京骨、巨骨等。

（2）以内脏解剖命名：如心俞、肺俞、肝俞、胃俞等。

4．以腧穴所在的部位及经络阴阳属性命名

（1）以内外阴阳命名：如阳陵泉、阴陵泉、内关、外关等。

（2）以腹背阴阳命名：阴都（腹）、阳纲（背）等。

（3）以经脉的交会命名：如三阴交、三阳络、百会等。

第二节　腧穴的作用

一、腧穴的功能作用

（一）输注气血

腧穴作为脏腑、经络气血转输出入的特殊部位，其功能与脏腑、经络有着密切的关系。人体的皮肉筋骨、四肢百骸之所以能维持其正常的功能，就是因为有气血的滋养、濡润。而气血的传注输布是通过经络、穴位来实现的。正如《灵枢·九针十二原》所说："所言节者，神气之所游行出入也"。因此，人体气血的虚实盈亏可以通过经络反应到腧穴。

（二）反应病症

既然腧穴、经络、脏腑之间存在着如此密切的关系，当内脏有病时，就可以通过经络反应到位于体表的腧穴上来。如《灵枢·邪客》说："肺心有邪，其气留于两肘；肝有邪，其气留于两腋；脾有邪，其气留于两髀；肾有邪，其气留于两腘。"这是有关内脏病与腧穴关系的文献记载。临床经验发现，呼吸系统病症多在中府、肺俞、孔最处出现反应；肝胆系统病症多在肝俞、胆俞、胆囊穴处出现压痛等。

（三）协助诊断

由于腧穴能够反应病症的客观现象，通过对相关腧穴进行一定的检查，可以协助作出诊断。穴位的诊察包括望、切两种,望诊包括诊察穴位处脉络的色泽、肿胀、丘疹等;切诊主要是切按经脉、腧穴,以探知腧穴的反应,包括压痛、酸胀、结节、肿胀、虚陷等。如胆囊穴处压痛表明可能患有胆管疾病;阑尾穴压痛表明患有阑尾炎。近年来,应用声、光、电、磁等物理方法(如经络穴位测定仪、生命信息诊断仪等)对穴位某些变异进行仪器测定,以协助诊断。

（四）防治疾病

穴位既是病症反应点,又是治疗病症的刺激点,具有补虚泻实的作用。《素问·五脏生成论》就很好地概括了腧穴的这些特点:"此皆卫气之所留止,邪气之所客也,针石缘而去之"。临床和实验已经证明,针刺足三里可以提高机体的免疫能力,防治感冒;针刺或按摩中脘、建里可以帮助消化,防治消化系统病症。

二、腧穴的主治作用

（一）近治作用

腧穴的近治作用是一切腧穴主治作用所具有的共同特点。腧穴所在,主治所在,以腧穴所处部位确定其主治病症。这些腧穴均能治疗腧穴所在部位及邻近组织、器官的病症。如眼区的睛明、承泣、四白、瞳子髎、丝竹空、阳白等穴,均能治疗眼病;耳区的听宫、听会、耳门、翳风诸穴,均能治疗耳病;上腹部的中脘、建里、梁门诸穴,皆能治疗胃病等。

（二）远治作用

腧穴的远治作用是与经脉的循行密切相关的,主要是指十四经腧穴的主治规律。即经脉所通,主治所及,以腧穴所归属的经脉确定其主治病症。在十四经腧穴中,尤其是十二经脉在四肢肘、膝关节以下的腧穴,不仅能治局部病症,而且还可以治疗本经循行所及的远隔部位的脏腑、组织、器官的病症,有的甚至具有影响全身的作用。如合谷穴,不仅能治疗手腕部病症,还能治疗头面、五官病症,以及发热等;足三里穴不仅能治疗下肢病症,而且对调整整个消化系统的功能,甚至对人体的免疫功能都具有显著的作用。

（三）特殊作用

在特定穴中有若干类具有特殊治疗作用的经穴,不仅具有一般腧穴的主治作用,而且还有独特的主治内容。如背俞穴与原穴主治以五脏疾患为主,募穴与下合穴主治以六腑疾患为主,郄穴多主治急性病痛,五输穴中的井穴主急救,荥穴主热病等。特定穴的特殊治疗作用在针灸学中占有相当重要的地位。因此,熟悉特定穴的名称与意义,对掌握腧穴的特殊主治作用,具有一定的意义(详见"特定穴"一节)。大量的临床实践证明,除特定穴的特殊作用外,针刺某些腧穴还具有相对的特异性,如大椎退热、至阴矫正胎位等。针刺某些腧穴,对机体的不同状态起着良性的双向调整作用。如腹泻时,针刺天枢能止泻;便秘时,针刺天枢又能通便,均是其特殊的治疗作用。

根据临床实践和文献资料的研究,十四经腧穴主治的基本规律是"经脉所通,主治所及"。就是说凡是经脉循行分布所过之处,就是该经脉所属腧穴主治的范围。如手太阴肺经的经脉循行,是起于中焦,向下联络大肠,上行沿着胃口,穿过横膈,入属肺脏,从肺系(肺与咽喉联系的部位)横向侧胸上部,浅出体表,走向腋前,沿上肢内侧前缘,进入寸口,经过鱼际边缘沿拇指桡侧到指端。本经腧穴主治经脉循行所过部位的病症,如胸部胀满、咳嗽、气喘、咽喉肿痛、缺盆中痛、肩背痛、手臂内侧前缘痛、指腕挛急等症。"经脉所通,主治所及",是对十四经腧穴主治作用的高度概括。

第三节　腧穴的定位与取法

一、腧穴的定位方法

(一)体表解剖标志定位法

体表解剖标志定位法是以人体解剖学的各种体表标志为依据来确定腧穴位置的方法，也称自然标志定位法。体表解剖标志可分为固定标志和活动标志两种。

1. 固定标志　指不受人体活动影响而固定不移的标志，即各部由骨节和肌肉所形成的突起或凹陷、五官轮廓、发际、指(趾)甲、乳头、肚脐等。如腓骨小头前下方1寸定阳陵泉穴；足内踝尖上3寸，胫骨内侧缘后方定三阴交穴；眉头定攒竹；脐中旁开2寸定天枢穴等。

2. 活动标志　指需要采取相应的活动姿势才会出现的标志，即各部的关节、肌肉、肌腱、皮肤随着活动而出现的空隙、凹陷、皱纹等。如在耳屏与下颌关节之间微张口呈凹陷处取听宫；下颌角前上方约一横指当咀嚼时咬肌隆起，按之凹陷处取颊车；屈肘，在肘横纹外侧端凹陷处取曲池等。

(二)骨度折量定位法

骨度折量定位法，是以体表骨节为主要标志折量全身各部的长度和宽度，定出分寸，用于腧穴定位的方法，又称"骨度分寸定位法"。即以《灵枢·骨度》规定的人体各部的分寸为基础，结合历代学者创用的折量分寸(将设定的两骨节点或皮肤横纹之间的长度折量为等分，每1等分即为1寸，10等分为1尺)作为定位的依据。不论男女、老少、高矮、胖瘦均可按这一标准在其自身测量。常用的骨度折量寸见表3-1和图3-1。

表3-1　常用的骨度折量寸表

部位	起　止　点	折量寸	度量法	说　　　明
头面部	前发际正中→后发际正中	12	直寸	用于确定头部经穴的纵向距离
	眉间(印堂)→前发际正中	3	直寸	用于确定前或后发际及其头部经穴的纵向距离
	第7颈椎棘突下(大椎)→后发际正中	3	直寸	同上
	眉间(印堂)→后发际正中→第7颈椎棘突下(大椎)	18	直寸	同上
	前两额发角(头维)之间	9	横寸	用于确定头前部经穴的横向距离
	耳后两乳突(完骨)之间	9	横寸	用于确定头后部经穴的横向距离
胸腹胁部	胸骨上窝(天突)→胸剑联合中点(歧骨)	9	直寸	用于确定胸部任脉经穴的纵向距离
	胸剑联合中点(歧骨)→脐中	8	直寸	用于确定上腹部经穴的纵向距离
	脐中→耻骨联合上缘(曲骨)	5	直寸	用于确定下腹部经穴的纵向距离
	两乳头之间	8	横寸	用于确定胸腹部经穴的横向距离
	腋窝顶点→第11肋游离端(章门)	12	直寸	用于确定胁肋部经穴的纵向距离

续表

部位	起 止 点	折量寸	度量法	说 明
背腰部	肩胛骨内缘（近脊柱侧点）→后正中线	3	横寸	用于确定背腰部经穴的横向距离
	肩峰缘→后正中线	8	横寸	用于确定肩背部经穴的横向距离
上肢部	腋前、后纹头至肘横纹（平肘尖）	9	直寸	用于确定上臂部经穴的纵向距离
	肘横纹（平肘尖）→腕掌（背）侧横纹	12	直寸	用于确定前臂部经穴的纵向距离
下肢部	耻骨联合上缘→股骨内上髁上缘	18	直寸	用于确定下肢内侧足三阴经穴的纵向距离
	胫骨内侧髁下方→内踝尖	13	直寸	同上
	股骨大转子→腘横纹	19	直寸	用于确定下肢外后侧足三阳经穴的纵向距离（臀沟至腘横纹，相当于14寸）
	腘横纹→外踝尖	16	直寸	用于确定下肢外后侧足三阳经穴的纵向距离

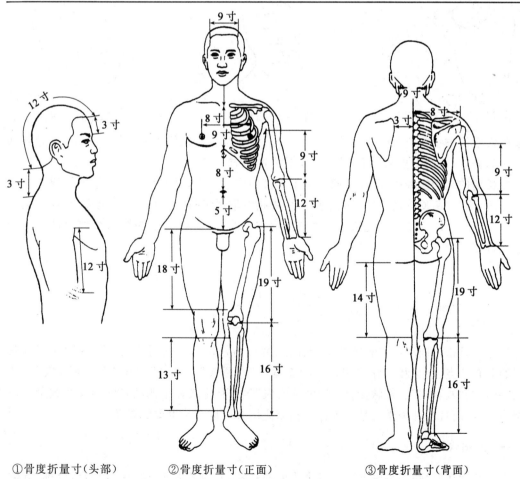

①骨度折量寸（头部）　②骨度折量寸（正面）　③骨度折量寸（背面）

图 3－1　骨度折量寸

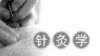
三、指寸定位法

指寸定位法,是指依据患者本人手指所规定的分寸来量取腧穴的定位方法,又称"手指同身寸取穴法"。常用的有以下 3 种:

(一) 中指同身寸

以患者中指中节桡侧两端纹头(拇、中指屈曲成环形)之间的距离作为 1 寸(图 3 - 2)。

(二) 拇指同身寸

以患者拇指的指间关节的宽度作为 1 寸(图 3 - 3)。

(三) 横指同身寸(又名一夫法)

令患者将食指、中指、无名指和小指并拢,以中指中节横纹为标准,其四指的宽度作为 3 寸(图 3 - 4)。

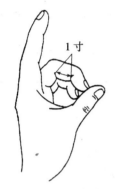
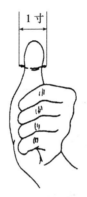
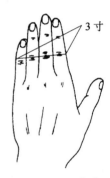

图 3 - 2　中指寸　　　　　图 3 - 3　拇指寸　　　　　图 3 - 4　一夫寸

腧穴定位方法在应用时既可单独使用,又可互相结合。以体表解剖标志为主,折量各部位的距离分寸,并用手指来比量,从而确定腧穴的位置。

在长期的临床实践中,不少医家积累了丰富的取穴经验,对有些腧穴总结出简便快捷的取穴方法,称为"简便取穴法"。如直立垂手,中指端取风市;两手自然平直交叉,在食指尖端到达桡骨茎突上取列缺等。此法是一种辅助取穴方法,为了定穴的准确,最好结合体表解剖标志或骨度折量定位等方法取穴。

第四节　特 定 穴

特定穴是指十四经中具有特殊治疗作用,并以特定称号概括的腧穴。这些腧穴根据其不同的分布特点、含义和治疗作用,分成"五输穴"、"原穴"、"络穴"、"郄穴"、"下合穴"、"俞穴"、"募穴"、"八会穴"、"八脉交会穴"和"交会穴"等。特定穴在十四经穴中不仅在数量上占有相当比例,而且在针灸学的基本理论和临床应用方面也有着重要的意义。

一、五输穴

十二经脉在肘、膝关节以下各有五个重要的经穴,分别名为井、荥、输、经、合,合称"五输穴"。其次序是由四肢末端向肘、膝关节排列的。五输穴是古人用来说明经气大小和气血流注方向的。《灵枢·九针十二原》说:"经脉十二,络脉十五,凡二十七气以上下。所出为井,所溜为荥,所注为输,所行为经,所入为合。"由此说明经络之气自四肢末端开始,向上合于四肢肘、膝关节部,像水流一样由小到大、由浅入深。经气初出,如水的源头,故称为"井";经气稍盛,如水之小流,所以称"荥";经气渐盛,如较大水流灌注,所以称"输";经气更盛,像水流之长行,所以称"经";经气充盛深入,如水流汇合,所以称"合"。

五输穴是临床常用要穴,可以配合五行而采用补母泻子法和子午流注针法等。

二、原穴、络穴

"原"即本原、原气之意,原穴是脏腑原气输注、经过和留止的部位,十二经脉在四肢各有一个原穴。阴经之原穴又为五输穴中的输穴,即阴经以输为原;阳经于输穴之后另有原穴。十二经原穴多分布于腕踝部附近。《灵枢·九针十二原》中的"十二原"穴,是指五脏原穴(左右各一,共十个)和膏之原鸠尾、肓之原脖胦(即气海)。

"络"有联络之意。络脉从经脉分出的部位各有一个腧穴,叫做"络穴"。十二经的络脉表里相通,各有 1 个络穴,位于四肢肘膝关节以下,具有联络表里两经的作用。加上位于腹部之任脉络穴鸠尾、位于尾骶部之督脉络穴长强及位于胸胁的脾之大络大包穴,共十五穴,故又合称"十五络穴"。

三、郄穴

"郄"有空隙之意,郄穴是各经经气深聚的部位。十二经脉和奇经八脉中的阴跷脉、阳跷脉、阴维脉、阳维脉各有 1 个郄穴,共 16 个郄穴,多分布于四肢肘膝关节以下。

四、下合穴

下合穴是指六腑之气下合于足三阳经的 6 个腧穴,又称六腑下合穴,主要分布在下肢膝关节附近。

五、俞穴、募穴

俞穴是脏腑之气输注于背腰部的腧穴,又称"背俞穴"。脏腑背俞穴均分布在足太阳膀胱经第 1 侧线上,其位置大体与相关脏腑所在部位相接近。

募穴是脏腑之气汇聚于胸腹部的腧穴,又称"腹募穴"。脏腑各有 1 个募穴,分布于胸腹部,一半募穴分布于任脉上,其位置也与其相关脏腑所处部位相接近。

俞穴与募穴皆分布于人体躯干部,并与该脏腑一前一后相对应,与脏腑有密切联系。

六、八会穴

八会穴指脏、腑、气、血、筋、脉、骨、髓精气聚会的 8 个腧穴,分布于躯干和四肢部。

七、八脉交会穴

八脉交会穴是指十二经脉与奇经八脉脉气相通的 8 个腧穴,又称交经八穴,分布于四肢部腕踝关节的上下。

八、交会穴

交会穴是指两经或数经经脉相交或会合处的腧穴,多分布于头面、躯干部。

思考题

1. 简述腧穴的治疗作用。
2. 常用的腧穴定位方法有几种?
3. 腧穴一般分为哪几类?
4. 简述胸腹部与四肢部常用的骨度分寸。
5. 试述特定穴的分类和特点。

第四章　经络腧穴各论

　　经络的具体循行,尤其是临床常用穴位的归经、主治及操作方法等是针灸临床的操作基础,是确保针灸疗效的前提。本章学习要求学生重点掌握常用穴位的所属经络、解剖定位、主治特点及操作方法。具体要求如下:

　　1. 了解十四经脉的体表循行及主治概要。

　　2. 掌握十四经在四肢循行分布规律以及与脏腑的属络关系。

　　3. 根据学时长短,掌握100个左右常用腧穴的定位、主治特点、解剖与操作注意事项。

　　4. 进一步熟悉经络总论与腧穴概论的内容,并加深理解。

　　经脉主要包括十二经脉与奇经八脉。每一条经脉都有一定的循行路线,经脉的循行分布与该经脉腧穴主治有内在的联系。了解经脉的循行分布,就能更好地了解腧穴的主治范围,特别有助于掌握肘、膝关节以下腧穴的主治。十二经脉及奇经八脉的督脉、任脉各有所属腧穴,冲、带、跷、维脉的腧穴均交汇于十四经。腧穴是针灸治病的特定部位,掌握它们的定位及主治才能为针灸临床打下基础。

第一节　十二经脉

一、手太阴肺经(11 穴)

　　经脉循行　起于中焦,联络大肠,从"肺系"(肺与喉咙相联系的部位)横行出来,向下沿上臂内侧,到肘窝中,再沿前臂内侧前缘,进入寸口,经过鱼际,出拇指内侧端。分支:从腕后分出,走向食指内侧端,与手阳明大肠经相接(图4-1)。

　　主要病候　咳嗽、气喘、少气不足以息,咳血,伤风,胸部胀满,咽喉肿痛,缺盆部及手臂内侧前缘痛,肩背部寒冷、疼痛等症。

　　主治概要　本经腧穴主治喉、胸、肺病,以及经脉循行部位的其他病变。

　　本经腧穴　起于中府,止于少商,左右各11个穴位。

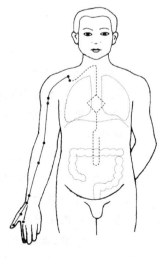

图4-1　手太阴肺经

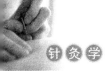

（一）中府—肺的募穴

［定位］胸前壁外上方，前正中线旁开 6 寸，平第一肋间隙处。

［主治］咳嗽，哮喘，胸痛，肋间神经痛，肩背痛。

［解剖与操作要点提示］本穴当胸大肌、胸小肌处，内侧深层为第一肋间内、外肌，深部为肺脏。严禁向内深刺。如该穴直刺过深，则针尖可刺破胸膜、肺脏而发生气胸。临床操作时，针尖可向肋缘斜刺或平刺 0.3～0.5 寸，出针后按压针孔，并让患者在诊室内休息 15 分钟后再行走较为安全。

（二）尺泽—合穴

［定位］肘横纹中，肱二头肌腱桡侧缘。

［主治］咳嗽，哮喘，咽痛，乳腺炎，急性胃肠炎，肋间神经痛，肩背痛，肘臂疼痛。

［解剖与操作要点提示］本穴在肘关节部，当肱二头肌腱之外方，肱桡肌起始部，针刺较为安全，可直刺 0.8～1.2 寸；或点刺穴区或周围浅表静脉出血。

（三）孔最—郄穴

［定位］尺泽穴与太渊穴的连线上，腕横纹上 7 寸处。

［主治］咳嗽，哮喘，咽痛，声音嘶哑，肋间神经痛，肩背痛，前臂疼痛。

［解剖与操作要点提示］本穴位于肱桡肌，在旋前圆肌上端之外缘，针刺较为安全，可直刺 0.5～1 寸。

（四）列缺—络穴；八脉交会穴之一，通于任脉

［定位］桡骨茎突上方，腕横纹上 1.5 寸。

［简便取穴法］两虎口自然平直交叉，一手食指按在另一手桡骨茎突上，指尖下凹陷中是穴。

［主治］感冒，头痛，咳嗽，咽痛，荨麻疹，牙痛。

［解剖与操作要点提示］本穴在桡骨茎突上方，肱桡肌腱与拇长展肌腱之间。针刺时可向肘部斜刺 0.3～0.5 寸。

（五）太渊—输穴，又为原穴；八会穴之一，脉会太渊

［定位］掌后腕横纹桡侧端，桡动脉的桡侧凹陷中。

［主治］感冒，头痛，咳嗽，咽痛，哮喘，肋间神经痛，肘臂疼痛，腕臂痛，无脉症。

［解剖与操作要点提示］本穴位于桡侧腕屈肌腱的外侧，拇长展肌腱内侧；局部有桡动、静脉；针刺时应注意避开桡动脉，直刺 0.3～0.5 寸。

（六）鱼际—荥穴

［定位］第一掌骨中点，赤白肉际处。

［主治］感冒，头痛，咳嗽，咽痛，哮喘，乳腺炎，鼻炎，肋间神经痛，发热，小儿单纯消化不良，手指疼痛。

［解剖与操作要点提示］本穴所在为拇短展肌和拇对掌肌；分布有前臂外侧皮神经和桡神经浅支混合支。针刺时可直刺 0.5～0.8 寸。

（七）少商—井穴

［定位］拇指末节桡侧，距指甲角旁约 0.1 寸。

［主治］咳嗽，咽痛，哮喘，鼻出血，发热，昏迷，精神分裂症，膈肌痉挛。

［解剖与操作要点提示］本穴处有指掌固有动、静脉所形成的动、静脉网；布有前臂外侧

皮神经和桡神经浅支混合支,正中神经的掌侧固有神经的末梢神经网。针刺痛感明显,可浅刺 0.1 寸,或点刺出血。

二、手厥阴心包经(9 穴)

经脉循行　起于胸中,向下通过横膈。胸部支脉:沿着胸中,出于胁部,上行到腋窝中,沿上臂内侧,进入肘窝中,向下行于掌长肌腱与桡侧腕屈肌腱的中间,沿着中指到指端;掌中支脉:从掌中分出,沿着无名指到指端,与手少阳三焦经相接(图 4 - 2)。

主要病候　心痛,胸闷,心悸,心烦,癫狂,腋肿,肘臂挛急,掌心发热等症。

主治概要　本经腧穴主治心、胸、胃、神志病以及经脉循行部位的其他病症。

本经腧穴　起于天池,止于中冲,左右各 9 穴。

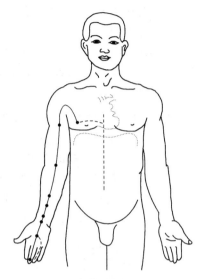

图 4 - 2　手厥阴心包经

(一)天池

[定位]第 4 肋间隙,乳头外侧 1 寸。

[主治]咳嗽,哮喘,肋间神经痛,呕吐,淋巴结核,乳腺炎。

[解剖与操作要点提示]本穴在胸大肌外下部,深层为第四肋间内、外肌;深部为肺脏,严禁向内深刺,可沿肋缘斜刺或平刺 0.3～0.5 寸。

(二)曲泽—合穴

[定位]肘横纹中,肱二头肌腱尺侧缘。

[主治]胸闷,心悸,胃痛,呕吐,腹泻,发热,肘臂痛。

[解剖与操作要点提示]本穴当肱肌中,有肱动、静脉;深处有正中神经本干。可直刺 1～1.2 寸,或点刺穴区或周围浅表静脉出血。

(三)郄门—郄穴

[定位]腕横纹上 5 寸,掌长肌腱与桡侧腕屈肌腱之间。

[主治]胸闷,心悸,胃痛,呕吐,腹泻,呕血,疔疮,精神分裂症,癫痫,肘臂痛。

[解剖与操作要点提示]本穴位于指浅屈肌与指深屈肌中,深层为正中神经及伴行的动静脉,可直刺 0.5～1 寸。针刺手法宜轻柔,忌大幅度提插捻转。

(四)内关—络穴;八脉交会穴之一,通阴维脉

[定位]腕横纹上 2 寸,掌长肌腱与桡侧腕屈肌腱之间。

[主治]心绞痛,心动过速,胸闷,胃痛,呕吐,癫痫,发热,上肢痛,偏瘫,失眠,眩晕,偏头痛。

[解剖与操作要点提示]本穴解剖与郄门穴大致相同。因此处正中神经行走较表浅,针刺时极易触及而产生触电感。临床操作可直刺 0.3～0.8 寸,出现触电感时,可轻提针,严禁继续大幅度提插捻转。

(五)大陵—输穴,又为原穴

[定位]腕横纹中央,掌长肌腱与桡侧腕屈肌腱之间。

［主治］胸闷,胸痛,胃痛,呕吐,精神分裂症,手腕疼痛,腕下垂。

［解剖与操作要点提示］本穴解剖与郄门穴大致相同,深刺亦可刺中正中神经本干。临床一般直刺0.3～0.5寸。忌大幅度提插捻转。

（六）劳宫—荥穴

［定位］第二、三掌骨之间,握拳,中指尖下是穴。

［主治］心绞痛,呕吐,癫痫,精神分裂症,高血压,手掌多汗症,口腔溃疡,口臭。

［解剖与操作要点提示］本穴处为掌腱膜,第二蚓状肌及指浅、深屈肌腱,有指掌侧总动脉;分布有正中神经。针刺痛感明显,可直刺0.3～0.5寸。

（七）中冲—井穴

［定位］中指尖端的中央。

［主治］心绞痛,休克,晕厥,热病,小儿夜啼,中暑。

［解剖与操作要点提示］本穴处有指掌侧固有动、静脉所形成的动、静脉网;分布有正中神经的指掌侧固有神经。针刺痛感明显,可浅刺0.1寸或点刺出血。

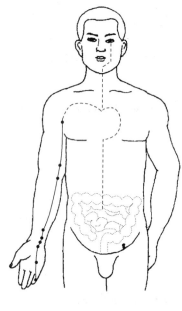

图4-3 手少阴心经

三、手少阴心经(9穴)

经脉循行 起于心中,从"心系"(心与其他脏器相连系的部位)过横膈,联络小肠;"心系"向上的支脉:挟着咽喉上行,连系于"目系"(眼球连系于脑的部位);"心系"直行的脉:出腋窝部,沿着上臂内侧后缘,到达肘窝,沿前臂内侧后缘,至掌后豌豆骨部,沿小指内侧至末端,与手太阳小肠经相接(图4-3)。

主要病候 心痛,咽干,口渴,目黄,胁痛,上臂内侧痛,手心发热等症。

主治概要 本经腧穴主治心、胸、神志病以及经脉循行部位的其他病症。

本经腧穴 起于极泉,止于少冲,左右各9穴。

（一）极泉

［定位］腋窝正中,腋动脉搏动处。

［主治］胸痛,咽痛,胁肋疼痛,淋巴结核,肩臂疼痛,上肢瘫痪。

［解剖与操作要点提示］本穴处神经分布丰富,分布有尺神经、正中神经、前臂内侧皮神经及臂内侧皮神经,腋动、静脉。针刺宜避开腋动脉,直刺0.3～0.5寸。除特殊针法外,忌大幅度提插捻转。

（二）少海—合穴

［定位］屈肘,当肘横纹内侧端与肱骨内上髁连线之中点。

［主治］眩晕,心绞痛,肘臂疼痛,淋巴结核,头痛,颈项疼痛。

［解剖与操作要点提示］本穴位于旋前圆肌处,布有前臂内侧皮神经,外前方有正中神经。针刺较为安全,可直刺0.5～1寸。

（三）通里—络穴

[定位]腕横纹上1寸，尺侧腕屈肌腱的桡侧缘。

[主治]失音，神经衰弱，舌肌麻痹，头痛，心悸，腕臂痛。

[解剖与操作要点提示]本穴浅层有前臂内侧皮神经，贵要静脉属支等分布。深部分布有尺神经，临床操作时可直刺0.3～0.5寸，如出现触电感时，宜将针略提起，严禁在原部位大幅度提插捻转。

（四）阴郄—郄穴

[定位]腕横纹上0.5寸，尺侧腕屈肌腱的桡侧缘。

[主治]心绞痛，心动过缓，神经衰弱，精神分裂症，声音嘶哑，舌肌麻痹，鼻出血，发热，盗汗，腕臂痛。

[解剖与操作要点提示]本穴基本解剖同通里穴，临床操作时可直刺0.3～0.5寸。如发现触电感时，宜将针略提起，严禁在原部位大幅度提插捻转。

（五）神门—输穴，又为原穴

[定位]腕掌侧横纹尺侧端，尺侧腕屈肌腱的桡侧凹陷中。

[主治]心绞痛，神经衰弱，精神分裂症，癔病，舌肌麻痹，老年性痴呆，腕痛。

[解剖与操作要点提示]本穴基本解剖与阴郄相同，临床可直刺或斜刺0.3～0.5寸。

（六）少冲—井穴

[定位]在小指末节，桡侧指甲角旁约0.1寸。

[主治]心绞痛，心律不齐，癔病，神经衰弱，精神分裂症，发热，昏迷。

[解剖与操作要点提示]本穴处有指掌侧固有动、静脉所形成的动、静脉网；分布有指掌侧固有神经。针刺痛感明显，可浅刺0.1寸或点刺出血。

四、手阳明大肠经（20穴）

经脉循行　起于食指末端，沿着食指桡侧向上，通过第一、二掌骨之间，向上进入拇长伸肌腱与拇短伸肌腱之间的凹陷处，沿前臂与上臂外侧前缘，再沿肩峰前缘，出于颈椎大椎穴处，向下进入锁骨上窝部，联络肺脏，属于大肠。

缺盆部支脉：从颈部，通过面颊，进入下齿龈，绕至上唇，交叉于人中，分布在鼻孔两侧，与足阳明胃经相接（图4-4）。

主要病候　腹痛，肠鸣，泄泻，便秘，痢疾，咽喉肿痛，齿痛，鼻流清涕或出血，本经循行部位疼痛，热肿或寒冷等症。

主治概要　本经腧穴主治头面，五官，咽喉病，热病及经脉循行部位的其他病症。

本经腧穴　起于商阳，止于迎香，左右各20个穴位。

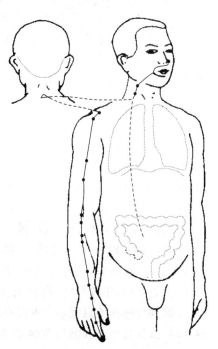

图4-4　手阳明大肠经

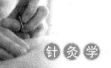

（一）商阳—井穴

［定位］食指末节桡侧,距指甲角约 0.1 寸。

［主治］咽喉炎,扁桃体炎,腮腺炎,鼻出血,牙痛,手指麻木。

［解剖与操作要点提示］本穴处有指及掌背动、静脉网;布有来自正中神经的指掌侧固有神经,桡神经的指背侧神经。针刺痛感明显,可浅刺 0.1 寸,或点刺出血。

（二）合谷—原穴

［定位］手背,第一、二掌骨之间,约平第二掌骨中点处。

［简便取穴］以一手的拇指指骨关节横纹,放在另一手拇、食指之间的指蹼缘上,当拇指尖下是穴。

［主治］眼睛肿痛,近视,夜盲,咽喉疼痛,声带水肿,鼻炎,三叉神经痛,面神经麻痹,肠炎,手指及手背肿痛,头痛,牙痛,牙关紧闭,耳聋,腮腺炎,发热,多汗,腹痛,便秘,肠炎,痛经,闭经,乳汁少,滞产,皮肤瘙痒,荨麻疹。

［解剖与操作要点提示］本穴在第一骨间背侧肌中,深层有拇收肌横头;有手背静脉网,近侧正当桡动脉从手背穿向手掌之处;分布有桡神经浅支的掌背侧神经,深部有正中神经的指掌侧固有神经。临床操作时可直刺 0.5～1 寸。

（三）阳溪—经穴

［定位］腕背横纹桡侧端,拇短伸肌腱与拇长伸肌腱之间的凹陷中。

［主治］头痛,眼睛肿痛,耳聋,牙痛,咽喉肿痛,手腕痛。

［解剖与操作要点提示］本穴位于两肌腱之间,深部为桡骨骨面,无重大的血管、神经,针刺较为安全,可直刺 0.3～0.5 寸。

（四）偏历—络穴

［定位］在阳溪穴与曲池穴连线上,阳溪穴上 3 寸处。

［主治］眼睛肿痛,耳鸣,鼻出血,咽喉炎,腮腺炎,手臂酸痛,水肿。

［解剖与操作要点提示］本穴在桡骨远端,有桡侧腕长伸肌腱与拇长展肌腱;布有前臂外侧皮神经和桡神经浅支,针刺较为安全,可直刺或斜刺 0.3～0.5 寸。

（五）手三里

［定位］在阳溪穴与曲池穴连线上,曲池穴下 2 寸处。

［主治］牙痛,咽喉炎,上肢瘫痪,腹痛,腹泻。

［解剖与操作要点提示］本穴位于桡侧腕长伸肌、腕短伸肌与旋后肌中,深层有桡侧返动、静脉的分支及桡神经深支。针刺较为安全,可直刺 0.8～1.2 寸。

（六）曲池—合穴

［定位］屈肘,成直角,当肘横纹外侧端与肱骨外上髁连线的中点。

［主治］咽喉疼痛,声音嘶哑,鼻炎,三叉神经痛,面神经麻痹,菌痢,肠炎,腹痛,吐泻,牙痛,单纯性甲状腺肿,流行性感冒,神经衰弱,发热,多汗,皮肤瘙痒,荨麻疹,眼睛肿痛,淋巴结核,上肢瘫痪,手臂肿痛,高血压,精神分裂症。

［解剖与操作要点提示］本穴在桡侧腕长伸肌、腕短伸肌与肱桡肌中,分布有桡神经、桡侧返动、静脉的属支和前臂背侧皮神经,针刺较为安全,可直刺 1～1.5 寸。

（七）肩髃

［定位］肩峰端下缘,当肩峰与肱骨大结节之间,三角肌上部中央。肩平举时,肩部出现

两个凹陷,当前方的凹陷中。

[主治]肩关节周围炎,荨麻疹,淋巴结核,上肢瘫痪。

[解剖与操作要点提示]本穴在三角肌与三角肌下囊中,有锁骨上外侧神经和臂外侧皮神经分布,针刺较为安全,可直刺或向下斜刺1～1.5寸。

（八）扶突

[定位]喉结旁开3寸,当胸锁乳突肌的胸骨头与锁骨头之间。

[主治]咳嗽,哮喘,咽喉疼痛,失音,淋巴结核,单纯性甲状腺肿。

[解剖与操作要点提示]本穴在胸锁乳突肌胸骨头间颈阔肌中,深面为颈血管鞘的后壁,颈血管鞘内包有颈总动脉、颈内静脉和迷走神经。进针深度一般为0.5～0.8寸,最深不宜超过1.5寸。针刺手法宜轻,否则易损伤颈总动脉和迷走神经,引起严重后果。

（九）迎香

[定位]鼻翼外缘中点,旁开0.5寸,当鼻唇沟中。

[主治]鼻炎,鼻出血,面神经麻痹,中风失语,胆道蛔虫症。

[解剖与操作要点提示]本穴在提上唇肌中,深部为梨状孔的边缘;有面动、静脉及眶下动、静脉分支;分布有面神经与眶下神经的吻合丛。临床可斜刺或平刺0.3～0.5寸。

五、手少阳三焦经（23穴）

经脉循行　起于无名指末端,从第四、五掌骨间,沿着腕背,出前臂外侧桡骨和尺骨之间,沿上臂外侧至肩部,向前进入缺盆部,分布于胸中,联络心包。属于上、中、下三焦;胸中的支脉:从胸向上,经项部,沿耳后直上,行额角,至面颊部,到达眶下;耳部支脉:从耳后入耳中,出走耳前,到达目外眦,与足少阳胆经相接(图4-5)。

主要病候　腹胀,水肿,遗尿,小便不利,耳聋,耳鸣,咽喉肿痛,目赤肿痛,颊肿,耳后、肩、臂、肘部外侧疼痛等症。

主治概要　本经腧穴主治侧头、耳、目、胸胁、咽喉病,热病以及经脉循行部位的其他病症。

本经腧穴　起于关冲,止于丝竹空,左右各23穴。

（一）关冲—井穴

[定位]无名指尺侧,距指甲角约0.1寸。

[主治]头痛,结膜炎,耳聋,咽喉炎,发热,休克。

[解剖与操作要点提示]本穴处有指掌侧固有动、静脉形成的动、静脉网;布有尺神经的指掌侧固有神经。针刺痛感明显,可浅刺0.1寸,或点刺出血。

（二）中渚—输穴

[定位]握拳,第四、五掌骨小头后缘之间凹陷中,液门穴后1寸。

[主治]头痛,结膜炎,耳聋,耳鸣,肋间神经痛,手指不能屈伸。

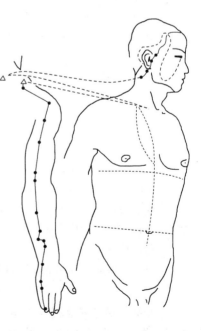

图4-5　手少阳三焦经

[解剖与操作要点提示]本穴处于骨间肌中,布有手背静脉网及掌背动脉和来自尺神经

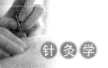

的掌背神经,可直刺 0.3～0.5 寸。

（三）阳池——原穴

［定位］腕背横纹中,指总伸肌腱尺侧缘凹陷中。

［主治］结膜炎,耳聋,咽喉炎,眼睛肿痛,腕痛,糖尿病。

［解剖与操作要点提示］本穴在尺骨和腕骨的关节部,位于指总伸肌腱与小指固有伸肌腱之间;下有腕背静脉网,腕背动脉;针刺可直刺 0.3～0.5 寸。

（四）外关——络穴;八脉交会穴之一,通阳维脉

［定位］腕背横纹上 2 寸,桡骨与尺骨之间。

［主治］感冒,头痛,结膜炎,耳聋,耳鸣,中耳炎,腮腺炎,咽喉炎,发热,淋巴结核,胁肋痛,上肢痛。

［解剖与操作要点提示］本穴在指总伸肌和拇长伸肌之间;深层布有骨间动、静脉与背侧神经。针刺较为安全,可直刺 0.5～1 寸。

（五）支沟——经穴

［定位］腕背横纹上 3 寸,桡骨与尺骨之间。

［主治］耳鸣,耳聋,咽喉炎,淋巴结核,肋间神经痛,便秘,发热。

［解剖与操作要点提示］本穴处基本解剖同外关穴。针刺可直刺 0.8～1.2 寸。

（六）肩髎

［定位］肩峰后下方,上臂外展,当肩髃穴后寸许的凹陷中。

［主治］肩周炎,上肢瘫痪。

［解剖与操作要点提示］本穴在三角肌中,针刺较为安全,可向肩关节直刺 1～1.5 寸。

（七）翳风

［定位］乳突前下方,平耳垂后下缘的凹陷中。

［主治］耳鸣,耳聋,面神经麻痹,下颌关节炎,腮腺炎,牙痛,淋巴结核。

［解剖与操作要点提示］本穴浅部布有耳大神经,皮下组织深部有腮腺。腮腺内有颈外动脉、下颌后静脉、面神经和耳颞神经经过。后内方的深面有迷走神经。针刺时应注意动作轻柔,进针不宜超过 1.2 寸。如针刺过深,可伤及深面的面神经干。针刺超过 1.5 寸,则有刺中迷走神经的可能,会引发严重后果。

（八）角孙

［定位］当耳尖处的发际。

［主治］耳病,白内障,牙痛,腮腺炎,颈项痛。

［解剖与操作要点提示］本穴在耳廓根上缘,耳上肌中;布有颞浅动、静脉的耳前支和耳颞神经的分支。针刺可以平刺 0.3～0.5 寸。

（九）耳门

［定位］耳屏上切迹前,下颌骨髁状突后缘凹陷中。

［主治］耳鸣,耳聋,中耳炎,下颌关节炎,牙痛。

［解剖与操作要点提示］本穴的深部为腮腺,布有颞浅动、静脉和耳颞神经及面神经。临床操作时可令病人张口,便于针刺,深度为 0.5～1 寸。

（十）丝竹空

［定位］眉梢处的凹陷中。

［主治］头痛,结膜炎,眼睑跳动,牙痛,癫痫,精神分裂症,面神经麻痹。

［解剖与操作要点提示］本穴在眼轮匝肌中;布有面神经颧眶支及耳颞神经的分支。可平刺 0.5～1 寸。

六、手太阳小肠经(19穴)

经脉循行 起于手小指外侧端,沿着手背外侧至腕部,从前臂外侧后缘,经尺骨鹰嘴与肱骨内上髁之间,沿上臂外侧后缘,绕行肩胛部,交会于大椎,向下联络心脏,沿着食管,到达胃部,属于小肠;缺盆部支脉:沿着颈部,从面颊至目外眦,再入耳中;颊部支脉:上行至目眶,再至鼻旁,至目内眦,与足太阳膀胱经相接(图 4-6)。

主要病候 少腹痛,腰脊痛引睾丸,耳聋,目黄,颊肿,咽喉肿痛,肩臂外侧后缘痛等症。

主治概要 本经腧穴主治头、项、耳、目、咽喉病,热病,神志病以及经脉循行部位的其他病症。

本经腧穴 起于少泽,止于听宫,左右各 19 个穴位。

（一）少泽—井穴

［定位］小指尺侧指甲角旁约 0.1 寸。

［主治］头痛,眼睛肿痛,咽喉痛,乳腺炎,乳汁少,昏迷,热病,精神分裂症。

［解剖与操作要点提示］本穴处布有指掌侧固有动、静脉,指背动脉形成的动、静脉网;及尺神经手背支。针刺痛感明显,可浅刺 0.1 寸或点刺出血。

（二）后溪—输穴;八脉交会穴之一,通督脉

［定位］握拳,第五指掌关节后尺侧,横纹头赤白肉际。

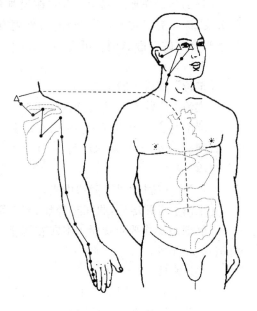

图 4-6 手太阳小肠经

［主治］头痛,颈项疼痛,眼睛肿痛,耳聋,咽喉痛,落枕,腰背痛,精神分裂症,疟疾,盗汗,手指及肘臂疼痛。

［解剖与操作要点提示］本穴当小指展肌起点外缘;有指背动、静脉,手背静脉网;分布有尺神经手背支。可直刺 0.5～1 寸。

（三）阳谷—经穴

［定位］手腕尺侧,当尺骨茎突与三角骨之间的凹陷处。

［主治］牙痛,头痛,耳鸣,耳聋,精神分裂症,落枕,肩、背、肘、臂酸痛。

［解剖与操作要点提示］本穴在尺侧腕伸肌腱的前方,分布有尺神经的分支与贵要静脉。针刺较为安全,可直刺或斜刺 0.3～0.5 寸。

（四）养老—郄穴

［定位］以掌向胸,当尺骨茎突桡侧缘凹缘中。

［主治］头痛,眼睛肿痛,青光眼,视神经萎缩,落枕,肩、背、肘、臂酸痛。

［解剖与操作要点提示］本穴在尺骨茎突上方,尺侧腕伸肌腱和小指固有伸肌腱之间;

针刺较为安全,可直刺或斜刺 0.5～0.8 寸。

(五) 支正—络穴

[定位]阳谷穴与小海穴的连线上,阳谷穴上 5 寸。

[主治]头痛,眩晕,神经衰弱,发热,落枕,尺神经麻痹,肘臂酸痛。

[解剖与操作要点提示]本穴在尺骨背面,尺侧腕伸肌的尺侧缘;针刺较为安全,可直刺或斜刺 0.5～0.8 寸。

(六) 小海—合穴

[定位]在肘外侧,当尺骨鹰嘴与肱骨内上髁之间凹陷处。

[主治]头痛,颈项疼痛,癫痫,肘臂酸痛。

[解剖与操作要点提示]本穴在尺神经沟内。浅层布有前臂内侧皮神经与臂内侧皮神经分支,深层有尺神经,尺神经的后外侧有尺侧上副动、静脉与尺动、静脉的尺侧返动、静脉后支吻合成的动静脉网。可直刺 0.3～0.5 寸。

(七) 肩贞

[定位]腋后皱襞上 1 寸。

[主治]肩臂疼痛,淋巴结核,耳鸣。

[解剖与操作要点提示]本穴在肩关节后下方,肩胛骨外侧缘,三角肌后缘,下层是大圆肌;直刺较为安全,针刺深度为 1～1.5 寸。严禁向下深刺,以防刺及肺脏。

(八) 天宗

[定位]肩胛骨冈下窝的中央。

[主治]肩胛疼痛,肋间神经痛,支气管哮喘,乳腺炎。

[解剖与操作要点提示]本穴在冈下窝中央冈下肌中,深部可触及肩胛骨面,可直刺或斜刺 0.5～1 寸。

(九) 秉风

[定位]肩胛骨冈上窝中,天宗穴直上。

[主治]肩胛疼痛,上肢酸麻。

[解剖与操作要点提示]本穴在肩胛冈上缘中央,表层为斜方肌,再下为冈上肌;深部触及肩胛骨面。可直刺 0.3～0.5 寸。

(十) 颧髎

[定位]目外眦直下,颧骨下缘凹陷中。

[主治]面神经麻痹,面肌痉挛,牙痛,三叉神经痛。

[解剖与操作要点提示]本穴在咬肌的起始部,颧肌中;布有面神经及眶下神经,深部有三叉神经的下颌神经分支。可直刺 0.3～0.5 寸。

(十一) 听宫

[定位]耳屏前,下颌骨髁状突的后缘,张口呈凹陷处。

[主治]耳鸣,耳聋,中耳炎,牙痛,颞颌关节紊乱。

[解剖与操作要点提示]本穴深部为外耳道软骨,布有颞浅动、静脉的耳前支;以及面神经及三叉神经的分支。可张口取穴,直刺 0.5～1 寸。

七、足阳明胃经(45 穴)

经脉循行 起于鼻翼两侧,从鼻根部进入上齿龈内,环绕口唇,再沿口腮至下颌,从耳前,沿着发际,到达前额;面部支脉:从下颌角沿着喉咙,进入锁骨上窝,通过横膈,属于胃,连络脾脏;缺盆部直行的脉:经乳头,向下从脐两旁,进入少腹两侧;胃下口部支脉:沿着腹部下行至大腿前侧,至膝盖,沿着胫骨外侧前缘、足背部,进入第二足趾外侧端。

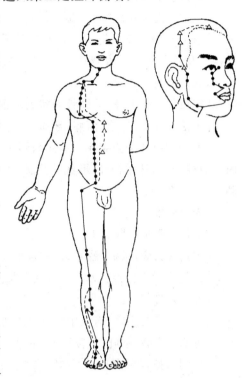

胫部支脉:从胫骨前嵴处分出,进入足中趾外侧。

足跗部支脉:从足背部分出,进入足大趾内侧端,与足太阴脾经相接(图4-7)。

主要病候　肠鸣腹胀,水肿,胃痛,呕吐或消谷善饥,口渴,咽喉肿痛,鼻出血,胸部及膝髌等本经循行部位疼痛,以及热病,发狂等症。

主治概要　本经腧穴主治胃肠病,头面、目、鼻、口、齿痛,神志病及经脉循行部位的其他病症。

本经腧穴　起于承泣,止于厉兑,左右各45个穴位。

图4-7　足阳明胃经

(一)承泣

[定位]目正视,瞳孔直下,当眶下缘与眼球之间。

[主治]眼病,面肌痉挛,面神经麻痹。

[解剖与操作要点提示]本穴在眶下缘上方,眼轮匝肌中,深层眶内有眼球下直肌,下斜肌;眶下动、静脉分支,眼动、静脉的分支;布有眶下神经分支及动眼神经下支的肌支,面神经分支。因穴位周围血管十分丰富,稍不注意即会损伤。操作时可以左手拇指向上轻推眼球,紧靠眶缘缓慢直刺0.5～1.5寸,不宜提插,以防刺破血管引起血肿。出针时需按压针孔。

(二)四白

[定位]目正视,瞳孔直下,当眶下孔凹陷中。

[主治]眼睑下垂,三叉神经痛,鼻炎。

[解剖与操作要点提示]本穴当眼轮匝肌和上唇方肌之间;分布有面动、静脉分支,眶下动、静脉及面神经分支。其深面正对着眶下孔,此孔为眶下动、静脉主干穿出眶下管处,加上眼眶内及周围血管分布相当丰富,且纵横交错,形成血管网,位置表浅。稍有不慎,则易损伤(因为动静脉在眶下管内移动较困难而极易被刺伤),造成出血。针刺常规深度0.2～0.3寸,一般针刺0.5寸即可刺到眶下孔。如需继续深入眶下管时,则应按45°角朝上,75°角朝外的角度向眼眶进针,但不宜刺入过深。若超过1寸可能刺中眼球。针刺时宜缓慢进针,忌提插。出针时需按压针孔。

(三)地仓

[定位]口角旁0.4寸。巨髎穴直下取之。

[主治]面神经炎,流涎,咬肌痉挛。

[解剖与操作要点提示]本穴在口轮匝肌中,深层为颊肌;分布有面动、静脉及面神经和

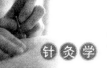

眶下神经分支,可斜刺或平刺 0.5～0.8 寸。

（四）颊车

[定位]下颌角前上方一横指凹陷中,咀嚼时咬肌隆起最高点处。

[主治]面神经麻痹,牙龈炎,颊肿,三叉神经痛,颞下颌关节炎,咀嚼肌肉痉挛,腮腺炎。

[解剖与操作要点提示]本穴在下颌角前方,有咬肌及咬肌动、静脉;分布有耳大神经、面神经及咬肌神经。直刺 0.3～0.5 寸或平刺 0.5～1 寸。

（五）下关

[定位]颧弓下缘,下颌骨髁状突之前方,切迹之间凹陷中。合口有孔,张口即闭。

[主治]耳聋,耳鸣,面痛,牙痛,面神经麻痹,颞颌关节紊乱,咀嚼肌肉痉挛。

[解剖与操作要点提示]本穴当颧弓下缘,为咬肌起始部;皮下组织下方为腮腺,其实质内有面神经丛,耳颞神经,颞浅动静脉,上颌动、静脉等穿过。其深部为下颌神经。针刺可直刺 0.5～1.2 寸。

（六）头维

[定位]额角发际直上 0.5 寸。

[主治]头痛,眼病,眩晕,面神经麻痹,眼肌痉挛,精神分裂症。

[解剖与操作要点提示]本穴在颞肌上缘帽状腱膜中,针刺较为安全,可平刺 0.5～1 寸。

（七）梁门

[定位]脐上 4 寸,前正中线旁开 2 寸。

[主治]胃痛,呕吐,食欲不振,腹胀,泄泻。

[解剖与操作要点提示]本穴当腹直肌及其鞘处,深层为腹横肌;右侧深部当肝下缘,胃幽门部。可直刺 0.5～1 寸。慎深刺,以防刺破肝脏与胃。

（八）天枢—募穴

[定位]脐旁 2 寸。

[主治]腹胀,肠鸣,绕脐痛,便秘,泄泻,痢疾,月经不调,阑尾炎。

[解剖与操作要点提示]本穴当腹直肌及其鞘处,深部为小肠,可直刺 1～1.2 寸。

（九）水道

[定位]脐下 3 寸,前正中线旁开 2 寸。

[主治]小腹胀满,尿潴留,膀胱炎,输尿管结石,疝气,遗精,早泄,痛经,不孕。

[解剖与操作要点提示]本穴当腹直肌及其鞘处,其深部为小肠,可直刺 1～1.2 寸。

（十）归来

[定位]脐下 4 寸,前正中线旁开 2 寸。

[主治]腹痛,疝气,尿潴留,膀胱炎,遗尿,输尿管结石,遗精,早泄,男子不育症,睾丸炎,月经不调,功能性子宫出血。

[解剖与操作要点提示]本穴在腹直肌外缘,可直刺 1～1.2 寸。

（十一）伏兔

[定位]在髂前上棘与髌底外侧端的连线上,髌底上 6 寸。

[主治]腰痛,膝冷,下肢麻痹,下肢瘫痪,疝气。

[解剖与操作要点提示]本穴在股直肌的肌腹中,针刺较为安全,可直刺 1～2 寸。

（十二）梁丘—郄穴

［定位］在髂前上棘与髌底外侧端的连线上,髌底上2寸。

［主治］膝关节及其周围软组织疾病,下肢瘫痪,急性胃炎,胃痛,乳腺炎,血尿。

［解剖与操作要点提示］本穴在股直肌腱和股外侧之间,针刺较为安全,可直刺1~2寸。

（十三）犊鼻

［定位］髌骨下缘,髌韧带外侧凹陷中。

［主治］膝关节及其周围软组织疾病,下肢不遂。

［解剖与操作要点提示］本穴在髌韧带与髌外侧支持带之间,其深部为膝关节囊、翼状皱襞。深层为膝关节腔。针刺较为安全,可向后内方斜刺0.5~1.2寸。

（十四）足三里—合穴,亦是胃的下合穴

［定位］犊鼻穴下3寸,胫骨前嵴外一横指处。

［主治］急慢性胃肠炎,呕吐,呃逆,腹胀,泄泻,痢疾,便秘,阑尾炎,胰腺炎,病毒性肝炎,晕厥,高血压病,下肢瘫痪,水肿,精神分裂症,支气管哮喘,白细胞减少症等。

［解剖与操作要点提示］本穴在胫骨前肌,趾长伸肌之间;分布有胫前动、静脉;深层为腓深神经。针刺较为安全,但因其深部为腓深神经,针刺后如操作手法过强过频,都可损伤该神经。一般可直刺1~2寸。

（十五）上巨虚—大肠的下合穴

［定位］足三里穴下3寸。

［主治］肠鸣,腹痛,腹泻,菌痢,便秘,阑尾炎,下肢痛。

［解剖与操作要点提示］本穴解剖与操作要点基本与足三里穴相同。

（十六）下巨虚—小肠的下合穴

［定位］上巨虚穴下3寸。

［主治］小腹痛,腹泻,菌痢,乳腺炎,腰背疼痛,下肢瘫痪。

［解剖与操作要点提示］本穴解剖与操作要点基本与足三里穴相同。

（十七）丰隆—络穴

［定位］外踝高点上8寸,胫骨前嵴旁2横指。

［主治］头痛,眩晕,痰多咳嗽,呕吐,便秘,水肿,哮喘,神经衰弱,癫痫,下肢瘫痪。

［解剖与操作要点提示］本穴在趾长伸肌外侧和腓骨短肌之间;分布有胫前动脉分支;当腓浅神经处。可直刺1~1.5寸。

（十八）解溪—经穴

［定位］足背踝关节横纹的中央,跚长伸肌腱与趾长伸肌腱之间。

［主治］头痛,眩晕,精神分裂症,腹胀,便秘,下肢瘫痪。

［解剖与操作要点提示］本穴浅部当腓浅神经,深层当腓深神经。针刺较安全,可直刺0.5~1寸。

（十九）内庭—荥穴

［定位］足背第二、三趾间缝纹端。

［主治］牙痛,咽喉痛,鼻出血,胃痛吐酸,腹胀,腹泻,痢疾,便秘,发热,足背肿痛。

［解剖与操作要点提示］本穴处有足背静脉网;分布有腓浅神经足背支。直刺或斜刺0.3~0.5寸。

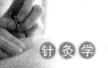

（二十）厉兑—井穴

[定位] 第二趾末节外侧，距趾甲角约0.1寸。

[主治] 鼻出血，牙痛，咽喉肿痛，腹胀，神经衰弱，精神分裂症。

[解剖与操作要点提示] 本穴处有趾背动脉形成的动脉网；分布有腓浅神经的足背支。针刺痛感明显，可浅刺0.1寸，或点刺出血。

八、足少阳胆经（44穴）

经脉循行 起于目外眦，从额角下行至耳后，沿着颈部向下进入缺盆部；耳部的支脉：从耳后入耳中，出耳前，到目外眦后方；外眦部的支脉：从目外眦至目眶下，经颊部向下至锁骨上窝，再过胸中与横膈，联络肝脏，属于胆，沿着胁肋至少腹两侧腹股沟动脉部，经过外阴部毛际，横行过髋关节部；缺盆部直行的支脉：从腋部沿着侧胸，经过季胁，至髋关节后，向下沿着大腿的外侧，膝的外侧，经过腓骨前面，到达腓骨下段，从外踝的前面，沿足背部，进入足第四趾外侧端；足背部支脉：从第四趾跖关节处，沿着第一、二跖骨之间，出足大趾，穿过趾甲，回过来到趾甲后的毫毛部，与足厥阴肝经相接（图4-8）。

主要病候 口苦，目眩，疟疾，头痛，颌痛，目外眦痛，缺盆部肿痛，腋下肿，胸、胁、股及下肢外侧痛，足外侧痛，足外侧发热等症。

主治概要 本经腧穴主治侧头、目、耳、咽喉病，神志病，热病以及经脉循行部位的其他病症。

本经腧穴 起于瞳子髎，止于足窍阴，左右各44个穴位。

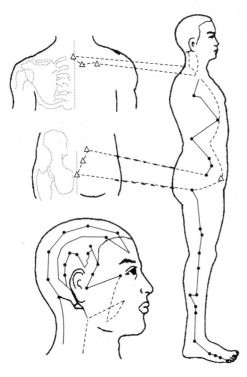

图4-8 足少阳胆经

（一）瞳子髎

[定位] 目外眦旁0.5寸，眶骨外缘凹陷中。

[主治] 头痛，眼病，面神经麻痹。

[解剖与操作要点提示] 本穴在眼轮匝肌中，当颧眶动、静脉分布处；可平刺0.3～0.5寸。

（二）听会

[定位] 耳屏间切迹前，下颌骨髁状突的后缘，张口有凹陷处。

[主治] 耳鸣，耳聋，牙痛，咬肌痉挛，颞颌关节紊乱。

[解剖与操作要点提示] 本穴深处为腮腺，浅层布有耳颞神经和耳大神经，深层布有颞浅动、静脉和面神经丛。可张口针刺，深度0.5～1寸。

（三）上关（客主人）

[定位] 下关穴直上，当颧弓的上缘。

[主治] 偏头痛，耳鸣，耳聋，面神经麻痹，牙痛，面肌痉挛。

［解剖与操作要点提示］本穴在颞筋膜与颞肌中；布有颧眶动、静脉,面神经的颧眶支及三叉神经小分支,可直刺 0.5～1 寸。

（四）完骨

［定位］乳突后下方凹陷中。

［主治］头痛,颈项疼痛,牙痛,面神经麻痹,中耳炎,疟疾,癫痫。

［解剖与操作要点提示］本穴在胸锁乳突肌附着部上方；分布有耳后动、静脉分支及枕小神经本干,深层有颈深动、静脉。可斜刺 0.5～0.8 寸。深刺可刺中椎动脉。

（五）阳白

［定位］目正视,瞳孔直上,眉上 1 寸。

［主治］头痛,目痛,屈光不正,眼肌痉挛,眼睑下垂,面神经麻痹。

［解剖与操作要点提示］本穴在额肌中；针刺较为安全,可平刺 0.3～0.5 寸。

（六）头临泣

［定位］阳白穴直上,入发际 0.5 寸。

［主治］头痛,眩晕,流泪,角膜炎,鼻炎,小儿惊风。

［解剖与操作要点提示］本穴解剖与操作要点与阳白穴相同,可平刺 0.3～0.5 寸。

（七）风池

［定位］胸锁乳突肌与斜方肌之间凹陷中,平风府穴处。

［主治］头痛,眩晕,眼睛肿痛,鼻窦炎,鼻出血,耳鸣,颈项疼痛,感冒,癫痫,中风,发热,疟疾,甲状腺肿,高血压。

［解剖与操作要点提示］本穴位于胸锁乳突肌和斜方肌止部的凹陷中,深部为头夹肌,枕下三角和寰枕关节。枕下神经从枕下三角的深面穿过,寰枕关节囊的内侧、寰枕后膜的深面为延髓的起始部位,在关节囊的外侧有椎动脉通过。本穴临床应用较多,需注意操作安全。首先,应掌握针刺方向,以针尖向内下朝人中或鼻尖方向为宜。这样,针尖通过皮肤、皮下组织、肌层到达寰椎后突,可避免与椎动脉和延髓下段所在部位接触。切忌向上朝对侧眼球方向深刺,因该方向正与椎动脉及延髓下段所在部位相对,稍有不慎,针尖可能进入枕骨大孔,刺伤椎动脉或延髓,引起蛛网膜下腔出血等事故；另需将针刺深度严格控制在 1.5 寸以内,以 0.8～1 寸为宜。

（八）肩井

［定位］第七颈椎棘突下与肩峰连线的中点。

［主治］头项疼痛,肩背痛,上肢瘫痪,难产,乳腺炎,乳汁不下,淋巴结核。

［解剖与操作要点提示］本穴浅层为斜方肌,深层为肩胛提肌；深部正当肺尖,不可深刺,一般直刺 0.5～0.8 寸。

（九）日月—胆的募穴

［定位］乳头下方,第七肋间隙。

［主治］呕吐,胃炎,肋间神经痛,呃逆,胆囊炎。

［解剖与操作要点提示］本穴在腹外斜肌与肋间内肌中,深部为肝区,不宜过深直刺,可斜刺或平刺 0.5～0.8 寸。

（十）京门—肾的募穴

［定位］第十二肋端。

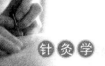
［主治］小便不利，水肿，腰痛，胁痛，腹胀，泄泻。

［解剖与操作要点提示］本穴在腹外斜肌，腹内斜肌及腹横肌中；深部为肝区，不宜过深直刺，可斜刺或平刺 0.5～0.8 寸。

（十一）环跳

［定位］大转子高点与骶管裂孔连线的外 1/3 与内 2/3 交界处。

［主治］下肢瘫痪，坐骨神经痛，梨状肌损伤，臀上皮神经炎，腰痛。

［解剖与操作要点提示］本穴位于臀大肌中，梨状肌下缘；浅层布有臀下皮神经，深层有坐骨神经，臀下神经，股后皮神经和臀下动、静脉等。可直刺 2～3 寸。但如针后出现触电感时，即为刺中坐骨神经，此时，需将针上提少许，切忌在原部位大幅捻转、提插，以免损伤坐骨神经。

（十二）风市

［定位］大腿外侧正中，腘横纹水平线上 7 寸。

［简便定位法］患者以手贴于腿外，中指尖下是穴。

［主治］下肢瘫痪，下肢疼痛，遍身瘙痒，股外侧皮神经炎。

［解剖与操作要点提示］本穴在阔筋膜张肌下，股外侧肌中；分布有股外侧皮神经，股神经肌支。针刺较为安全，可直刺 1～2 寸。

（十三）膝阳关

［定位］阳陵泉穴上 3 寸，股骨外上髁上方的凹陷中。

［主治］膝关节肿痛，坐骨神经痛，小腿麻木。

［解剖与操作要点提示］本穴在髂胫束后方，股二头肌腱前方；针刺较为安全，可直刺 1～1.5 寸。

（十四）阳陵泉—合穴，八会穴之一，筋会阳陵泉

［定位］腓骨小头前下方凹陷中。

［主治］肋间神经痛，口苦，呕吐，下肢瘫痪，下肢疼痛，肝炎，胆囊炎，小儿惊风。

［解剖与操作要点提示］本穴当腓骨长、短肌中；浅层布有腓外侧皮神经，深层有腓动、静脉及腓总神经的分支。可直刺 1～1.5 寸。但如针后穴区出现触电感时，应提针少许，切忌针刺幅度过大，以免损伤腓总神经。

（十五）光明—络穴

［定位］外踝高点上 5 寸，腓骨前缘。

［主治］眼睛疼痛，夜盲，下肢瘫痪，下肢疼痛，精神分裂症，乳房胀痛。

［解剖与操作要点提示］本穴在趾长伸肌和腓骨短肌之间；针刺较为安全，可直刺1～1.5 寸。

（十六）悬钟（绝骨）—八会穴之一，髓会悬钟

［定位］外踝高点上 3 寸，腓骨后缘。

［主治］颈项疼痛，肋间神经痛，下肢瘫痪，下肢疼痛，扁桃体炎。

［解剖与操作要点提示］本穴在趾长伸肌和小腿骨间膜中，布有腓肠外侧皮神经和腓深神经的分支。可直刺 0.5～0.8 寸。如针刺过深，穿透小腿骨间膜可刺中腓动、静脉。

（十七）丘墟—原穴，八脉交会穴之一，通于带脉

［定位］外踝前下方，趾长伸肌腱外侧凹陷中。

[主治]肋间神经痛,下肢瘫痪,下肢疼痛,胆囊炎,疟疾。

[解剖与操作要点提示]本穴在趾短伸肌起点中,其下为距跟外侧韧带。可直刺0.5～0.8寸。

（十八）足临泣—输穴,八脉交会穴之一,通于带脉

[定位]在第四、五跖骨结合部前方,小趾伸肌腱外侧凹陷中。

[主治]结膜炎,肋间神经痛,月经不调,遗尿,乳腺炎,淋巴结核,疟疾,足背疼痛。

[解剖与操作要点提示]本穴在第四骨间背侧肌和第三骨间足底肌中,分布有足背动、静脉网,第四跖背侧动、静脉和足底外侧皮神经。可直刺0.3～0.5寸。

（十九）足窍阴—井穴

[定位]第四趾末节外侧,距趾甲角旁约0.1寸。

[主治]头痛,结膜炎,耳聋,扁桃体炎,发热,失眠,肋间神经痛,气管炎,月经不调。

[解剖与操作要点提示]本穴处布有趾背侧动、静脉,跖趾侧动、静脉形成的动脉网和静脉网;以及趾背神经。针刺痛感明显,可浅刺0.1寸,或点刺出血。

九、足太阳膀胱经（67 穴）

经脉循行　起于目内眦,上额至巅顶;巅顶部支脉:从头顶到颞颥部;巅顶部直行的脉:从头顶入里联络脑,向下于颈项后面,沿着肩胛部内侧,从脊柱两旁,到达腰部,再从脊柱旁肌肉进入体腔,联络肾脏,属于膀胱;腰部的支脉:向下通过臀部,进入腘窝中;项后的支脉:通过肩胛骨内缘往下,经过臀部向下,沿着大腿后外侧,与腰部下来的支脉会合于腘窝中后,通过腓肠肌,从外踝出来,沿着第五跖骨粗隆,至小趾外侧端与足少阴经相接（图4－9）。

主要病候　小便不通,遗尿,癫狂,疟疾,目痛,见风流泪,鼻塞多涕,鼻出血,头痛,项、背、腰、臀部以及下肢后侧本经循行部位疼痛等症。

主治概要　本经腧穴主治头、项、目、背、腰、下肢部病证以及神志疾病,背部第一侧线的背俞穴及第二侧线相平的腧穴主治与其相关的脏腑病证和有关的组织器官病症。

本经腧穴　起于睛明,止于至阴,左右各67个穴位。

（一）睛明

[定位]目内眦角稍上方凹陷处。

[主治]结膜炎,溢泪症,视神经萎缩,视网膜出血,眩晕,呃逆,近视,夜盲,色盲。

[解剖与操作要点提示]本穴在眶内缘睑内侧韧带中,深部为眼内直肌;皮下组织内血管十分丰富。分布来自眼动脉的眶上动脉和来自面动脉的内眦动脉所发分支,以及其伴行

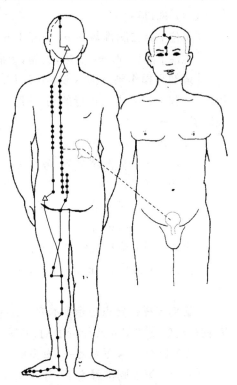

图4－9　足太阳膀胱经

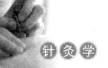

的静脉。它们纵横交错,开成血管网,位置表浅,针刺很易伤及。所以临床针刺睛明穴时,术者需用左手将眼球推向外侧固定,以增加进针间隙,避免刺中眼球。针沿眶内侧壁,缓慢进针,深度 0.3~0.5 寸,不宜提插或大幅度捻转。进针也要缓慢,并用棉球按压针孔 1~2 分钟,以免出血。

（二）攒竹

［定位］眉头凹陷中。

［主治］头痛,结膜炎,流泪,视神经萎缩,视网膜出血,眩晕,近视,夜盲,色盲,眼睑下垂,面神经麻痹。

［解剖与操作要点提示］本穴在眼轮匝肌中,当额动、静脉处;布有额神经内侧支。可向下斜刺或平刺 0.3~0.5 寸。禁灸。

（三）天柱

［定位］后发际正中直上 0.5 寸,旁开 1.3 寸,当斜方肌外缘凹陷中。

［主治］头痛,落枕,鼻塞,精神分裂症,癫痫,肩背痛,发热。

［解剖与操作要点提示］本穴浅层为斜方肌,深部为头夹肌和头半棘肌,浅层布有第三颈神经,深层有枕大神经。可直刺或向下斜刺 0.5~0.8 寸,不可向内上方深刺,以免伤及延髓。

（四）风门

［定位］第二胸椎棘突下,旁开 1.5 寸。

［主治］感冒,咳嗽,发热,头痛,颈痛,胸背痛。

［解剖与操作要点提示］本穴浅层为斜方肌,菱形肌,上后锯肌,深层为竖棘肌;分布有第二、三胸神经后支及伴行的动、静脉。可向脊柱斜刺 0.5~0.8 寸。不可直刺过深,以免伤及肺脏。

（五）肺俞—肺的背俞穴

［定位］第三胸椎棘突下,旁开 1.5 寸。

［主治］感冒,咳嗽,发热,头痛,颈痛,胸痛,潮热,盗汗。

［解剖与操作要点提示］其基本解剖与针刺方法与风门穴相同。

（六）心俞—心的背俞穴

［定位］第五胸椎棘突下,旁开 1.5 寸。

［主治］心绞痛,心慌,气管炎,吐血,失眠,健忘,盗汗,梦遗,精神病,癔病,癫痫,肋间神经痛。

［解剖与操作要点提示］本穴浅层有斜方肌,菱形肌下缘,深层为竖棘肌;分布有第五、六胸神经后支的皮支及伴行的动、静脉。针刺方法与风门穴相同。

（七）膈俞—八会穴之一,血会膈俞

［定位］第七胸椎棘突下,旁开 1.5 寸。

［主治］呕吐,呃逆,消化不良,气管炎,贫血,吐血,潮热,盗汗,荨麻疹。

［解剖与操作要点提示］本穴浅层有斜方肌、背阔肌,深层为竖棘肌;分布有第七、八胸神经后支的皮支及伴行的动、静脉。针刺方法与风门穴相同。

（八）肝俞—肝的背俞穴

［定位］第九胸椎棘突下,旁开 1.5 寸。

[主治]胆囊炎,胁肋痛,吐血,眼病,精神分裂症,癫痫,脊背痛,夜盲,眩晕。

[解剖与操作要点提示]本穴浅层有斜方肌、背阔肌、下后锯肌,深层为竖棘肌;分布有第九、十胸神经后支的皮支及伴行的动、静脉。针刺方法与风门穴相同。

（九）胆俞—胆的背俞穴

[定位]第十胸椎棘突下,旁开1.5寸。

[主治]肝炎,胆囊炎,口苦,胁肋痛,肺结核,潮热。

[解剖与操作要点提示]本穴浅层有斜方肌、背阔肌、下后锯肌,深层为竖棘肌;分布有第十、十一胸神经后支的皮支及伴行的动、静脉。操作要点与肝俞穴基本相同。

（十）脾俞—脾的背俞穴

[定位]第十一胸椎棘突下,旁开1.5寸。

[主治]腹胀,胃炎,胃下垂,呕吐,腹泻,痢疾,便血,水肿,背痛。

[解剖与操作要点提示]本穴浅层有背阔肌、下后锯肌,深层为竖棘肌;分布有第十一、十二胸神经后支的皮支及伴行的动、静脉。可直刺0.5～0.8寸。

（十一）胃俞—胃的背俞穴

[定位]第十二胸椎棘突下,旁开1.5寸。

[主治]胸胁痛,胃痛,呕吐,呃逆,腹胀,肠鸣。

[解剖与操作要点提示]本穴浅部有胸腰筋膜浅层和背阔肌腱膜,深部为竖棘肌,布有第十二胸神经和第一腰神经后支的皮支和伴行的动、静脉,可直刺0.5～0.8寸。

（十二）肾俞—肾的背俞穴

[定位]第二腰椎棘突下,旁开1.5寸。

[主治]遗尿,遗精,阳痿,月经不调,白带,水肿,耳鸣,耳聋,腰痛。

[解剖与操作要点提示]本穴浅部有背阔肌腱膜和胸腰筋膜浅层,深部为竖棘肌,分布有第二、三腰神经后支的皮支和伴行的动、静脉,可直刺0.8～1寸。

（十三）大肠俞—大肠的背俞穴

[定位]第四腰椎棘突下,旁开1.5寸。

[主治]腹胀,腹泻,便秘,腰痛。

[解剖与操作要点提示]本穴浅部有背阔肌腱膜和胸腰筋膜浅层,深部为竖棘肌,分布有第四、五腰神经后支的皮支和伴行的动、静脉,可直刺1～1.2寸。

（十四）关元俞

[定位]第五腰椎棘突下,旁开1.5寸。

[主治]腹痛,腹泻,尿失禁,尿潴留,遗尿,腰痛。

[解剖与操作要点提示]本穴浅部有胸腰筋膜浅层,下为竖棘肌,分布有第五腰神经和第一骶神经后支的皮支和伴行的动、静脉,可直刺1～1.5寸。

（十五）小肠俞—小肠的背俞穴

[定位]第一骶椎棘突下,旁开1.5寸。

[主治]腹痛,腹泻,痢疾,遗尿,尿血,痔疾,遗精,白带,腰痛。

[解剖与操作要点提示]本穴位于臀大肌内侧缘,下为竖棘肌腱,分布有臀中皮神经和臀下神经的属支,可直刺1～1.5寸。

（十六）膀胱俞—膀胱的背俞穴

［定位］第二骶椎棘突下，旁开1.5寸。

［主治］尿潴留，遗尿，膀胱炎，膀胱结石，腹泻，便秘，腰痛。

［解剖与操作要点提示］本穴位于臀大肌，深部为竖棘肌腱，分布有臀中皮神经和臀下神经的属支，可直刺1～1.5寸。

（十七）次髎

［定位］第二骶后孔中，约当髂后上棘内下方。

［主治］疝气，月经不调，痛经，带下，小便不利，遗精，腰痛，下肢瘫痪。

［解剖与操作要点提示］本穴浅层布有臀中皮神经，深层有第二骶神经和骶外侧动、静脉的后支。可直刺1～1.5寸。

（十八）承扶

［定位］臀横纹中央。

［主治］腰骶臀部疼痛，痔疮，下肢瘫痪。

［解剖与操作要点提示］本穴在臀大肌下缘，深部为股二头肌和半腱肌；分布有股后皮神经，深层有坐骨神经伴行的动、静脉。可直刺1～2寸。

（十九）殷门

［定位］承扶穴与委中穴连线上，承扶穴下6寸。

［主治］腰痛，下肢瘫痪，下肢疼痛。

［解剖与操作要点提示］本穴在半腱肌与股二头肌之间，深层为大收肌；浅层布有股后皮神经，深层为坐骨神经。针刺较为安全，可直刺1～2寸。

（二十）委阳—三焦的下合穴

［定位］腘横纹外端，股二头肌腱内缘。

［主治］腹胀，小便不利，尿失禁，膀胱炎，腰脊痛，坐骨神经痛。

［解剖与操作要点提示］本穴位于股二头肌和腓肠肌外侧头中，深部有腘肌起始腱和腘肌，布有股后皮神经及腓总神经。可直刺0.5～1.2寸。

（二十一）委中—合穴

［定位］腘横纹中央，当股二头肌腱和半腱肌腱之间。

［主治］腰痛，下肢瘫痪，腹痛，呕吐，腹泻，小便不利，遗尿，丹毒。

［解剖与操作要点提示］本穴在腓肠肌内、外侧头之间，浅层布有股后皮神经和小隐静脉。深层有胫神经，腘动、静脉和腓肠动脉等。可直刺1～1.2寸，或用三棱针点刺腘静脉或周围浅表小静脉出血。如刺中胫神经，会出现触电感，此时需将针提起少许，不可在原位大幅度捻转提插，以免损伤胫神经。

（二十二）膏肓

［定位］第四胸椎棘突下，旁开3寸。

［主治］咳嗽，哮喘，肺结核，健忘，遗精，消化不良，劳损。

［解剖与操作要点提示］本穴在肩胛骨脊柱缘，浅层有斜方肌、菱形肌，深层为髂肋肌；深部为肺脏，可斜刺0.5～0.8寸。不可直刺过深，以免引起气胸。

（二十三）志室

［定位］第二腰椎棘突下，旁开3寸。

[主治] 遗精,阳痿,小便不利,水肿,腰脊痛。

[解剖与操作要点提示] 本穴浅层为背阔肌,其下为竖棘肌与腰方肌;布有第一、二腰神经后支的外侧皮支和伴行的动静脉。可直刺 0.5~0.8 寸。不可深刺,以免损伤肾脏。

(二十四) 秩边

[定位] 在臀部,平第四骶后孔,骶正中嵴旁开 3 寸。

[主治] 小便不利,便秘,痔疮,腰骶痛,下肢瘫痪,坐骨神经痛。

[解剖与操作要点提示] 本穴位于臀大肌、臀中肌与臀小肌中,布有臀中皮神经和臀下皮神经,针刺较为安全,可直刺 1.5~2.5 寸。

(二十五) 承山

[定位] 腓肠肌两肌腹之间凹陷的顶端。

[主治] 菌痢,痔疮,便秘,腓肠肌痉挛,腰腿疼痛。

[解剖与操作要点提示] 本穴位于腓肠肌与比目鱼肌中,浅层布有小隐静脉和腓肠内侧皮神经,深层有胫神经和胫后动、静脉。可直刺 1~2 寸。

(二十六) 飞扬—络穴

[定位] 昆仑穴直上 7 寸,承山穴外下方。

[主治] 头痛,眩晕,鼻出血,腰腿疼痛,痔疮。

[解剖与操作要点提示] 本穴在小腿三头肌与长屈肌中,有腓肠肌及比目鱼肌;深层有胫神经和胫后动、静脉。可直刺 1~1.5 寸。

(二十七) 昆仑—经穴

[定位] 外踝高点与跟腱之间凹陷中。

[主治] 头痛,落枕,眩晕,鼻出血,癫痫,难产,腰骶疼痛,足跟肿痛。

[解剖与操作要点提示] 本穴在跟腱前方的疏松结缔组织中。针刺较为安全,可直刺 0.5~0.8 寸。

(二十八) 申脉—八脉交会穴之一,通阳跷脉

[定位] 外踝下缘凹陷中。

[主治] 头痛,眩晕,精神分裂症,癫痫,腰腿酸痛,结膜炎,失眠。

[解剖与操作要点提示] 本穴在腓骨长短肌腱上缘,距跟外侧韧带处。可直刺 0.3~0.5 寸。

(二十九) 至阴—井穴

[定位] 足小趾外侧趾甲角旁约 0.1 寸。

[主治] 头痛,眼睛肿痛,鼻炎,鼻出血,胎位不正,难产。

[解剖与操作要点提示] 本穴处有趾背动脉及趾跖侧固有动脉形成的动脉网;分布有趾跖侧固有神经及足背外侧皮神经。针刺痛感明显,可浅刺 0.1 寸。

十、足太阴脾经 (21 穴)

经脉循行　起于足大趾末端,沿着大趾内侧赤白肉际,经过第一跖趾关节,至内踝前面,沿着胫骨后,在内踝上 8 寸处,交到足厥阴经的前面,再经膝股部内侧前缘,进入腹部,属于脾脏,联络胃,从咽部两旁上行,连络舌根,分散在舌下;胃部支脉:通过横膈,向心中流注,与手少阴心经相接(图 4-10)。

主要病候　胃脘痛,食则呕,嗳气,腹胀便溏,黄疸,身重无力,舌根强痛,下肢内侧肿胀,

厥冷。

主治概要 本经腧穴主治脾胃病,妇科,前阴病及经脉循行部位的其他病症。

本经腧穴 起于隐白,止于大包,左右各 21 个穴位。

(一)隐白——井穴

[定位]拇趾内侧,距趾甲角约 0.1 寸。

[主治]腹胀,便血,尿血,月经过多,精神分裂症,神经衰弱,癫病。

[解剖与操作要点提示]本穴在甲根中,分布有趾背动、静脉;布有足背内侧皮神经分支,针刺痛感明显,可浅刺 0.1 寸。

(二)太白——输穴,原穴

[定位]第一跖骨小头后缘,赤白肉际。

[主治]胃痛,腹胀,肠鸣,腹泻,便秘,痔疮,下肢无力,关节疼痛。

[解剖与操作要点提示]本穴在拇展肌和短屈肌中;布有浅静脉网,足底内侧动、静脉的分支及足底内侧神经分支。可直刺 0.3～0.5 寸。

(三)公孙——络穴;八脉交会穴之一,通于冲脉

[定位]第一跖骨基底部的前下缘,赤白肉际。

[主治]胃痛,呕吐,腹痛,腹泻,痢疾,胸闷,心悸,呃逆,消化道出血。

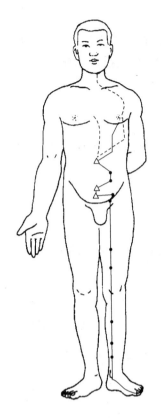

图 4-10 足太阴脾经

[解剖与操作要点提示]本穴在拇展肌、短屈肌与长屈肌腱中;有足底内侧动、静脉分支及足背静脉弓的属支;分布有隐神经及腓浅神经分支。可直刺 0.6～1.2 寸。

(四)商丘——经穴

[定位]内踝前下方凹陷中。

[主治]腹胀,腹泻,便秘,呕吐,黄疸,足踝痛。

[解剖与操作要点提示]本穴在内侧三角韧带中;针刺较为安全,可直刺 0.5～0.8 寸。

(五)三阴交——足太阴、少阴、厥阴经交会穴

[定位]内踝高点上 3 寸,胫骨内侧面后缘。

[主治]肠鸣,腹胀,腹泻,月经不调,痛经,女子不孕,遗精,阳痿,男子不育,遗尿,疝气,肾炎,肾盂肾炎,尿潴留,失眠,下肢瘫痪,湿疹,高血压病。

[解剖与操作要点提示]本穴在胫骨后肌和长屈肌中;浅层布有隐神经的小腿内侧皮支和大隐静脉的属支;深层有胫神经和胫后动、静脉。可直刺 1～1.5 寸。

(六)地机——郄穴

[定位]阴陵泉下 3 寸。

[主治]腹痛,腹泻,尿潴留,水肿,月经不调,痛经,遗精。

[解剖与操作要点提示]在腓肠肌和比目鱼肌中;深部有胫神经和胫后动、静脉,可直刺 1～1.5 寸。

（七）阴陵泉—合穴

[定位]胫骨内侧髁下缘凹陷中。

[主治]腹胀,腹泻,胃痛,水肿,黄疸,尿潴留,尿失禁,尿路感染,阴道炎,膝关节痛。

[解剖与操作要点提示]本穴位于腓肠肌内侧头,浅层布有隐神经的小腿内侧皮支,深部有膝下内侧动、静脉。

（八）血海

[定位]髌骨内上缘上2寸。

[简便取穴法]患者屈膝,医者以左手掌心按于患者右膝髌骨上缘,第二至五指向上伸直,拇指约呈45°斜置,拇指尖下是穴。对侧取法仿此。

[主治]月经不调,功能性子宫出血,子宫下垂,痛经,闭经,血尿,荨麻疹,湿疹,丹毒,神经性皮炎。

[解剖与操作要点提示]本穴在股骨内上髁上缘,股内侧肌中;布有股神经皮支与大隐静脉的属支,可直刺1～1.5寸。

（九）大横

[定位]脐中旁开4寸。

[主治]腹泻,便秘,腹痛,菌痢。

[解剖与操作要点提示]本穴在腹外斜肌肌部及腹横肌肌部;分布有第九、十、十一胸神经前支的外侧支和胸腹壁静脉的属支。可直刺1～2寸。但需缓慢进针,以避开升、降结肠,忌猛力和快速提插,免伤肠管。

（十）大包—脾之大络

[定位]腋中线上,第六肋间隙中。

[主治]气管及支气管病,胸胁痛,胸膜炎,全身疼痛,四肢无力。

[解剖与操作要点提示]本穴在前锯肌中;布有第六肋间神经外侧皮支和伴行的动、静脉,其深部为肺脏。可斜刺或向后平刺0.5～0.8寸。不可过深直刺,以防引起气胸。

十一、足厥阴肝经（14穴）

经脉循行　起于足大趾上,沿着足跗部,经过内踝前一寸处向上,在内踝上八寸处交至足太阴经的后面,从膝内侧,沿着股部内侧,进入阴毛中,绕过阴部,到小腹,属于肝脏,联络胆腑,向上分布于胁肋。再沿着喉咙的后面,向上进入鼻咽部,与"目系"（眼球连系于脑的部位）连接后,向上从前额与督脉会合于头顶部;"目系"的支脉:从面颊下来,环绕口唇;肝部的支脉:从肝分出,向上流注于肺,与手太阴肺经相接（图4-11）。

主要病候　腰痛,胸满,呃逆,遗尿,小便不利、疝气,少腹肿等症。

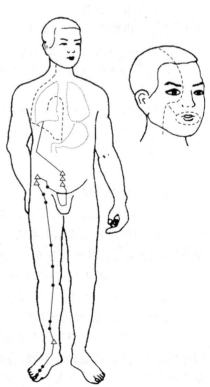

图4-11　足厥阴肝经

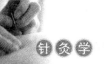

主治概要 本经腧穴主治肝病,妇科,前阴病以及经脉循行部位的其他病症。

本经腧穴 起于大敦,止于期门,左右各 14 个穴位。

(一)大敦—井穴

[定位]拇趾外侧趾甲角旁约 0.1 寸。

[主治]疝气,遗尿,闭经,功能性子宫出血,睾丸炎,癫痫。

[解剖与操作要点提示]本穴位于甲根中,布有趾背动、静脉和趾背神经。针刺痛感明显,可斜刺 0.1～0.2 寸,或点刺出血。

(二)行间—荥穴

[定位]足背,第一、二趾间缝纹端。

[主治]头痛,眩晕,青光眼,面神经麻痹,肋间神经痛,疝气,尿路感染,功能性子宫出血,癫痫,月经不调,痛经,带下,中风。

[解剖与操作要点提示]本穴在拇趾近节趾骨基底部与第二跖骨头之间,分布有趾背动、静脉和跖背神经。可向上斜刺 0.5～0.8 寸。

(三)太冲—输穴;又为原穴

[定位]足背,第一、二跖骨结合部之前凹陷中。

[主治]头痛,眩晕,眼病,面神经麻痹,肋间神经痛,遗尿,疝气,功能性子宫出血,月经不调,癫痫,呃逆,小儿惊风,下肢瘫痪。

[解剖与操作要点提示]本穴位于拇长伸肌腱和趾长伸肌腱之间,在第一骨间背侧肌中,布有足背静脉网,和第一趾背动、静脉及足背内侧皮神经。可直刺 0.5～0.8 寸。

(四)蠡沟—络穴

[定位]内踝高点上 5 寸,胫骨内侧面的中央。

[主治]尿路感染,遗尿,月经不调,白带过多,下肢瘫痪。

[解剖与操作要点提示]本穴在胫骨骨面上,针刺较为安全,可直刺 0.5～0.8 寸。

(五)中都—郄穴

[定位]内踝高点上 7 寸,胫骨内侧面的中央。

[主治]疝气,功能性子宫出血,恶露不尽,腹痛,腹泻。

[解剖与操作要点提示]与蠡沟穴基本相同。

(六)曲泉—合穴

[定位]屈膝,当膝内侧横纹头上方凹陷中。

[主治]腹痛,尿路感染,遗精,阴部瘙痒,膝关节痛,月经不调,痛经,白带过多。

[解剖与操作要点提示]本穴在股骨内髁后缘,半膜肌半腱肌止点前方,缝匠肌后缘;分布有隐神经及大隐静脉的分支,可直刺 1～1.5 寸。

(七)章门—脾的募穴;八会穴之一,脏会章门

[定位]第十一肋端。

[主治]腹胀,腹泻,肋间神经痛,脾肿大。

[解剖与操作要点提示]本穴在腹内、外斜肌及腹横肌中;分布有第十、十一胸神经前支的外侧皮支,其右侧当肝脏下缘,左侧为脾脏下缘。可斜刺 0.8～1 寸。不可直刺过深,以防刺伤肝、脾。

(八)期门—肝的募穴

[定位]乳头直下,第六肋间隙。

[主治]肋间神经痛,腹胀,呕吐,脾肿大,胸膜炎,乳腺炎。

[解剖与操作要点提示]本穴在腹外斜肌和肋间内、外肌中,布有第六胸神经的外侧皮支和伴行的动、静脉。可斜刺或平刺 0.5～0.8 寸。不可向内深刺,以防引起气胸。

十二、足少阴肾经(27 穴)

经脉循行　起于足小趾之下,从足心沿内踝后至足跟,向上行于小腿内侧,从腘窝的内侧,向上行走于大腿内后缘,通向脊柱,属于肾脏,联络膀胱;肾脏部直行的脉:从肾向上通过肝和横膈入肺,沿着喉咙,挟于舌根部;肺部支脉:从肺部出来,联络心脏,流注于胸中,与手厥阴心包经相接(图 4-12)。

主要病侯　咳血,气喘,舌干,咽喉肿痛,水肿,大便秘结,泄泻,腰痛,脊骨内后侧痛,痿弱无力,足心热等症。

主治概要　本经腧穴主治妇科,前阴病,肾、肺、咽喉病及经脉循行部位的其他病症。

本经腧穴　起于涌泉,止于俞府,左右各 27 个穴位。

(一)涌泉——井穴

[定位]于足底(去趾)前 1/3 处,足趾跖屈时呈凹陷处。

[主治]头痛,失眠,眩晕,咽喉疼痛,失音,便秘,小便不利,小儿惊风,癫狂,休克。

[解剖与操作要点提示]本穴在足底第二、三跖骨之间,足底腱膜中,深层有来自胫前动脉的足底弓;分布有足底内侧神经分支。针刺痛感明显,可直刺 0.5～1 寸。

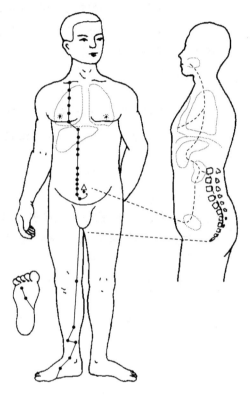

图 4-12　足少阴肾经

(二)太溪——输穴,原穴

[定位]内踝高点与跟腱之间凹陷中。

[主治]月经不调,遗精,阳痿,尿路感染,便秘,糖尿病,支气管扩张,哮喘,扁桃体炎,牙痛,失眠,腰痛,耳聋,耳鸣。

[解剖与操作要点提示]本穴在趾长屈肌腱与跟腱之间,拇长屈肌中。布有胫神经和胫后动、静脉,可直刺 0.5～1 寸。

(三)水泉——郄穴

[定位]太溪穴直下 1 寸。

[主治]月经不调,痛经,闭经,子宫下垂,睾丸炎,小便不利。

[解剖与操作要点提示]基本同太溪穴。

(四)照海——八脉交会穴之一,通于阴跷脉

[定位]内踝下缘凹陷中。

[主治]月经不调,痛经,白带过多,子宫下垂,尿路感染,尿潴留,肾炎,便秘,咽喉炎,癫痫,失眠,高血压。

[解剖与操作要点提示]本穴在内踝下方,踇趾外展肌止点;后下方为胫后动、静脉;布有小腿内侧皮神经,深部为胫神经本干。可直刺0.3～0.5寸。

（五）复溜——经穴

[定位]太溪穴上2寸。

[主治]水肿,腹胀,腹泻,盗汗,自汗,慢性发热,下肢瘫痪。

[解剖与操作要点提示]本穴在跖肌腱和跟腱前方,拇长屈肌中。深层有胫神经和胫后动、静脉。可直刺0.6～1寸。

（六）大赫

[定位]脐下4寸,前正中线旁开0.5寸。

[主治]遗精,阳痿,尿路感染,尿潴留,肾炎,睾丸炎,带下。

[解剖与操作要点提示]本穴在腹直肌中;布有第十、十二胸神经和第一腰神经前支的前皮支和伴行的动、静脉。内部为小肠,膀胱充盈时其底亦可此位置。可直刺1～1.2寸。宜排尿后针刺,以防刺伤膀胱。

（七）俞府

[定位]锁骨下缘,前正中线旁开2寸。

[主治]哮喘,气管炎,肋间神经痛,呕吐,食管炎。

[解剖与操作要点提示]本穴在锁骨胸骨端与第一肋之间的胸大肌中;深部为肺脏,可斜刺或平刺0.5～0.8寸。不可深刺,以免引起气胸。

第二节　奇经八脉

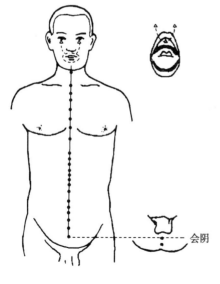

图 4-13　任脉

一、任脉（24穴）

经脉循行　起于小腹内,从会阴部出来,向上沿着腹内,经过关元等穴,到达咽喉部,再上行环绕口唇,经过面部,进入目眶下(图4-13)。

主要病候　疝气,带下,腹中结块等病症。

主治概要　本经腧穴主治腹、胸、颈、头面的局部病证及相应的内脏器官疾病,少数腧穴有强壮作用或可治疗神志病。

本经腧穴　起于会阴,止于承浆,共24个穴位。

（一）会阴

[定位]在会阴部,男性当阴囊根部与肛门连线的中点。女性当大阴唇后联合与肛门连线的中点。

[主治]阴部瘙痒,子宫下垂,脱肛,痔疮,遗精,阳痿,溺水窒息,昏迷,精神分裂症。

［解剖与操作要点提示］本穴在会阴中心腱处,布有股后神经及阴部神经的分支及阴部内动、静脉的分支或属支。可直刺 0.5～1 寸。

（二）中极—膀胱的募穴

［定位］前正中线上,脐下 4 寸。

［主治］遗尿症,尿路感染,疝气,遗精,阳痿,睾丸炎,月经不调,功能性子宫出血,白带过多,不孕症,盆腔炎,肾炎。

［解剖与操作要点提示］本穴在腹白线上;分布有腹壁浅动、静脉及腹壁下动、静脉分支;其内部为乙状结肠。针刺前应嘱咐病人排空膀胱,缓慢针刺,深度 0.5～1 寸,防止刺伤膀胱及肠管。

（三）关元—小肠的募穴

［定位］前正中线上,脐下 3 寸。

［主治］遗尿症,尿频,尿潴留,腹泻,腹痛,遗精,阳痿,疝气,闭经,月经不调,白带过多,不孕症,身体虚弱,神经衰弱,晕厥,休克。

［解剖与操作要点提示］本穴在腹白线上,其内部为小肠。针刺前应嘱咐病人排空膀胱,缓慢针刺,深度 0.5～1 寸,防止刺伤膀胱及肠管。

（四）气海

［定位］前正中线上,脐下 1.5 寸。

［主治］腹痛,腹泻,便秘,遗尿症,疝气,遗精,月经不调,闭经,休克,身体虚弱。

［解剖与操作要点提示］本穴在腹白线上,针刺前应嘱咐病人排空膀胱,缓慢针刺,深度 0.5～1 寸,防止刺伤小肠。

（五）神阙

［定位］脐的中间。

［主治］腹痛,腹泻,脱肛,水肿,休克。

［解剖与操作要点提示］本穴处分布有腹壁下动、静脉;第十肋间神经分支,深部为小肠。一般不针,多用艾条或艾炷隔盐灸。

（六）中脘—胃的募穴,八会穴之一,腑会穴

［定位］脐上 4 寸。

［主治］胃痛,呕吐,反酸,腹胀,腹泻,胆囊炎,精神分裂症。

［解剖与操作要点提示］本穴在胃幽门部,布有腹壁上动、静脉、第七肋间神经前支的内侧皮支,直刺 0.5 寸。及若胃充盈时本穴严禁针刺,注意好深度和角度,过度深刺易伤及胃、肝。

（七）膻中—心包的募穴,八会穴之气会

［定位］前正中线,平第四肋间隙。

［主治］气管炎,支气管哮喘,胸痛,心动过速,少乳,呕吐,食道癌。

［解剖与操作要点提示］本穴在胸骨体上,有胸廓内动、静脉的前穿支与第四肋间神经的分支。可针尖向上或向乳房两侧平刺 0.3～0.5 寸。

（八）天突

［定位］胸骨上窝正中。

［主治］气管炎,支气管哮喘,胸痛,扁桃体炎,声带水肿,失语症,甲状腺肿大,慢性咽

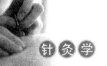

炎,食道癌。

[解剖与操作要点提示]本穴在胸骨切迹中央,左右胸锁乳突肌之间,深层为胸骨舌骨肌和胸骨甲状肌;皮下有颈静脉弓,甲状腺下动脉分支,深部为气管,向下胸骨柄后方为左无名静脉及主动脉弓;两侧有胸膜前界和肺的前缘。直刺过深,针尖易刺中气管软骨,穿透气管壁而伤及气管黏膜;如针尖朝胸骨柄后面刺入过深或向两侧偏离,则会刺中胸膜和肺的前界,空气进入胸膜腔形成气胸;若同时刺破胸壁血管或主动脉弓等大动脉,则使血液与空气一并进入胸膜腔形成血气胸。所以临床本穴采用两种刺激方法:① 浅刺法:即直刺 0.3～0.5 寸;② 深刺法:即先直刺 0.3 寸后,将针尖转向下方,紧靠胸骨后方,向下缓慢刺入 1～1.5 寸。

(九)廉泉

[定位]颈部,前正中线上,喉结上方,舌骨体上缘的中点处。

[主治]舌下肿痛,口腔溃疡,失语,声带麻痹,吞咽困难。

[解剖与操作要点提示]本穴在舌骨上方,左右颏舌骨肌之间,其深部为颏舌肌;浅层布有面神经和颈横神经的分支。深层有舌动、静脉的分支或属支;舌下神经的分支等。针刺时可向舌根斜刺 0.5～0.8 寸。针刺时不宜久留针,防止因吞咽动作而折针。

(十)承浆

[定位]颏唇沟的中点。

[主治]面神经麻痹,牙龈肿痛,流涎,口臭,精神分裂症。

[解剖与操作要点提示]本穴在口轮匝肌中,深部为颏肌,分布有面神经的下颌支及颏神经分支与颏动、静脉,可斜刺 0.3～0.5 寸。

二、督脉(28 穴)

经脉循行 起于小腹,从会阴而出,向后行于脊柱的内部,上至颈项后面,进入脑内,再上行于头顶,沿前额至鼻(图 4-14)。

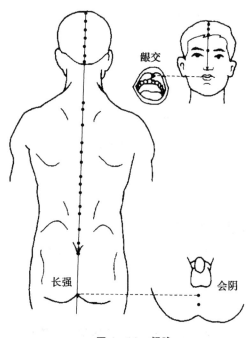

图 4-14 督脉

主要病候 脊柱强痛,角弓反张等症。

主治概要 本经腧穴主治神志病,热病,腰骶、背、头项局部病症及相应的内脏疾病。

本经腧穴 起于长强,止于龈交,共 28 个穴位。

(一)长强

[定位]尾骨尖下 0.5 寸,约当尾骨尖端与肛门的中点。

[主治]腹泻,便血,便秘,痔疮,脱肛,癫痫,精神分裂症。

[解剖与操作要点提示]本穴在肛尾韧带中,分布有尾神经与阴部神经的分支,针刺时宜斜刺,针尖向上与骶骨平行刺入 0.5～1 寸。直刺易伤直肠。

(二)腰阳关

[定位]第四腰椎棘突下凹陷中。

[主治]月经不调,盆腔炎,遗精,阳痿,腰骶疼痛,下肢瘫痪。

[解剖与操作要点提示]本穴在腰背筋膜、棘上韧带及棘间韧带中;分布有腰神经分支、腰动脉后支与棘突间静脉丛;可向上斜刺0.5～1寸。

(三)命门

[定位]第二腰椎棘突下凹陷中。

[主治]肾炎,阳痿,遗精症,前列腺炎,白带过多,月经不调,盆腔炎,腹泻,腰背疼痛,坐骨神经痛。

[解剖与操作要点提示]本穴在棘上韧带、棘间韧带中,深部为弓间韧带。布有第二腰神经的分支与伴行的动静脉。针刺时可稍向上斜刺0.5～1寸。如针尖向上斜刺过深,可能刺及脊髓,需谨慎。

(四)至阳

[定位]后正中线上,第七胸椎棘突下凹陷中。

[主治]胆囊炎,肋间神经痛,胆道蛔虫,气管炎,支气管哮喘,脊背痛。

[解剖与操作要点提示]本穴在棘上韧带、棘间韧带中。分布有第七胸神经的分支与伴行的动静脉。针刺时可稍向上斜刺0.5～1寸。不宜斜刺过深,以防刺伤脊髓。

(五)大椎

[定位]后正中线上,第七颈椎棘突下。

[主治]发热,疟疾,气管炎,支气管哮喘,肺结核,癫痫,头痛,颈项疼痛,荨麻疹,精神分裂症,癔病,神经衰弱。

[解剖与操作要点提示]本穴在棘上韧带、棘间韧带中。布有第八颈神经的分支与棘突间静脉丛。其深面为脊髓。针刺深度一般为0.5～1寸,可微斜向上直刺,不可针刺过深,以防伤及脊髓。脊髓是中枢神经系统的一部分,位于椎管内,呈前后稍扁的圆柱形,外包以被膜,上端在枕骨大孔处与延髓相连,下端尖削呈圆锥状止于终丝。从脊髓实质到椎管壁之间有软脊膜、脊髓蛛网膜、硬脊膜三层,而从椎管壁至体表还分别有黄韧带、棘间韧带、肌肉和皮下组织等结构,临床进针时以黄韧带为限。当针刺过深穿过黄韧带后,将会有针尖阻力突然消失的落空感,此时为深度极限,应立即停止进针,以防伤及脊髓。

(六)风府

[定位]后发际正中直上1寸,枕外隆凸直下,两侧斜方肌之间凹陷中。

[主治]头痛,颈项疼痛,眩晕,扁桃体炎,失音,精神分裂症,中风。

[解剖与操作要点提示]本穴在左、右斜方肌腱之间,项韧带中,布有颈神经与枕大神经分支及枕动脉和枕静脉分支,深面依次有寰枕后膜、硬膜、蛛网膜、小脑延髓池和延髓等重要结构。针刺宜朝向鼻尖和口部方向,深度一般为0.5～1寸,切忌过深与向上斜刺,以防刺入枕骨大孔,损伤延髓等重要组织。

(七)百会

[定位]头部,后发际正中直上7寸。或两耳尖连线的中点。

[主治]头痛,眩晕,中风失语,精神分裂症,脱肛,睾丸炎,失眠。

[解剖与操作要点提示]本穴在帽状腱膜中;布有枕大神经及额神经分支,左右颞浅动、静脉吻合网及左右枕动、静脉吻合网;可平刺0.5～0.8寸。出针时要用干棉球按压针孔片刻,以免出血。

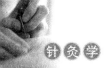

（八）神庭

［定位］头部，前发际正中直上 0.5 寸。

［主治］头痛，眩晕，失眠，鼻窦炎，癫痫。

［解剖与操作要点提示］本穴在左、右枕额肌交界处；布有额神经分支及额动、静脉分支。可平刺 0.5～0.8 寸。

（九）水沟（人中）

［定位］在人中沟的上 1/3 与中 1/3 交界处。

［主治］牙龈肿痛，面神经炎，腰扭伤，颈项疼痛，癫痫，小儿惊风，昏迷，腰背疼痛，呃逆。

［解剖与操作要点提示］本穴在口轮匝肌中；布有面神经及眶下神经分支与上唇动、静脉。可向上斜刺 0.3～0.5 寸，针刺痛感强烈。

（十）龈交

［定位］在上唇内，唇系带与上齿龈的相接处。

［主治］精神分裂症，癫痫，口臭，小儿惊风，昏迷，面神经麻痹，腰背疼痛，呃逆。

［解剖与操作要点提示］本穴在口轮匝肌深面与上颌骨牙槽弓之间，布有上颌神经的分支及眶下神经与面神经分支交叉形成的眶下丛和上唇动、静脉。可向上斜刺 0.2～0.3 寸。

三、冲脉

经脉循行　起于小腹，从会阴部出来，向上行于脊柱之内；其外行者经过气冲穴与足少阴经交会，沿着腹部两侧，上达咽喉，环绕口唇（图 4-15）。

主要病候　腹部气逆而拘急。

交会腧穴　会阴、阴交（任脉）、气冲（足阳明经）、横骨、大赫、气穴、四满、中注、肓俞、商曲、石关、阴都、腹通谷、幽门（足少阴经）。

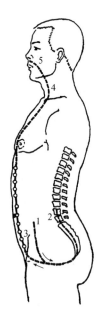

图 4-15　冲脉

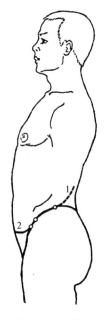

图 4-16　带脉

四、带脉

经脉循行　起于季肋部的下面,斜向下行到带脉、五枢、维道穴,横行绕身一周(图4-16)。

主要病候　腹满,腰部觉冷如坐于水中。

交会腧穴　带脉、五枢、维道(均属足少阳经)。

五、阴维脉

经脉循行　起于小腿内侧,沿大腿内侧上行到腹部,与足太阴经相合,过胸部,与任脉会于颈部(图4-17)。

主要病候　心痛,忧郁。

交会腧穴　筑宾(足少阴经),府舍、大横、腹哀(足太阴经),期门(足厥阴经),天突、廉泉(任脉)。

六、阳维脉

经脉循行　起于足跟外侧,经过外踝,沿足少阳经上行髋关节部,再经胁肋、腋后至肩部,从前额,再到项后,合于督脉(图4-18)。

主要病候　恶寒发热,腰痛。

交会腧穴　金门(足太阳经),阳交(足少阳经),臑俞(手太阳经),天髎(手少阳经),肩井(足少阳经),头维(足阳明经),本神、阳白、头临泣、目窗、正营、承灵、脑空、风池(足少阳经),风府、哑门(督脉)。

七、阴跷脉

经脉循行　起于足舟骨的后方,从内踝直上,沿大腿内侧,经过阴部、胸部内侧,进入锁骨上窝,再向上经过人迎,过颧部,到目内眦,与足太阳经和阳跷脉相会合(图4-19)。

主要病候　多眠,癃闭。

交会腧穴　照海、交信(足少阴经),睛明(足太阳经)。

八、阳跷脉

经脉循行　起于足跟外侧,经外踝,沿腓骨后缘,股部外侧和胁后至肩部,再从颈部上挟口角,进入目内眦,与阴跷脉会合,再沿足太阳经至额部,与足少阳经合于风池(图4-20)。

主要病候　目痛从内眦始,不眠。

图4-17　阴维脉　　图4-18　阳维脉

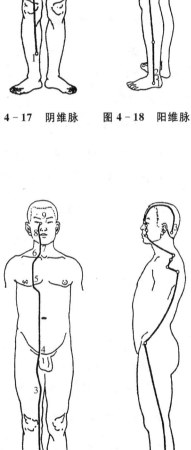

图4-19　阴跷脉　　图4-20　阳跷脉

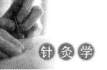

交会腧穴 申脉、仆参、跗阳(足太阳经),居髎(足少阳经),臑俞(手太阳经),肩髃,巨骨(手阳明经),天髎(手少阳经),地仓、巨髎、承泣(足阳明经),睛明(足太阳经)。

第三节 十五络穴

一、手太阴——列缺

手太阴经的别行络脉,穴名列缺,起于腕后桡侧的筋骨缝中,与手太阴本经并行,直入掌中,散布于大鱼际部。它的病变,实证为手部腕侧锐骨和掌中发热,虚证为呵欠频作,小便失禁或频数,可取此穴治疗,穴在距腕一寸半处,别行于手阳明经。

二、手少阴——通里

手少阴经的别行络脉,穴名通里,距腕 1 寸,别而上行,沿着手少阴本经入于心中,系于舌根,会属于目系。它的病变,实证为胸中支满阻膈,虚证为不能言语,可取此穴治疗。通里别行于手太阳经。

三、手厥阴——内关

手厥阴经的别行络脉,穴名内关,在距腕 2 寸的两筋间,别行手少阳经。它沿着手厥阴本经上系于心包,连络于心系。它的病变,实证为心痛,虚证为头项强痛,可取此穴治疗。

四、手太阳——支正

手太阳经的别行络脉,穴名支正,在腕上 5 寸,向内注于手少阴经。它的别出分支,上行肘部,络于肩髃穴。它的病变,实证为骨节弛缓,肘部不能活动,虚证为皮肤上生赘疣,如指头的痂疥,可取此穴治疗。

五、手阳明——偏历

手阳明经的别行络脉,穴名偏历,距腕 3 寸,别行于手太阴经。它的别出分支,向上沿臂部,经肩髃穴上行至下颌角,遍布于齿中,再别出分支,上行入耳中,合于该部所聚的主脉。它的病变,实证为龋齿、耳聋,虚证为牙齿寒冷酸楚、内闭阻隔,可取此穴治疗。

六、手少阳——外关

手少阳经的别行络脉,穴名外关,距腕 2 寸,向外绕行臂部,上行注于胸中,别行合于手厥阴经。它的病变,实证为肘部拘变,虚证为肘部弛缓不收,可取此穴治疗。

七、足太阳——飞扬

足太阳经的别行络脉,穴名飞扬,距外踝 7 寸,别行于足少阴经。它的病变,实证为鼻塞流涕,头背部疼痛,虚证为鼻中流涕出血,可取此穴治疗。

八、足少阳——光明

足少阳经的别行络脉,穴名光明,距外踝 5 寸,别行于足厥阴经,向下络于足背。它的病变,实证为足胫厥冷,虚证为足软无力不能行走,坐而不能起立,可取此穴治疗。

九、足阳明——丰隆

足阳明经的别行络脉,穴名丰隆,距外踝 8 寸,别行于足太阴经。它的别出分支,沿胫骨外缘上行络于头项部,会合各经之气,向下络于咽喉。它的病变是气上逆为喉痹,突然失音不能言语。实证为狂癫之疾,虚证为足缓不收,胫部肌肉萎缩,可取此穴治疗。

十、足太阴——公孙

足太阴经的别行络脉,穴名公孙,在足大趾本节后 1 寸,别行于足阳明经。它的别出分支,入腹络于肠胃,其气上逆则为霍乱,实证为肠中剧痛,虚证为鼓胀之疾,可取此穴治疗。

十一、足少阴——大钟

足少阴经的别行络脉,穴名大钟,在内踝后面,绕过足跟而别行于足太阳经。它的别出分支,与足少阴本经并行向上而至于心包下,向外贯穿腰脊。它的病变,气上逆则为烦闷,实证为小便不利,虚证为腰痛,可取此穴治疗。

十二、足厥阴——蠡沟

足厥阴经的别行络脉,穴名蠡沟,距内踝 5 寸,别行于足少阳经。它的别出分支,经过胫部上至睾丸,终结于阴茎。它的病变,气上逆就睾丸肿大,突患疝气。实证为阴茎挺长,虚证为阴部暴痒,可取此穴治疗。

十三、任脉——鸠尾

任脉的别行络脉,穴名鸠尾(即尾翳穴),在剑突下面,散布于腹中。它的病变,实证为腹部皮肤疼痛,虚证为腹部皮肤瘙痒,可取此穴治疗。

十四、督脉——长强

督脉的别行经脉,穴名长强,依脊骨上行项部,散布于头上,再向下到两肩胛之间分左右别行于足太阳经,入而贯穿于脊骨中。它的病变,实证为脊柱强直而难于俯仰,虚证为头重难支而从身体的高处摇摆不定,此皆夹脊之脉有病,可取此穴治疗。

十五、脾之大络——大包

脾的大络,穴名大包,在渊腋穴下 3 寸,散布于胸胁部。它的病变,实证为全身皆痛,虚证为周身骨节都松弛无力。此络脉像网样绕络全身,如出现血瘀,可取此穴治疗。

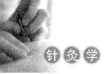

第四节 奇 穴

一、头颈部

（一）四神聪

[定位]头顶部,百会穴前后左右各1寸处。

[主治]头痛,眩晕,失眠,健忘,癫痫。

[解剖与操作要点提示]本穴在帽状腱膜、腱膜下疏松结缔组织中,有枕动、静脉,颞浅动、静脉顶支,和眶上动、静脉的吻合网;分布有枕大神经、耳颞神经及眶上神经分支。可平刺0.5～0.8寸。

（二）印堂

[定位]两眉头连线的中点。

[主治]头痛,眩晕,鼻出血,鼻窦炎,小儿惊风,失眠。

[解剖与操作要点提示]本穴在降眉间肌中,两侧有额内动、静脉分支,分布有来自三叉神经的滑车上神经。可平刺0.3～0.5寸。

（三）鱼腰

[定位]在额部,瞳孔直上,眉毛中。

[主治]头痛,眶上神经痛,眼肌痉挛,面神经炎,眼睛肿痛。

[解剖与操作要点提示]本穴在眼轮匝肌、枕额肌枕腹中。分布有眶上神经、面神经分支,眶上动、静脉的分支。可平刺0.3～0.5寸。

（四）太阳

[定位]眉梢与目外眦之间向后约1寸处凹陷中。

[主治]头痛,眼睛肿痛,面神经瘫痪,牙痛。

[解剖与操作要点提示]本穴在眼轮匝肌、颞筋膜及颞肌中;分布有三叉神经第二、三支分支,面神经颞支;颞浅动、静脉。直刺或斜刺0.3～0.5寸,或点刺出血。

（五）金津、玉液

[定位]舌系带两侧静脉上取穴,左为金津,右为玉液。

[主治]中风失语,癔病,舌体僵硬,口疮。

[解剖与操作要点提示]本穴处为黏膜、黏膜下组织与颏舌肌。分布有舌下静脉、下颌神经和面神经的分支,舌静脉的属支舌深静脉。可点刺出血。

（六）牵正

[定位]耳垂前0.5～1寸。

[主治]面神经麻痹,口舌生疮。

[解剖与操作要点提示]在咬肌中,皮下有腮腺;有咬肌动、静脉分支;分布有面神经分支。斜刺或平刺0.5～1寸。

（七）安眠

[定位]翳风穴与风池穴连线的中点。

［主治］失眠，眩晕，头痛，心动过速，精神病。

［解剖与操作要点提示］本穴在胸锁乳突肌和头夹肌中；分布有耳大神经和枕小神经，枕动、静脉，可直刺 0.8～1.2 寸。

二、躯干部

（一）子宫穴

［定位］中极穴旁开 3 寸。

［主治］睾丸炎，月经不调，不孕症。

［解剖与操作要点提示］本穴在腹内、外斜肌处，其深部为腹横肌和腹横筋膜，分布有髂腹下神经与腹壁下动、静脉分支。针刺较为安全，可直刺 0.8～1.2 寸。

（二）定喘

［定位］背部，第七颈椎棘突下，大椎穴旁开 0.5 寸。

［主治］咳嗽，气喘，胸痛。

［解剖与操作要点提示］本穴在斜方肌、菱形肌、头夹肌、竖棘肌中，分布有第七、八颈神经后支，颈横动脉和颈深动脉分支，可向内斜刺或直刺 0.5～0.8 寸。不宜向外斜刺。因为穴区深面及外侧部肌肉较薄，针尖易经肋间隙刺穿胸壁而损伤肺脏，造成气胸。

（三）夹脊（华佗夹脊）

［定位］第一胸椎至第五腰椎，各椎棘突下旁开 0.5 寸。

［主治］上胸部穴位治疗心、肺、上肢疾病，下胸部穴位治疗胃肠疾病，腰部穴位治疗腰、腹及下肢疾病。

［解剖与操作要点提示］本穴因位置不同，涉及的肌肉也不同。大致分三层：浅层斜方肌、背阔肌、菱形肌；中层有上、下锯肌；深层有骶棘肌和横突棘突间的短肌。每穴都有相应椎骨下方发出的脊神经后支及其伴行的动、静脉丛分布。可直刺 0.3～0.5 寸，不宜向外深刺，因为穴区深面及外侧部肌肉较薄，针尖易刺伤肺脏、肾脏等重要组织。

（四）腰眼

［定位］第四腰椎棘突下，旁开 3～4 寸凹陷中。

［主治］腰痛，月经不调，白带过多。

［解剖与操作要点提示］本穴在腰背筋膜、背阔肌、髂肋肌中；分布有第三腰神经后支，深层为腰丛。有第四腰动、静脉背侧支分布。针刺较为安全，可直刺 1～1.5 寸。

（五）十七椎

［定位］第五腰椎棘突下凹陷中。

［主治］痛经，功能性子宫出血，月经不调，腰腿痛，下肢瘫痪。

［解剖与操作要点提示］本穴在腰背筋膜、棘上韧带及棘间韧带中；布有腰神经后支内侧支、腰动脉后支与棘间皮下静脉丛，针刺较为安全，可向上斜刺 1～1.5 寸。

三、四肢部

（一）十宣

［定位］手十指尖端，距指甲 0.1 寸。

［主治］昏迷，癫痫，高热，急性扁桃体炎。

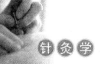

　　〔解剖与操作要点提示〕本穴有指掌侧固有动、静脉形成的动、静脉网；布有指掌侧固有神经和丰富的痛觉感受器。针刺痛感明显，可浅刺0.1～0.2寸，或点刺出血。

（二）四缝

　　〔定位〕第二、三、四、五指掌面，近端指关节横纹中点。

　　〔主治〕小儿消化不良，百日咳。

　　〔解剖与操作要点提示〕本穴处有纤维鞘，指滑液鞘与屈指深肌腱，深部为指关节腔，布有指掌侧固有神经，有指掌侧固有动、静脉分支。针刺痛感明显，可点刺出血或挤出少许黄白色透明黏液。

（三）八邪

　　〔定位〕手背各指缝中的赤白肉际，左右共八穴。

　　〔主治〕发热，目痛，毒蛇咬伤手背肿痛。

　　〔解剖与操作要点提示〕本穴当骨间肌处，布有尺、桡神经手背支，有手背静脉网、掌背动脉。可斜刺0.5～0.8寸，或点刺出血。

（四）落枕穴

　　〔定位〕手背，第二、三掌骨间，指掌关节后约0.5寸。

　　〔主治〕落枕，手臂痛，胃痛。

　　〔解剖与操作要点提示〕本穴处为骨间背肌；布有桡神经分支，有掌背动脉、手背静脉网。可直刺或斜刺0.5～0.8寸。

（五）腰痛穴

　　〔定位〕手背，当第二、三掌骨及第四、五掌骨之间，当腕横纹与掌指关节中点处，一侧二穴，左右共4个穴位。

　　〔主治〕急性腰扭伤。

　　〔解剖与操作要点提示〕本穴在骨间背侧肌中；布有桡、尺神经手背支，手背静脉网，掌背动脉分支。可由两侧向掌中斜刺0.5～0.1寸。

（六）鹤顶

　　〔定位〕膝上部，髌底的中点上方凹陷处。

　　〔主治〕膝痛，下肢瘫痪。

　　〔解剖与操作要点提示〕本穴在股四头肌腱中，浅层布有股神经的分支和大隐静脉的属支，深层有膝关节的动、静脉网。针刺较安全，可直刺0.5～0.8寸。

（七）膝眼

　　〔定位〕正坐或仰卧，屈膝，在髌韧带两侧凹陷中，在内侧的称内膝眼，在外侧的称外膝眼（即犊鼻穴）。

　　〔主治〕膝痛，腿脚重痛，下肢无力。

　　〔解剖与操作要点提示〕本穴在髌韧带两侧，有膝关节动、静脉网；布有隐神经与股外侧皮神经分支，深层有胫腓总神经分支。针刺时可向膝中斜刺0.5～1寸，或透刺对侧膝眼。

（八）胆囊穴

　　〔定位〕小腿外侧上部，当腓骨小头前下方凹陷中。

　　〔主治〕急、慢性胆囊炎，胆石症，胆道蛔虫症，胁痛。

　　〔解剖与操作要点提示〕本穴在腓骨长肌中，布有腓肠外侧皮神经、腓浅神经、腓深神经分支和胫前动、静脉。针刺较安全，可直刺1.2～1.5寸，或透刺对侧膝眼。

（九）阑尾穴

［定位］小腿外侧上部，当犊鼻下 5 寸，胫骨前缘旁开一横指。

［主治］急、慢性阑尾炎，胃痛，下肢瘫痪。

［解剖与操作要点提示］本穴在胫骨前肌、小腿骨间膜与胫骨后肌中，布有腓肠外侧皮神经、腓深神经分支和胫前动、静脉。针刺较安全，可直刺 1～1.5 寸。

（十）八风

［定位］足背各趾缝端凹陷中，左右共八穴。

［主治］半身不遂，脚气，趾痛，毒蛇咬伤，足跗肿痛。

［解剖与操作要点提示］本穴在趾骨小头间前跖骨间肌中；布有腓浅深神经，有趾背动、静脉；可斜刺 0.5～0.8 寸，或点刺出血。

思考题

1. 试述手三阴经腧穴的主治异同点。
2. 简述尺泽、太渊的定位、主治和针刺操作。
3. 试述手阳明大肠经的经脉循行与头面部的关系。
4. 简述合谷、曲池的定位、主治和针刺操作。
5. 简述合谷的主治及其常见的临床配伍应用。
6. 简述足阳明胃经的经脉循行。
7. 试述上巨虚、丰隆的定位、主治和针刺操作。
8. 简述三阴交、血海的定位、主治和针刺操作。
9. 简述内关、天枢、足三里的定位和主治异同点。
10. 简述神门、通里的定位、主治和针刺操作。
11. 简述后溪、小海、天宗、听宫的定位、主治与针刺操作。
12. 简述少泽、隐白、商阳、涌泉的主治异同点。
13. 十二经脉中，特定穴最多的是何经？述其经脉循行。
14. 足太阳膀胱经的腧穴主治哪些病症？为什么？
15. 足少阴肾经的腧穴主治哪些病症？为什么？
16. 手厥阴心包经的腧穴主治哪些病症？为什么？
17. 十二经脉中与耳有联系的经脉有哪几条（包括耳中、耳前、耳上角）？
18. 足三阳经的腧穴主治有何异同？为什么？
19. 足三阴经的腧穴主治有何异同？为什么？
20. 简述太溪、太冲的定位、主治和针刺操作。
21. 大椎穴的定位、主治及操作如何？
22. 百会穴的定位、主治及操作如何？
23. 水沟穴的定位、主治及操作如何？
24. 关元穴的定位、主治及操作如何？
25. 中脘穴的定位、主治及操作如何？
26. 依据督脉的循行路线及其生理功能，试述其主治概要。
27. 依据任脉的循行路线及其生理功能，试述其主治概要。
28. 任、督两脉穴位在主治方面有何异同？
29. 中极穴为什么可以治疗尿潴留、遗尿等泌尿系统病症？

第五章　刺　灸　法

第一节　毫针刺法

毫针为古代"九针"之一，是临床应用最为广泛的一种针具。毫针刺法，包括毫针的持针、进针、行针、得气、补泻、留针、出针等完整的针刺过程。它的每一次具体方法都有严格的操作规程和明确的目的要求，是针灸医生必须掌握的基本方法和操作技能，也是学习其他针刺法的基础。

一、针具

（一）毫针的构造

毫针采用金属制作，目前多以不锈钢为制针材料。不锈钢毫针具有较高的强度和韧性，针体挺直光滑，能耐高温，防锈，易消毒，不易被化学物品腐蚀，故被临床广泛应用。也有用其他金属制作的毫针，如金针、银针，其传热、导电性能虽优于不锈钢针，但针体较粗，强度、韧性远不如不锈钢针，且价格昂贵，除特殊需要外，一般临床很少应用。至于铁针等，因其容易锈蚀，弹性、韧性及牢固度较差，仅偶见于磁针法。

毫针的结构可分为五个部分（图 5-1）。

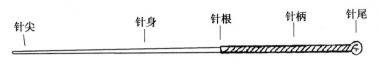

图 5－1 毫针的结构

1. 针尖 是针身的尖端锋锐部分,又称针芒,是刺入腧穴皮肤的关键部位。

2. 针身 是针尖与针柄间的主体部分,亦称针体,是毫针刺入腧穴内相应深度的主要部分。

3. 针根 是针身与针柄连接的部分,是观察针刺入穴位深度和提插幅度的外部标志。

4. 针柄 是从针根至针尾的部分,多用金属丝缠绕呈螺旋状,是医者持针着力的部位,也是温针灸时装置艾绒之处。

5. 针尾 是针柄的末端。一般由缠绕针柄的金属丝横向缠绕而成,呈筒状。温针灸法时可固定装置的艾团,并利于观察捻转的角度。

根据毫针针柄与针尾的构成和形状不同(图 5－2),可分为:

① 圈柄针(又称环柄针):即针柄用镀银或经氧化处理的金属丝缠绕成环形者;

② 花柄针(又称盘龙针):即针柄中间用两根金属丝交叉缠绕呈盘龙形者;

③ 平柄针(又称平头针):即针柄也用金属丝缠绕,其针尾部平针柄者;

④ 管柄针:即针柄用金属片制成管状者。

上述 4 种针形中,圈柄针最为常用;花柄针用于需作特殊手法时;平柄针和管柄针主要在进针器或进针管的辅助下使用。

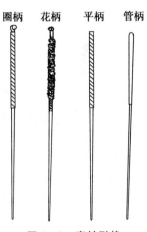

图 5－2 毫针形状

(二)毫针的规格

毫针的规格主要以针身的直径和长度而定。

1. 毫针的粗细规格 见表 5－1。

表 5－1 毫针粗细规格表

号 数	26	27	28	29	30	31	32	34
直径(mm)	0.45	0.42	0.38	0.34	0.32	0.30	0.28	0.23

2. 毫针的长短规格 见表 5－2。

表 5－2 毫针长短规格表

旧规格 新规格		0.5	1	1.5	2	2.5	3	4	5	6
针身长度		15	25	40	50	65	75	100	125	150
针柄 长度	长柄	25	35	40	40	40	40	55	55	55
	中柄	—	30	35	35	—	—	—	—	—
	短柄	20	25	25	30	30	30	40	40	40

注:新规格的单位为 mm,旧规格为英寸(inch)。

以上两表所列毫针的长度和粗细类别,临床均需具备,但以粗细为 28～30 号(0.32～

0.38 mm)和长短为 1～3 寸(25～75 mm)者最常用。短毫针主要用于耳穴和浅在部位的腧穴作浅刺之用,长毫针多用于肌肉丰厚部位的腧穴作深刺和某些腧穴作横向透刺之用;毫针的粗细与针刺的强度有关,供临床辨证施治时选用。

二、练针法

运用毫针治病,要有良好的指力和熟练的手法才能完成操作施术。良好的指力是掌握针刺手法的基础,熟练的手法是运用针刺治病的条件,因此,练针就是练习指力和手法。通过练习使针刺的指力得到增强,手法达到熟练的程度,这是针灸医生必须进行的基本功训练。

（一）物体练针法

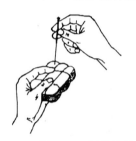

图 5-3 纸垫练针

1. 纸垫练针法　用松软的细草纸或毛边纸,折叠成 30～50 层,约 2 cm 的厚度。长宽 5～8 cm,用线扎紧成"井"字形,做成纸垫。在此纸垫上可练习进针指力的捻转动作。练习时,左手持平纸垫,右手拇、食、中三指握持针柄,如持笔状地持 1.0～1.5 寸毫针,使针身垂直纸垫上,当针尖抵于纸垫后,拇、食、中指捻动针柄,来回刺入纸垫内,同时手指向下渐加一定压力。待刺透纸垫后,再捻动退针,另换一处如前再刺(图 5-3),如此反复练习至针身可以垂直刺入纸垫,并能保持针身不弯、不摇摆、进退深浅自如时,说明指力基本已

可。此时,可用 2～3 寸长毫针代替短毫针练习。做捻转练习时,可将针刺入纸垫后,在原处不停地来回做拇指与食、中两指的前后交替捻转针柄的动作。要求捻转的角度均匀,运用灵活,快慢自如,一般每分钟可捻转 150 次。同时还应进行双手行针的练习,以便临床持续运针时应用。

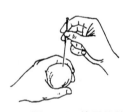

图 5-4 棉团练针

2. 棉团练针法　用棉花一团,以棉纱线缠绕为外紧内松直径约 6～7 cm 的圆球,外面再包裹一层白布,缝制后即成练针棉团。由于棉团松软,在其上可以练习提插、捻转、进针、出针等各种针刺手法的模拟动作。捻转练习同纸垫练针法。提插练习则以拇、食、中指持针,刺入棉球内,在原处做上提下插的动作,要求深浅适宜、幅度均匀、针身垂直(图 5-4)。在此基础上,可以将提插与捻转动做配合练习,要求提插幅度上下一致、捻转角度左右一致、操作频率快慢一致,达到动作协调,得心应手,运用自如,手法熟练的程度。

（二）实体练习法

针刺纸垫或棉团与针刺人体有着根本的差异。为体验不同的针刺手法所产生的不同作用,并为临床治疗积累经验,在经过纸垫、棉团练针,掌握一定指力和行针手法后,可以在自己身上试针,也可以学员之间相互练针,逐渐达到能从指端、针下了解和体会到得气与否的微细变化,以便临床针刺施术时心中有数,提高针刺手法的操作水平。

近年来,随着针刺手法研究的逐步深入,临床上对针刺手法要求的不断提高,许多针灸医生在上述练针法的基础上还进行包括对肩、肘、腕等关节的锻炼,提出医者先自身练功气,然后在针刺行针时运气至手,使气随针运入患者体内,推动患者体内气血的运行,达到扶正祛邪的目的,多可收到良效。

三、针刺前准备

（一）体位选择

针灸操作时患者体位选择是否合适，对于准确取穴定位、刺灸操作、持续施术和防止刺灸意外情况的发生等都有重要意义。对病重体弱，或精神紧张，畏惧针艾的患者，其体位选择尤为重要。体位选择不当，既影响医生的操作，也易使患者感到疲劳，并需移动体位，常会发生晕针、弯针或艾火掉落等情况，给病人造成不必要的痛苦。因此，刺灸操作前对患者体位的选择应以医者能够正确取穴，施术方便，同时患者感到舒适自然，并能持久保持为原则。临床针灸操作时常用体位主要有以下几种：

1. 仰卧位　适宜于选取身体前部的腧穴，如头、面、颈、胸、腹部和上、下肢前面的腧穴。采用此体位时，膝关节下可以垫高一些，以免肌肉紧张或膝部强直不适（图 5-5①）。

2. 侧卧位　适宜于取侧身部的腧穴，如身体侧面少阳经腧穴和一侧上、下肢的部分腧穴（图 5-5②）。

3. 俯卧位　适宜于取后身部的腧穴，如后头、颈、脊背、腰尻部腧穴和下肢后侧及上肢的部分腧穴。采用此体位时，上胸部可以物衬垫，以免上肢过度用力立撑（图 5-5③）。

4. 仰靠坐位　适宜于取前头、颜面、颈前和上胸部的腧穴（图 5-5④）。

5. 俯伏坐位　适宜于取后头、颈肩、背部的腧穴（图 5-5⑤）。

6. 侧伏坐位　适宜于取侧头部、面颊、颈侧、耳部的腧穴（图 5-5⑥）。

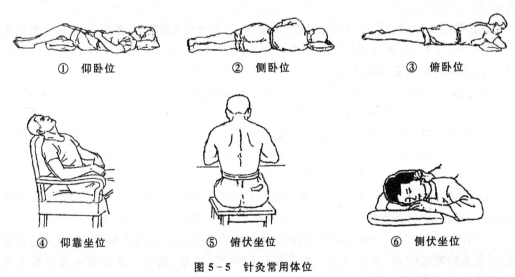

①　仰卧位　　　　　②　侧卧位　　　　　③　俯卧位

④　仰靠坐位　　　　⑤　俯伏坐位　　　　⑥　侧伏坐位

图 5-5　针灸常用体位

在临床上除上述常用体位外，对某些腧穴则应根据其具体不同要求采取不同的体位或姿势。在可能的情况下，尽量采用一种体位而能够暴露针灸处方所列的所有腧穴。施术腧穴部位要充分暴露，有所依靠，使病人肢体放松，自然舒适，利于施术操作。对初诊、精神紧张或年老、体弱、病重的患者，有条件时应尽量采取卧位，以防病人感到疲劳或晕针等。操作过程中，要求患者不能随意改变或移动体位，以免影响施术。

（二）定穴

刺灸操作前，医者必须在已选定的穴位处用手指进行按压、捏掐、触摸、分拨等操作，目的有:一是准确定穴。通过探求患者的感觉反应,寻找具有指感的准确位置。一般情况下,当按压的局部酸胀感应比较明显处就是腧穴所在,即施术处。二是了解所取穴位的解剖特征。如肌肉的厚薄、血管肌腱的走向、骨骼关节的间隙等,这对掌握进针角度、方向、深浅,避免刺伤血管、肌腱等组织,减少进针疼痛,促使得气等都是很重要的。

定准腧穴的位置后,还可以用指甲在选定的穴位皮肤上切掐"十"字形纵纹,以此作为针刺时进针的标记,便于准确针刺;若做化脓灸时,还可用棉签蘸碘伏等在穴位上划点标志,以便正确安放艾炷施灸。

(三)消毒

针灸医生必须树立严格的无菌观念,切实做好消毒工作,避免感染。刺灸操作前的消毒范围应包括:针具器械、医者的双手、病人的施术部位、治疗室用具等。

1. 针具器械消毒　针具器械消毒方法很多,以高压蒸汽灭菌法为佳。

(1)高压蒸汽灭菌法:将毫针等针具用布包好,放在密闭的高压蒸汽锅内灭菌。一般在 1.0~1.4 kPa 的压力、115~123℃的高温下保持 30 分钟以上,可达到消毒灭菌的要求。

(2)煮沸消毒法:将毫针等器具用纱布包扎好后,放入盛有清水的消毒锅内进行煮沸。一般在水沸后再煮 15~20 分钟,亦可达到消毒目的。但煮沸消毒易使针具的锋刃变钝。如在水中加入一定量的碳酸氢钠,可以提高沸点至 120℃,且有降低沸水对针具的腐蚀作用。

(3)药物浸泡消毒法:对于不耐高温的针具,可放入 75% 酒精内浸泡 30~60 分钟,取出用无菌巾或消毒棉球擦干后使用。也可置于一般器械消毒液内按规定浓度和时间进行浸泡消毒,如"84"消毒液等。

直接和毫针接触的针盘、针管、针盒、镊子等,可用 2% 来苏尔溶液或 1:1 000 的升汞溶液浸泡 1~2 小时,达到消毒目的时才能应用。经过消毒的毫针,必须放在消毒过的治疗盘内,外用无菌巾或消毒纱布遮盖好。

现在临床上多使用一次性环氧乙烷灭菌的无菌针灸针、无菌皮肤针等针灸用具,使用方便安全,能避免因消毒不良出现交叉感染。

2. 医者手指消毒　施术前,医者应先用肥皂水将手洗刷干净,待干后再用 75% 酒精棉球擦拭即可。持针施术时,医者应尽量避免手指直接接触针身,如某些刺法需要触及针身时,必须用消毒干棉球作间隔物,以确保针身无菌。

3. 施术部位消毒　在患者需要施术的穴位等处皮肤上用碘伏消毒。擦拭时应从腧穴部位的中心点向外绕圈消毒。当穴位皮肤消毒后,切忌接触污物,防止重新污染。

4. 治疗室内消毒　针灸治疗室内的消毒,包括治疗台上用的床垫、枕巾、毛毯、垫席等物品,要按时换洗晾晒,最好采用一次性使用的垫纸、垫布、枕巾。治疗室也应定期消毒净化,保持空气流通,保持环境卫生洁净。

四、毫针刺法

(一)持针法

持针法是指施术者操作毫针保持其端直坚挺的方法。因其姿势状如执持毛笔,故称执笔式持针法。根据用指多少,一般又分为二指持针法、三指持针法、多指持针法及持针身法等,临床医者常用右手持针,且以二指持针法为主。

1. 二指持针法　即用右手拇食两指指腹夹持针柄,针身与拇指呈直角。适用于短毫针持针(图5-6)。

2. 三指持针法　即用拇、食、中指末节指腹夹持针柄,拇指在内,食、中指在外,三指协同,以保持针身的端直坚挺状态,是适用于一般针具的持针法(图5-7)。

3. 多指持针法　即用拇、食、中指末节指腹夹持针柄,以无名指抵住针身,或以小指指尖抵于针旁皮肤,支持针身垂直。适用于长针深刺之时(图5-8)。

4. 持针身法　用拇食两指夹持一消毒干棉球,裹住针身近针尖的末端部分,对准穴位,用力将针迅速刺入皮肤。适用于进长针之时(图5-9)。

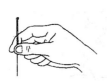 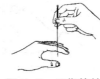 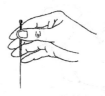 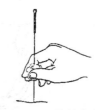

图5-6　二指持针法　　图5-7　三指持针法　　图5-8　四指持针法　　图5-9　持针身法

总的来说,持针必须端正安静,正指直刺,刺手持针,稳固坚挺;进针前要调神定息,进针时应心手配合,进针后仍须全神贯注,如此才能取得较理想的针刺效应。

(二)刺手与押手

针刺操作一般应由双手协同配合进行。临床医生施术时,多用右手持针操作,左手按压穴位局部,故多称持针的右手为刺手,按压穴位的左手为押(压)手。

刺手的作用是掌握针具,施行手法操作。押手的作用主要是固定腧穴位置,夹持针身协助刺手进针,使针身有所依靠,保持针身垂直,使力达针尖,利于进针和行针,并可减少刺痛和协助调节、控制针感。

(三)进针方法

进针法又称下针法、入针法,是将毫针刺入腧穴内的方法,是毫针刺法的首要操作技术。进针时要注意刺手与押手的密切配合,注意指力与腕力的协调一致,做到无痛或微痛进针。临床常用进针方法有以下几种:

1. 单手进针法　用刺手的拇食指持针,中指指端紧靠穴位,中指指腹抵住针身下段;当拇食指向下用力按压时,中指随势屈曲,将针刺入,直至所要达到的深度(图5-10)。此法多用于短针的进针。

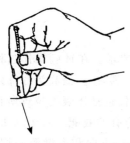 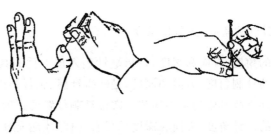

图5-10　单手进针法　　　　　　图5-11　爪切进针法

2. 双手进针法　即刺手与押手互相配合,协同进针的操作方法。常用的方法有4种:

(1) 爪切进针法:又称指切进针法。用左手拇指或食指的指甲切按在穴位皮肤上,右手持针、针尖紧靠左手指甲缘速刺入腧穴(图5-11)。此法适宜于短针的进针。

（2）夹持进针法：用左手拇、食两指捏持消毒干棉球，夹住针身下端，露出针尖，右手拇、食指执持针柄，将针尖对准穴位。当贴近皮肤时，双手配合动作，协同用力将针迅速刺入皮肤，直至所要求的深度（图 5-12）。此法多用于长针的进针。

（3）舒张进针法：用左手拇、食两指或食指、中指将所刺腧穴部位的皮肤向两侧撑开，使皮肤绷紧固定，右手持针从左手两指间刺入穴位（图 5-13）。此法主要用于皮肤松弛或有皱纹部位的腧穴，如腹部穴位或关节附近穴位的进针。

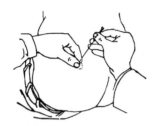
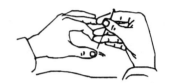

图 5-12 夹持进针法　　　　图 5-13 舒张进针法

（4）提捏进针法：用左手拇、食两指将所刺腧穴部位的皮肤捏起，右手持针从捏起的上端刺入（图 5-14）。此法主要用于皮肉浅薄部位的腧穴，特别是面部腧穴的进针。

3. 针管进针法　用金属、塑料或有机玻璃等制成长短不一的细管，代替押手，选用长短合适的平柄或管柄毫针置于针管内，针尾露出管的上口，针尖下口置于穴位上，用手指拍打或弹压针尾，将针尖刺入腧穴皮下，然后将套管抽出（图 5-15）。也可用安装有弹簧的特制进针器进针。此类方法进针大多不痛，多用于儿童和畏惧针刺者。

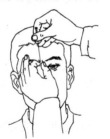
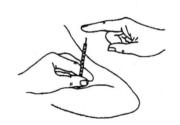

图 5-14 提捏进针法　　　　图 5-15 针管进针法

五、针刺的角度、方向和深度

针刺的角度、方向和深度，是指毫针刺入皮下后的具体操作要求。在针刺操作过程中，掌握正确的针刺角度、方向和深度，是获得针感、施行补泻、发挥针刺效应、提高治疗疗效、防止针刺意外事故发生的重要环节。穴位针刺位置的正确与否，不仅包括体表的位置所在，还包括针刺的进针角度、方向和深度。只有这样，才能充分发挥其应有的效能。对于临床医生来说，针刺操作的熟练程度是与其能否恰当地掌握好针刺的角度、方向和深度等密切相关的。临证时所取的针刺角度、方向和深度，应根据施术的部位、治疗的需要、患者的体质体形等具体情况灵活掌握，分述如下：

（一）针刺的角度

针刺的角度是指进针时针身与皮肤表面所成的夹角。其角度的大小，应根据腧穴部位、病性病位、手法要求等特点而定。一般分为直刺、斜刺、平刺三类(图5-16)。

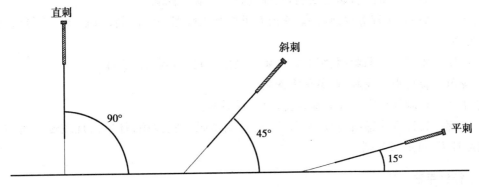

图5-16　针刺的角度

1. 直刺　即针身与皮肤表面呈直角垂直刺入腧穴。直刺法适用于针刺大部分腧穴,尤其是肌肉丰厚部位的腧穴。

2. 斜刺　即针身与皮肤表面呈45°角左右斜刺入腧穴。斜刺法适用于针刺皮肉较为浅薄处,或内有重要脏器,或不宜直刺深刺的腧穴和在关节部位的腧穴。在施用某些行气、调气手法时,亦常用斜刺法。

3. 平刺　又称横刺、沿皮刺。即针身与皮肤表面呈15°角左右横向刺入腧穴。平刺法适用于皮薄肉少处的腧穴,如头部、胸骨部的腧穴。透穴刺法中的横透法和腕踝针法等,都属平刺法。

（二）针刺的方向

针刺的方向是指进针时和进针后针尖所指的方向,简称针向。针刺方向一般根据经脉循行方向、腧穴分布部位和针刺所要求达到的组织结构等情况而定。有时为使针感到达病所,也可将针尖指向病痛部位,这也是控制针刺感传的方法之一。

1. 依穴位所在的部位定方向　为保证针刺的安全,有些穴位必须朝向某一特定的方向或部位。如针刺哑门穴时,针尖应朝向下颌方向缓慢刺入;针刺廉泉穴时,针尖应朝向舌根方向缓慢刺入;针刺背部某些腧穴时,针尖应朝向脊柱等。

2. 依病症治疗的需要定方向　通过不同针向的针刺,可达到不同的针感,从而有效地发挥腧穴的治疗作用。如秩边穴直刺,针感可向下肢放射至足跟,可以治疗下肢疼痛、瘫痪;向会阴部方向斜刺,针感可以向外生殖器放射,可治生殖器疾病;向内下方斜刺,针感向肛门放射,可以治疗脱肛、痔疮等。再如颊车穴,用作治疗额痛、面颊痛、口噤不开等症时,针尖朝向颞部斜刺使针感放射至整个颊部;治疗面瘫,口角歪斜时,针尖向地仓穴横刺;而治疗痄腮时,针尖向腮腺部斜刺;治疗牙痛时则多用直刺。

（三）针刺的深度

针刺的深度是指针身刺入人体腧穴内的深浅度。掌握针刺的深度,要以既有针感又不伤及重要器官为原则。每个腧穴的针刺深度,各有一定的范围,在临床实际操作时,必须结合患者的年龄、体质、病情、腧穴所在部位、经脉循行深浅、季节时令、术者手法经验及针感要求等诸多因素作综合考虑,灵活掌握。在此仅做原则性介绍:

1. 年龄　年老体弱和小儿娇嫩之体,宜浅刺;中青年身体强壮者,宜深刺。

2. 体质　形体瘦弱者,宜浅刺,身强体胖者,宜深刺。

3. 病情　表证、阳证、新病宜浅刺,里证、阴证、久病宜深刺。

4. 部位　头面、胸背等皮肉浅薄,或内有重要组织脏器处宜浅刺;四肢、臀、腹等肌肉丰厚处宜深刺。

5. 经络　刺经脉宜深刺,刺络脉宜浅刺。刺阳经宜浅,刺阴经宜深。

6. 季节　春夏季宜浅刺;秋冬季宜深刺。

7. 手法　针刺补法宜先浅后深;泻法宜先深后浅。

8. 针感　施针后针感出现较快、较强,对针刺敏感者宜浅刺;针感出现较慢较弱,对针刺反应迟钝者,可适当深刺。

六、行针手法

行针,亦名运针,是指将毫针刺入穴位后,为了使患者产生针刺感应,或者进一步调节针感的强弱,以及使针感向某一方向扩散、传导而采取的操作方法。行针手法包括基本手法和辅助手法两类。

（一）基本手法

行针的基本手法是指针刺操作时的基本动作,常用的有提插法和捻转法两种,临床施术时既可以单独应用,也可以相互配合应用。

1. 提插法　是将针刺入腧穴一定深度后,进行上提下插动作的操作手法。将针由浅层向下刺入深层为插,从深层向上引退到浅层为提,如此反复地上下呈纵向运动的行针手法,即为提插法(图5-17)。对于提插幅度的大小、层次的变化、频率的快慢、用力的轻重和操作时间的长短,应根据患者的体质、病情、腧穴部位和针刺目的等灵活掌握。施用提插行针时,指力要均匀一致,幅度不宜过大。频率不宜过快,每分钟60次左右,保持针身垂直,不改变针刺角度、方向和深度。通常认为,行针时提插的幅度大、频率快,刺激量就大;反之,提插的幅度小、频率慢,刺激量就小。

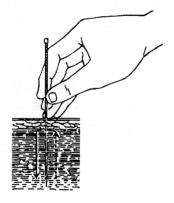

图5-17　提插法

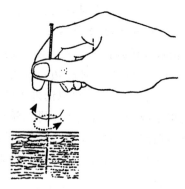

图5-18　捻转法

2. 捻转法　是将针刺入腧穴一定深度后,施以向前向后来回旋转捻动的操作手法。这种以拇、食指末节的指腹夹持针柄,使针身在腧穴内反复前后来回的旋转行针手法即为捻转法(图5-18)。捻转角度的大小、频率的快慢、用力的轻重和时间的长短等,也需根据患者的体质、病情、腧穴部位、针刺目的等具体情况而灵活运用。施用捻转行针时,指力要均匀,频率要一致,角度要适当,一般应掌握在 180°～360°,不能单向捻针,否则针身被肌纤维等缠绕,会引起局部疼痛和导致滞针、出针困难等。一般认为捻转角度大、频率快,其刺激量就大;反之,捻转角度小、频率慢,其刺激量就小。

(二) 辅助手法

行针的辅助手法是行针基本手法的补充,是为了促使针后得气和加强针感。临床常用的行针辅助手法有下列几种:

1. 循法　是以医者手指在所刺腧穴的四周或沿经脉循行的上下左右部位,进行轻柔徐和的循按方法(图 5 - 19)。本法具有催气、行气的作用,适用于得气迟缓的病人。

2. 弹法　指针刺后在留针过程中,以手指(食指或中指)轻轻弹叩针柄或针尾,使针体产生轻微的震动(图 5 - 20)。本法具有催气、行气的作用,也适用于得气迟缓的病人。

3. 刮法　将针刺入腧穴一定深度后,用拇指或食指的指腹抵住针尾,用拇指、食指或中指的指甲,由下而上地频频刮动针柄,使针体发生震动(图 5 - 21)。本法在针刺不得气时用之可以激发经气;如已得气者,可以加强针感的传导与扩散。

4. 摇法　将针刺入腧穴一定深度后,右手持针柄,将针体轻轻摇动的方法(图 5 - 22)。具体方式有两种:一是直立针身而摇,可以加强针感;二是卧倒针身,针尖指向病所,左右摇动,可以使针感向一定方向传导。

5. 搓法　将针刺入腧穴一定深度后,以右手(拇、食、中指)将针柄做单一方向的捻转,如搓线状,每搓 2～3 周或 3～5 周,且搓时应与提插法配合应用,勿搓太紧,以免使肌肉纤维缠绕针身(图 5 - 23)。该法有激发经气,加强针感与补泻的作用。

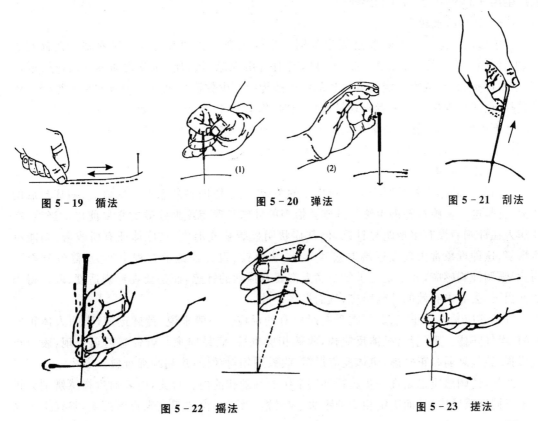

图 5 - 19　循法　　　　　图 5 - 20　弹法　　　　　图 5 - 21　刮法

(1)　　　　(2)

图 5 - 22　摇法　　　　　图 5 - 23　搓法

6. 飞法　将针刺入腧穴一定深度后,用右手拇、食两指将针柄连续捻搓数次,然后张开两指,一搓一放,反复数次,状如飞鸟展翅,故称飞法(图 5 - 24)。本法可以加强针感,并使针感保留时间延长,具有催气、行气的作用。

7. 震颤法　将针刺入腧穴一定深度后,右手持针柄做小幅度、快频率的提插捻转动作,使针身产生轻微的震颤,以促使得气,或加强针感,增强祛邪扶正的作用(图 5 - 25)。

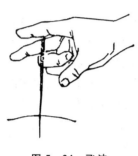

图 5 - 24　飞法

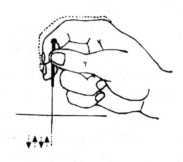

图 5 - 25　震颤法

行针基本手法和辅助手法的施用,目的主要是促使针后气至或加强针刺感应,从而疏通经络,调和气血,达到防治疾病的目的。

七、针感

针感,亦称气至、得气,是指将针刺入腧穴一定深度后,施以一定的行针手法,使针刺部位产生经气的感应,称为针刺感应。

(一)针感的表现

针感可由医患双方在针刺过程中分别产生的主观感觉和客观效应所察知。在针刺之后,患者的针刺感觉主要有酸、胀、重、麻,有时可出现凉、热、痒、痛及跳动感、蚁行感、触电感、水波样感等,甚或沿一定的方向和部位扩散传导。少数还可见到受刺腧穴部位循经皮疹带或红、白线状现象。在患者出现针感的同时,医者针下常有一种"如鱼吞饵"的感觉出现,此时针下由原来的轻松虚滑渐渐变为沉重紧实而又和缓的感觉。若针后未得气时,医者则感到针下空虚无物,患者也无酸、麻、胀、重等感觉。

(二)针感的意义

恰当的针刺感应是针刺产生治疗作用的关键,也是协助判断患者经气盛衰、病症预后的依据,更是进一步施行补泻手法的基础。恰当的针感是取得预期疗效的必要前提。当然,有些病人在针刺后没有出现明显针感,但其症状明显缓解或消失,临床体征有所改善,功能有所恢复,这种现象常出现在远端取穴和耳针、腕踝针、眼针等施术过程中称为"隐性气至"。因此,强调针刺感应,并不是要求每个病人都要有强烈的针感,而是要在针刺适度、取穴得当的前提下,去寻求有效的针刺感应,从而提高疗效。

针刺感应是人体正气、真气在受刺时应有的反应。一般来说,针感迅速,表明人体正气充沛、经气旺盛。正气足,机体反应快,收效相应也快,病易向愈。若针感迟迟未现,表明正气虚损,经气衰弱。正气虚,机体反应迟缓,收效则相对缓慢,疾病缠绵难愈。

此外,针刺感应也是进一步施行补泻手法的基础和前提。首先,医者通过指感辨别分析针下不同性质感应,从而决定相应的手法。《灵枢·终始》说:"邪气来也紧而疾,谷气来也徐而和"。所谓"谷气"者,即为徐缓而至,柔和舒适的针刺感应;所谓"邪气"者,即为疾速而至,坚搏有力的针刺感应。这是辨别针感的纲领,也是区分使用补或泻的针刺手法的依据之一。而热补凉泻也常需要一定的基础针感才能产生较理想的针刺效应,如酸和胀是热感的基础,麻是凉感的基础。穴位不准,手法运用不当,或针刺角度、方向有误,深浅失度、强度不够,对此就应重新调整腧穴的针刺部位、角度、方向和深度,运用必要的针刺手法。这样再次行针后,一般即可获满意的针感。如果确因患者久病体虚,正气虚惫,以致经气不足,不易获得针感时,可采用积极的催气手法,或留针候气,或用温针,或加艾灸,以促使针感的出现。

在针刺过程中,患者出现针感并感觉舒适时,医者还需守住针下经气,以保持感应持久。在取得针感后,施术者宜手不离针,持针不动,将针尖顶住有感应的部位,或加用推弩法、搬垫法,促使经气连绵而至,绕于针下,保持感应时间延长。

（三）针感的保留和消除

保留针感的方法是将针刺入后,用力搓针柄进行提插捻转,同时押手也要用力,然后再向相反方向轻轻一捻,迅速退出即可。针感保留时间的长短与针下用力及捻转提插的轻重有关。一般来说,20～30分钟即可消退,有的可长达数小时,乃至更长。

消除针感指出针后在腧穴附近仍存有较强的针感,在临床操作中一般都是留针一定时间,针感消失后再行出针,但少数病例出针后仍存留针感。轻微者,不必处置,若很重,需用手法消除,即用手轻轻揉按所刺之穴,或在此上下选本经特定穴,施以指针方法轻轻按揉即可。

（四）针感的传导

针刺取得一定的感应后,采用相应手法使针感沿经脉循行路线向病所或远处传导的现象,称为循经感传和气至病所。循经感传和气至病所可明显提高针刺疗效,在临床上有较重要的意义。

凡促使针感产生循经传导或扩散,甚至直达病所的针刺手法统称行气法。行气方法内容包括捻转、提插两种基本手法,循摄、按压等辅助手法,针刺方向以及针刺补泻复式手法等等,临床上可根据具体情况选择应用。

1. 针向法　一般来说,针尖方向与针感传导方向相一致。在临床上,也可在进针时即将针尖直指病所,然后行针得气,有针感后再用行气法逼气上行至病所。

2. 循摄法　进针获得一定感应后,以左手指指腹或指甲沿着所针穴位的经脉循行路线,上下往来揉按或切掐,以使针感传导、扩散至病所。

3. 按压法　针刺获得针感后,右手握住针柄,左手按压腧穴的上方,然后施以捻转、提插等手法,可使针感下行;反之,按压腧穴下方,可使针感上行。

4. 捻针法　一般先找到酸、麻、胀感等基础针感,然后向一个方向试探捻针,观察情况。如已达到要求,可继续按原法操作,使针感向更远处传导。如方向相反,则保持针尖不动而改变捻针方向,并注意维持原有基础针感。

八、留针方法

将针刺入腧穴行针施术后,把针留置在穴位内称为留针。留针是毫针刺法的一个重要环节,对于提高针刺疗效有重要意义。通过留针,可以加强针刺感应和延长刺激作用,便于继续施术,还可以起到候气与调气的作用。

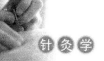

针刺施术后留针与否以及留针时间长短,应视患者体质、病情,腧穴位置等而定。一般病症只要有针刺感应或施以适当补泻手法后,即可出针,或留置 10~30 分钟。但对一些特殊病症,如慢性、顽固性、痉挛性疾病,可适当延长留针时间,某些急腹症、破伤风角弓反张者,必要时可留针数小时。而对老人、小儿患者和昏厥、休克、虚脱患者,不宜久留针,以免贻误病情。

留针形式根据留针期间是否间歇行针,可分为以下两类:

1. 静留针法 即针刺施术后,让其安静自然地留置一段时间,其间不施行其他针刺手法,到时出针。临床多用于慢性、寒性、虚弱性患者。

2. 动留针法 即针刺施术后,将针留置穴位内一段时间,其间间歇行针,施以各种手法,以增强针刺感应。如疼痛等病症在症状发作时尤当及时行针,加强其刺激量,以遏病势。

留针时,医者必须将针体露出皮肤 3~5 mm 以上,切不可将针体全部针入穴位内;在颈项、胸背等部位留针时,要将针退出到较浅的部位,避免因呼吸和肌肉的活动引针深入、发生刺伤重要脏器等事故。留针时,病人的体位要舒适持久,并叮嘱病人不要改变体位,以免引起弯针、折针等事故。留针期间,应根据患者的针感和针刺耐受性的具体情况掌握留针时间的长短,注意观察患者的面色和表情,防止晕针等意外情况的发生。

九、出针方法

出针,又称起针、退针。在施行针刺手法或留针,达到预定针刺目的和治疗要求后,即可出针。出针是整个毫针刺法过程中的最后一个操作程序。出针的方法:一般是以左手拇、食指持消毒干棉球轻轻按压于针刺部位,右手持针做轻微的小幅度捻转,慢慢将针提至皮下,然后将针快速拔出,随即用干棉球轻压针孔,以防出血。出针与针刺补泻也有一定的关系,若用徐疾补泻或开阖补泻时,则应按各自的具体操作要求,将针起出。

出针完毕,要仔细查看针孔是否出血,询问针刺部位有无不适感;核查针数是否有遗漏;出针后不必急于让患者离去,应注意有无晕针延迟反应等征象。应让患者稍事休息,待气息调匀、情绪稳定后方可离去。

十、补泻手法

针刺补泻是根据《灵枢·经脉》篇中"盛则泻之,虚则补之,热则疾之,寒则留之,陷下则灸之,不盛不虚以经取之"这一针灸治病的基本原则,进而确立的以补虚泻实为目的的两类针刺手法。这是针刺治病的一个重要环节,也是毫针刺法的主要内容,为历代针灸医家所重视。

在针刺补泻中,凡是能够使机体虚弱的功能状态恢复正常生理状态的针刺方法称为补法;凡是能够使机体亢盛的功能状态恢复正常生理状态的针刺方法称为泻法。临床常用的针刺补泻手法可分为基本补泻手法(单式补泻手法)和综合补泻手法(复式补泻手法)两大类。分述如下:

(一)基本补泻手法

1. 提插补泻法 针刺得气后,先浅后深,重插轻提,提插幅度小,频率慢,操作时间短者为补法;先深后浅,重提轻插,提插幅度大,频率快,操作时间长者为泻法(图 5-26)。

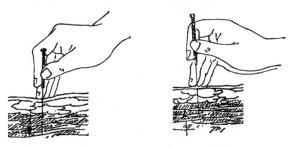

图 5 - 26　提插补泻法

2. 捻转补泻法　针刺得气后,捻针左转(拇指向前,食指向后用力),捻转角度小,用力轻,频率慢,操作时间短者为补法;捻针右转(拇指向后,食指向前用力),捻转角度大,用力重,频率快,操作时间长者为泻法(图 5 - 27)。

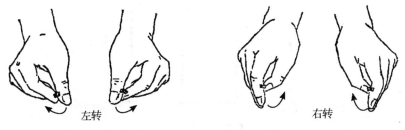

左转　　　　　　　　　　右转

图 5 - 27　捻转补泻法

3. 疾徐补泻法　缓慢地进针、插针,快速地退针、出针为补法;快速地进针、插针,缓慢地退针、出针为泻法(图 5 - 28)。

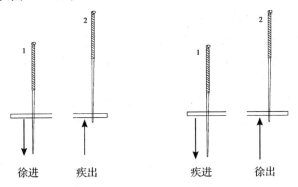

徐进　　　疾出　　　疾进　　　徐出

图 5 - 28　徐疾补泻法

4. 迎随补泻法　进针时针尖顺(随)着经脉循行去的方向刺入为补法;针尖逆(迎)着经脉循行来的方向刺入为泻法。

5. 呼吸补泻法　在病人呼气时进针、插针,吸气时退针、出针为补法;在病人吸气时进针、插针,呼气时退针、出针为泻法。

6. 开阖补泻法　出针后迅速揉按针孔为补法;出针时摇大针孔而不立即揉按为泻法。

7. 平补平泻法　进针取得一定针感后,再予均匀地提插、捻转,使病人的针感轻重适宜,即可出针,主要适用于临床虚实不明显或虚实夹杂的病证。

以上各种手法,临床上大都配合使用,单独应用机会较少,其中提插补泻、捻转补泻为各类综合手法中最基本的组成部分,徐疾补泻、迎随补泻贯穿于针刺的操作过程中;呼吸补泻、开阖补泻大多结合在其他补泻中应用,为补泻中的附加手法。

（二）综合补泻手法

综合类补泻手法又称复式补泻手法,是由基本补泻手法进一步组合而成的。常用的有烧山火法、透天凉法两种。

1. 烧山火法　根据穴位可刺的深度分作浅、中、深三层分别施术。针刺得气后,先在浅层(天部)行紧按慢提九阳数,或捻针左转九阳数,再将针进入中层(人部),按前法做提插、捻转补法,然后将针刺入深层(地部),继续做提插、捻转补法,最后将针退至浅层,称为一度。如此反复施术数度,待针下有温热感时,将针下插至地部留针守气。本法也可结合其他补泻手法中的补法同用,如在患者呼气时进针插针,吸气时退针出针,出针后迅速按压针孔(图5-29)。烧山火法的作用是温补阳气,适用于治疗寒湿痹痛,瘫痪麻木,四肢厥冷,脘腹寒痛,五更泄泻,内脏下陷及脏腑、经络功能不足的虚证、寒证。

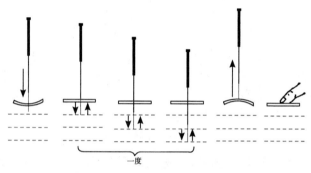

图5-29　烧山火

2. 透天凉法　根据穴位可刺的深度分作浅、中、深三层分别施术。进针得气后,先将针插至深层(地部),做紧提慢按六数,或捻针右转六数,再将针退至中层(人部)。按前法做提插、捻转泻法,然后将针退至浅层(天部)继续做提插、捻转泻法,此为一度。如此反复施术数度,使之产生凉感,将针上提至天部留针守气。本法也可结合其他补泻手法中的泻法同用,如在患者吸气时进针插针,在呼气时退针出针,出针时摇大针孔,不按其穴(图5-30)。透天凉的作用是清热泻火,适用于热痹,痈肿,丹毒,咽喉肿痛,中风闭证,阳明腑实证,癫狂及脏腑、经络功能亢盛的实证、热证。

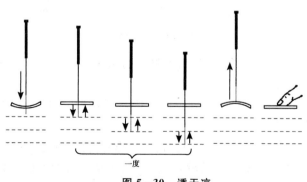

图5-30　透天凉

总之,上述两种综合类手法(烧山火、透天凉)主要以徐疾法中三进一退或一进三退,提插法中的紧按慢提或紧提慢按,捻转法中的轻重快慢或结合九六补泻、呼吸补泻等单式手法组合而成,是临床学习研究补泻手法的主要内容。

十一、注意事项

针刺是一种较为安全、有效的治疗方法。在针刺过程中,医者必须持有对病人认真负责、耐心细致、严肃谨慎、聚精会神的工作态度,根据病人的症状、体征等认真辨证施治,注意审察病人的精神状态和病情变化,预防或及时处理针刺异常情况,防止针刺事故的发生,更好地发挥针刺的治疗作用。一旦发生针刺异常情况,应妥善处理,否则会给患者带来不必要的痛苦,甚至危及生命。现将临床上常见的针刺异常情况分述如下。

1. 晕针　晕针是在针刺过程中病人发生的晕厥现象。

(1)原因:患者体质虚弱,精神紧张,或疲劳、饥饿、大汗、大泻、大出血之后,或体位不当,或医者在针刺时手法过重,而致针刺时或留针过程中发生此症。

(2)症状:患者突然出现精神疲倦、头晕目眩,面色苍白,恶心欲吐,多汗、心慌、四肢发冷,血压下降,脉象沉细,或神志不清,扑倒在地,唇甲青紫,二便失禁,脉微细欲绝。

(3)处理:首先立即停止针刺,将针具全部起出,然后使患者平卧,取头低脚高位,注意保暖。轻者仰卧片刻,给服温开水或糖水后,即可恢复正常。重者在上述处理基础上,针刺水沟、素髎、内关、足三里,灸百会、关元、气海等穴,即可恢复。最后如果患者仍不省人事,呼吸细微,脉细弱,可考虑配合其他治疗或采用急救措施。

(4)预防:对于晕针应注意预防。如初次接受针刺治疗或精神过度紧张,身体虚弱者,应先消除患者对针刺的顾虑,做好解释。同时选择舒适持久的体位,最好采用卧位。选穴宜少,手法要轻。若饥饿、疲劳、大渴时,应进食、休息、饮水后再行针刺。医者在针刺治疗过程中要精神专一,随时注意观察病人的神色,询问病人的感觉。一旦有不适等晕针先兆,可及早采取处理措施,防患于未然。

2. 滞针　滞针是指在行针时或留针后医者感觉针下涩滞,捻转、提插、出针均感困难而病人则感觉痛剧的现象。

(1)原因:患者精神紧张,当针刺入腧穴后,病人局部肌肉强烈收缩;或医生行针手法不当,向单一方向捻针太过,以致肌肉组织缠绕针体而成滞针;或留针过程中,患者变化移动体位也可出现滞针。

(2)现象:针在体内,捻转不动,提插、出针均感困难。若勉强捻转、提插时,则病人痛不可忍。

(3)处理:若因病人精神紧张,局部肌肉过度收缩导致,可以稍微延长留针时间;或者在发生滞针的腧穴附近进行循按或弹叩针柄,或在附近再刺一针,以宣散气血,缓解肌肉的紧张。若因行针不当,或单向捻针而致者,可向相反方向将针捻回,并用刮柄、弹柄法,使缠绕的肌纤维回释,即可消除滞针。若因留针过程中,患者移动体位出现的滞针,要恢复原来的体位,再将针取出。

(4)预防:对精神紧张者,应先做好解释工作,消除患者不必要的顾虑。注意行针的操作手法和避免单向捻转。若用搓法时,应注意与提插法的配合,则可避免肌纤维缠绕针身而防止滞针的发生。针刺前患者要选好合适的体位。

3. 弯针　弯针是指进针时或将针刺入腧穴后,针身在体内形成弯曲的现象。

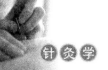

（1）原因：医生进针手法不熟练，致针尖碰到坚硬组织器官或病人在针刺或留针时移动体位，或因针柄受到某种外力压迫、碰击等，或由于对滞针的处理不当等，均可造成弯针。

（2）现象：针柄改变了进针或刺入留针时的方向和角度，提插、捻转及出针均感困难，患者感到疼痛。

（3）处理：出现弯针后，不得再行提插、捻转等手法。如针具轻微弯曲，应慢慢将针起出。若弯曲角度过大时，应顺着弯曲方向将针起出。若由病人移动体位所致，应使患者慢慢恢复原来体位，局部肌肉放松后，再将针缓缓起出，切忌强行拔针，以防断针。

（4）预防：医者进针手法要熟练，指力要均匀，并要避免进针过速、过猛。选择适当体位。在留针过程中，嘱咐患者不要随意变动体位，注意保护针刺部位，针柄不得受外物碰撞和压迫。

4. 断针 断针或称折针，是指针体折断在人体内。

（1）原因：针具质量欠佳，针身或针根处有损伤剥蚀，进针前失于检查；针刺时将针身全部刺入腧穴；行针时强力提插、捻转，肌肉猛烈收缩；留针时患者随意变更体位，或由于弯针、滞针时未能进行及时的正确处理等，均可造成断针。

（2）现象：行针时或出针后发现针身折断，其断端部分尚露于皮肤外，或断端全部没入皮肤之下。

（3）处理：医者必须从容镇静，嘱咐患者切勿变动原有体位，以防断针向肌肉深部陷入。若残端部分针身显露于体外时，可用手指或镊子将针起出。或断端与皮肤相平或稍凹陷于体内者，可用左手拇食两指垂直向下挤压针孔两旁，使断端暴露体外，右手持镊子将针取出。若断端完全没入皮下或肌肉深层时，应在 X 线下定位，手术取出。

（4）预防：为了防止断针，针刺前应认真检查针具。对不符合质量要求的针具应剔除。针刺时应避免过猛、过强的行针。针刺后应嘱咐患者不要随意改变体位，留针时应留部分针身在体外，以便于断针发生时取针。在进针、行针过程中，如发现弯针时，应立即出针，切不可强行刺入、行针。对于滞针等亦应及时正确处理，不可强行硬拔。

5. 血肿 血肿是指针刺部位出现的皮下出血而引起的肿痛现象。

（1）原因：针尖弯曲带钩，使皮肉受损，或刺伤血管所致。

（2）现象：出针后，针刺部位肿胀疼痛，继则皮肤呈现青紫色。

（3）处理：若微量的皮下出血而局部小块青紫时，一般不必处理，可以自行消退。若局部肿胀疼痛较剧，青紫面积大而且影响到功能活动时，可以先做冷敷止血，然后再做热敷或在局部轻轻揉按，以促使局部瘀血消散吸收。

（4）预防：仔细检查针具，熟悉人体解剖部位，避开血管针刺。出针时立即用消毒干棉球揉按压迫针孔。

6. 注意避免刺伤重要脏器组织

（1）对胸胁腰背脏腑所居之处的腧穴，不宜直刺、深刺。对肝、脾肿大及肺气肿患者更应注意。如针刺胸背、腋窝、胸胁部、锁骨上窝等部位的腧穴，若直刺过深，都有可能伤及肺脏，导致创伤性气胸，对此应及时采取治疗措施。对重要脏器所在部位的腧穴要根据其解剖结构，严格掌握进针的角度、深度，以防止医疗事故的发生。

（2）对针刺眼区和项背部的风府、哑门、风池等穴以及脊椎部的腧穴，要注意掌握一定的角度，更不宜做大幅度的提插、捻转和长时间的留针，以免伤及眼球、延髓、脊髓等重要组织器官,产生严重的不良后果。

（3）针刺少腹部的腧穴时,应根据病情掌握适当的针刺方向、角度、深度等,以免刺伤膀胱等器官。

7. 注意特殊症情的处理

（1）患者过于饥饿、疲劳、精神过度紧张时,不宜立即进行针刺。对身体瘦弱,久病体虚年老体衰及初诊惧针者,针刺手法不宜过强,体位应该选用卧位。

（2）妇女怀孕3个月以下者,不宜针刺少腹部穴位。妊娠3个月以上者,腹部、腰骶部的腧穴也不宜针刺。至于三阴交、合谷、昆仑、至阴等一些具有催产调经作用的腧穴,在怀孕期也应禁刺。在妇女月经期,若非为了调经,亦不宜针刺。

（3）小儿针刺时宜采用轻刺、速刺、浅刺法,一般不宜留针。小儿在囟门未闭合时,头顶部的腧穴不宜针刺。

（4）皮肤有感染、溃疡、瘢痕或肿瘤的部位,不宜针刺。对患有出血性疾病,有自发性出血或凝血障碍者,不宜针刺。

第二节　灸　法

灸法是用艾绒或其他药物放置于体表穴位或病变部位上熏灼、温熨,借灸火的温和热力以及药物的作用,以治疗疾病的一种方法。灸法和针刺方法一样,都是针灸治病的重要内容,同属于中医外治法的范畴。

一、施灸材料

（一）艾、艾制品

1. 艾　又称医草、灸草,为菊科多年生灌木状草本植物,生长于山野之中,我国各地均有生长,以湖北蕲州产者为佳,叶厚绒多,特称之为蕲艾。艾叶有芳香性气味。施灸的方法虽有不同,使用的材料亦有多种,但灸法的主要施灸材料大多采用艾叶制成的艾绒为主。艾叶作为施灸材料,有通经活络、祛除寒湿、回阳救逆等多方面的作用。艾绒的新陈对施灸的效果也有一定影响,新产艾绒内含挥发性油质较多,燃烧快,火力强,燃后烟雾大,烟灰易脱落,易烧伤皮肤等等,而陈艾的优点是含挥发油少,燃烧缓慢,火力温和,燃后烟雾少,烟灰不易脱落,所以临床上多应用陈艾而不用新艾。艾绒制成后最好经过干燥储藏一段时间再使用,艾绒以陈久者为上品。

2. 艾制品

（1）艾炷:将艾绒做成一定大小的圆锥形的艾团,称为艾炷,艾炷以壮为计数,每燃烧一个艾炷称之为一“壮”。

制作艾炷的方法:一般用手指搓捻。取适量的纯净陈艾绒,先置于手心中,用拇指搓紧,再放在平板上,以手拇、食、中三指边捏边旋转,把艾绒捏成上尖下平圆底的圆锥体形状。这种圆锥形小体,不但放置方便平稳,而且燃烧时火力由弱至强,患者易于接受。手工制作艾炷要求搓捻紧实,上下均匀,剔除粗梗杂物,耐燃而不易爆裂。

根据临床需要,艾炷的大小通常分为三种规格(图5-31)。据历代针灸医籍的记载和临

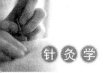

床经验,大者如蚕豆大小、中者为黄豆大小、小者为麦粒大小,皆为上尖下大的圆锥体,便于平放和点燃。为了便于临床研究,准确掌握艾炷剂量的大小,特规定出标准艾炷的直径为0.8 cm、艾炷高度为1 cm,艾炷的重量约为0.1 g,可燃烧3～5分钟。此即为临床常用的大型艾炷,中型艾炷为大型艾炷的一半大小,小型艾炷为大型艾炷的1/4大小。

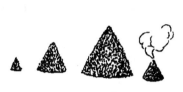

图5-31 艾炷

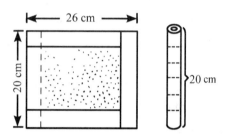

图5-32 艾条

(2) 艾条:又称艾卷,即用艾绒卷成的圆柱形长条。根据艾绒内是否添加其他药物,又可分为纯艾条(清艾条)和药艾条两类,一般药店有售。有时为了临床特殊需要,可以按照规格自行制造。取制好的陈久纯艾绒24 g,平铺在26 cm长、20 cm宽,质地柔软疏松而坚韧的桑皮纸上,将其卷成长20 cm、直径1.5 cm、重24 g的圆柱体,松紧要适中,用胶水或糨糊封口即成(图5-32)。临床常用的药艾条是在每条艾卷中掺入肉桂、干姜、丁香、独活、细辛、白芷、雄黄、苍术、没药、乳香、川椒等各等份的细末6 g而制成。并有许多特定的名称,如太乙神针、雷火神针等。其药物成分不同,药艾条的名称有别,临床适应范围各异。

(二) 其他灸材

临床除用艾作为施灸的材料外,还可以用一些其他物质作为灸材,包括火热类和非火热类两种。

1. 火热类

(1) 灯心草:为灯心草科植物,灯心草的茎髓,我国各地均有分布。性味甘、淡、微寒,入心、小肠经,清心、利尿。因其可用以点油灯而得名,为灯火灸材料。

(2) 黄蜡:即蜂蜡之黄色者,为蜜蜂科昆虫中华蜜蜂等分泌的蜡质经精制而成。性味甘、淡、平。收涩、止痛、解毒。为黄蜡灸材料。

(3) 桑枝:为桑科植物桑的嫩枝。性味苦、平,入肝经。祛风湿,通经络,利小便,降血压。为桑枝灸材料。

(4) 硫黄:为天然硫黄矿或含硫矿物的提炼品。性味温、酸。为硫黄灸材料。

(5) 桃枝:为蔷薇科植物桃或山桃的嫩枝。味苦,为桃枝灸材料。

(6) 药锭:将多种药物研末,和硫黄熔化在一起,制成药锭(药片),以之施灸。文献记载的有香硫饼、阳燧锭、救苦丹等。

(7) 药捻:以多种药物研末,用紫绵纸裹药末,捻作线香粗细的条,作为施灸材料。

2. 非火热类(药物贴敷法)

(1) 毛茛:为毛茛科植物毛茛的全草,我国大部分地区均有分布,性味辛、温,有毒。能退黄、截疟、平喘。鲜品捣烂后,可敷于穴位,作毛茛灸。

(2) 斑蝥:为芫菁科昆虫南方大斑蝥或黄黑小斑蝥的干燥全体,产于河南、广西、安徽、四川、江苏等地。性味辛、寒,有大毒,入大肠、小肠、肝、肾经。本品含斑蝥素,对皮肤、黏膜有发赤、起泡作用,可作斑蝥灸以攻毒逐瘀。

(3)旱莲草:为菊科植物鳢肠的全草,产于江苏、浙江、江西、广东等地。性味甘、酸、凉,入肝、肾经。凉血止血,补益肝肾。鲜品捣烂或晒干研末,可作旱莲灸。

(4)白芥子:为十字花科植物白芥的种子,产于安徽、河南、山东、四川、河北、陕西、山西等地,性味辛、温,入肺、胃经。利气豁痰,温胃散寒,通经止痛,散结消肿。其所含的芥子苷在水解后,对皮肤有较强的刺激作用。研末可作白芥子灸。可以用于治疗咳喘、关节疼痛、口眼㖞斜等病症。

(5)甘遂:为大戟科植物甘遂的根,产于陕西、甘肃、山东、河南等地。性味苦、寒。有毒,入脾、肺、肾经。泻水饮,破积聚,通二便。研末可作甘遂灸。

(6)蓖麻子:为大戟科植物蓖麻的种子,我国大部分地区有栽培。性味甘平。有毒,入大肠、肺经。消肿、排脓、拔毒,润肠通便。捣烂如泥膏状可作蓖麻子灸。

二、灸法的作用和适应证

灸法的温热刺激和药理作用,可以通过腧穴激发经气,进而达到调整经络脏腑功能,调节机体的阴阳平衡,最终达到防治疾病的目的。临床实践证明,灸法的适应证非常广泛,它既可以治疗经络、体表的病症,也可治疗脏腑的病症;既能治疗慢性疾病,又能治疗一些急症、危症;既能治疗虚寒证,也能治疗一些实热证。

灸法的作用和适应证,归纳起来有以下几个方面:

(一)温经通络,祛湿散寒

由于艾叶的药性温热,艾火的热力能深达肌层,温经行气,因此,灸法具有很好的温经通络、祛湿散寒的作用,临床用于治疗寒凝血滞、经络痹阻引起的各种病症,如风寒湿痹、痛经、闭经、胃脘痛、腹痛、泄泻、痢疾、乳汁不足等。

(二)升阳举陷,回阳固脱

用于治疗中气不足、阳气下陷的久泄、久痢、遗尿、遗精、阳痿、崩漏、带下、脱肛以及内脏下垂等症,还可用于元阳虚脱所致的大汗淋漓、四肢厥冷、脉微欲绝等。

(三)消瘀散结,拔毒泄热

用于治疗外科疮疡初起,以及颈淋巴结核之症,如乳痈初起、痈肿未化脓者、疮疡久溃不愈、寒性疖肿等。

(四)防病保健,强身延年

灸法可预防高血压中风、预防流感等。常灸命门、关元、气海、中脘、足三里等穴,可以强身保健,增强机体的抗病能力。

三、灸法的分类应用

灸法治疗疾病,有悠久的历史。最初是单纯的艾灸,以后衍化出多种灸法,临床一般分为艾灸和非艾灸两大类。艾灸类如艾炷灸、艾条灸、温针灸、温灸器灸等,临床上以艾炷灸和艾条灸最为常用,是灸法的主体部分。在使用艾炷灸时,根据艾炷是否直接接触皮肤又分为直接灸和间接灸两种。非艾灸类如灯火灸、药物灸(天灸)、电热灸等,临床亦较常用。灸法分类见表5-3。

表 5－3　灸法分类表

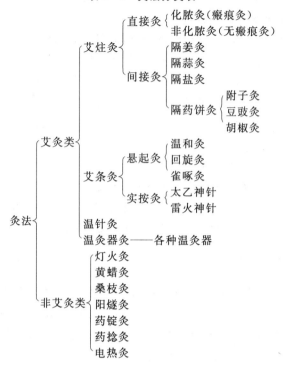

（一）艾炷灸

将艾炷放在穴位上施灸，称艾炷灸。艾炷灸可分为直接灸和间接灸两种。

1. 直接灸　将艾炷直接放在皮肤上施灸的方法，称为直接灸。根据灸后有无烧伤化脓，又分为化脓灸和非化脓灸。

（1）化脓灸：用艾炷直接放在穴位上施灸，局部组织经烫伤后，产生无菌性化脓现象。能改善体质，增强机体的抵抗力，从而起到治疗和保健作用。目前临床上，常用此法治疗哮喘、慢性胃肠炎、发育障碍、体质虚弱等疾病。化脓灸法，灼痛较甚，灸后灸疮处留有瘢痕，故亦称瘢痕灸。使用该法必须事先征得患者的同意与合作，方可施术。具体操作方法如下：

① 选择体位和点穴：因灸治要将艾炷安放在穴位表面，并且施治时间较长，故要特别注意体位的平正和舒适。体位平妥后，用碘伏在穴位上划点标记，以便施灸位置准确。

② 安放艾炷和点火：首先按要求制作好所需的艾炷，除单纯采用细艾绒外，也可在艾绒中加入一些芳香性药末，如丁香、肉桂等，有利于热力的渗透。然后，在施灸的穴位处涂以少量的大蒜汁，以增加黏附和刺激作用。艾炷放好后，用线香将之点燃。燃近皮肤时，如病人感到灼痛，可在穴位周围用手指轻轻拍打，以减轻痛感。每灸完 1 壮，以纱布蘸冷开水抹净所灸穴位，复按前法再灸，一般可灸 7～9 壮。

③ 贴敷消炎膏药：灸完规定壮数后，应将局部擦拭干净，然后在施灸穴位上贴敷消炎膏药或玉红膏，可 1～2 日换贴 1 次。数日后，施灸部位逐渐出现无菌性化脓反应，如脓液多，膏药亦应勤换，经 30～40 日，灸疮结痂脱落，局部留有瘢痕。在灸疮化脓时，局部应注意清洁，避免污染，以免并发其他炎症。同时，可多食用营养较丰富的食物，促使灸疮的正常透发，有利于提高疗效。

④ 灸后调养：由于化脓灸耗伤精血较多，故灸后调养颇为重要，灸后一般要嘱病人多休

息,避免重体力劳动,注意避免灸疮面摩擦和受压,痒时不能搔抓。如偶尔发现有灸疮日久不愈者,可采用外科方法予以处理。

(2)麦粒灸:采用麦粒大艾炷放在穴位上施灸,其方法是,先在穴位上涂些凡士林,将小艾炷黏附于皮肤上,点燃艾炷,待病人感到皮肤稍微灼痛时,立即将艾火压灭。也可再继续灸3~5秒,此时施灸部位皮肤可出现一块比艾炷略大一点的红晕,且有汗出,隔1~2小时后,就会发泡,不需挑破,任其自然吸收。如水泡较大,可用消过毒的毫针点刺数孔,放出液体,局部涂些碘伏药水即可。一般短期内局部皮肤留有色素沉着,不会遗留瘢痕。此法临床上适用于哮喘、瘰疬、皮肤疣、眩晕、肺结核等疾病的治疗。

(3)非化脓灸:将艾炷直接置放于穴位皮肤上点燃施灸,但与化脓灸的操作不同,感觉温烫即止,不致透发成灸疮,故而没有瘢痕形成,所以称为非化脓灸,或称无瘢痕灸。其操作方法是,先将施灸穴位皮肤上涂以少量凡士林,以便艾炷能黏附在穴位上,然后将小艾炷放在上面,并将之点燃,当艾炷燃至2/5或1/4而患者感到微有灼痛时,即用镊子将艾炷夹去或压灭,更换艾炷再灸,如此连续灸3~7壮,一般灸至局部皮肤出现红晕而不起泡为度。因其皮肤无灼伤,疼痛感亦很轻微,易被患者所接受,为现在临床常用灸法之一。一般虚寒性疾病如哮喘、眩晕、慢性腹泻、风寒湿痹等,均可采用非化脓灸法治疗。

2. 间接灸 是相对于直接灸而言的,即艾炷不直接与皮肤接触,在艾炷与皮肤之间隔垫上某种药物施灸的一种方法(图5-33),故又称隔物灸、间隔灸。其具有艾灸与药物的双重作用,加上本法火力温和,患者易于接受。间接灸法,种类很多,广泛应用于内、外、妇、儿、五官科疾病。各种间接灸的名称是以相应的药物来命名的,如隔以生姜者,称隔姜灸。

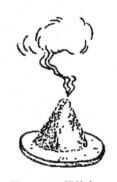

图5-33 间接灸

临床常用的间接灸有以下几种:

(1)隔姜灸:取新鲜生姜一块,切成厚约0.2~0.3 cm的姜片,厚薄要均匀,姜片大小可以根据施灸部位及所用艾炷大小而定,中间以针穿刺数孔,上置艾炷放在应灸的部位,然后点燃施灸,当患者感到灼热时,可将姜片稍稍上提,然后重新放下,反复进行,或在姜片下衬一薄层干棉花,放下再灸。一般每次每穴施灸3~5壮至局部皮肤潮红湿润为度。此法适用于一切虚寒性病症,如呕吐、腹痛、泄泻、遗精、阳痿、早泄、不孕、痛经、面瘫和风寒湿痹等。

(2)隔蒜灸:用鲜大蒜头切成0.2~0.3 cm的薄片,厚薄均匀,中间用针穿刺数孔,上置艾炷放在穴位或患处,然后点燃施灸,每灸4~5壮,更换蒜片,每穴每次灸5~7壮。也可取适量大蒜,捣如泥状,敷于穴位或患处,上置艾炷点燃施灸。因大蒜汁对皮肤有刺激性,灸后容易起泡,应注意保护灸面。此法多用于治疗颈淋巴结核、肺结核、未溃疮疡、虫蚁蛇咬等症。

(3)隔盐灸:又称神阙灸,只适用于脐部(图5-34)。用纯净干燥的细盐填平脐孔,再放上姜片和艾炷施灸。如不用姜片,将艾炷直接放在食盐上灸,则食盐受火容易爆起,造成烫伤,应予注意。临床一般施灸5~9壮,适用于急性腹痛、吐泻、痢疾、疝痛、小便不利等。本法具有回阳、救逆、固脱之功,又可用于四肢厥冷、虚脱之证,但必须用大艾炷连续施灸,不计壮数,直至体温回升、症状改善为度。

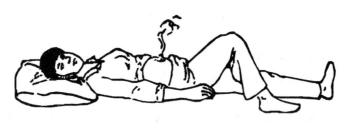

图 5-34 隔盐灸

（4）隔附子灸：取熟附子用水浸透后，切片厚 0.3～0.5 cm，中间用针穿刺数孔，上置艾炷放在穴位上施灸。也可将附子研粉，以黄酒调和做饼，直径约 3 cm，厚约 0.8 cm，中间以针穿刺数孔，放在穴位处，上加艾炷施灸，饼干更换，直至皮肤出现红晕为度。本法适宜于治疗各种阳虚病症，如阳痿、早泄、遗精、宫寒不孕以及久溃不敛的疮疡等。

（5）隔豆豉饼灸：用淡豆豉粉以黄酒调和，做成疮口大的饼，厚约 0.4～0.6 cm，用粗针穿孔数个，置于疮面上，放上艾炷灸之，勿使皮破，以患者有温热舒适感为度，每日可灸 2～3次。本法对痈疽发背、顽疮、恶疮肿硬不溃，或溃后久不收口、疮面黑暗等症最为有效，可促使疮口愈合。

（6）隔胡椒饼灸：以白胡椒粉加适量白面粉，用水调和，做成厚约 0.3～0.5 cm、直径2～3 cm 的圆饼，中间按成凹窝，内置适量药末（如丁香、麝香、肉桂等），把凹窝填平，上置艾炷施灸。每次 5～7 壮，以患者感到温热舒适为度。本法用于治疗胃寒呕吐、腹痛泄泻、风寒湿痹、局部麻木不仁等症。

（二）艾条灸

艾条灸是将艾条一端燃着后，在穴位或患处施灸的一种治疗方法。有悬起灸和实按灸两种。

1. 悬起灸　是将点燃的艾条悬于施灸部位之上进行熏灼的一种灸法。按其操作方法可分为温和灸、雀啄灸和回旋灸。

（1）温和灸：将艾条燃着的一端，靠近应灸的穴位或患处进行熏烤，约距离皮肤 2～3 cm（图 5-35），使患者局部有温热舒适感觉而不灼痛为宜。一般每穴灸 10～15 分钟，或更长一些时间，至皮肤红晕湿润为度。对于局部知觉减退或小儿，医者可将食、中两指置于施灸部位两侧，这样可以通过医者手指的感觉来测知患者局部受热程度，以便随时调节施灸距离，掌握施灸时间，防止烫伤。本法适用于灸治各种病症。

（2）雀啄灸：将艾条燃着的一端对准施灸部位，并不固定在一定距离，而是类似鸟雀啄食一样的一起一落、忽近忽远地施灸（图 5-36）。一般每穴灸 5 分钟。多用于治疗小儿疾病、急性晕厥、胎位不正、产后缺乳等。此法热感较强，注意防止烧伤皮肤。

（3）回旋灸：将艾条燃着的一端接近施灸部位，虽保持一定距离，但并不固定于一处，而是向左右方向移动或平行往复回旋熏灸（图 5-37）。一般可灸 20～30 分钟。适用于治疗风湿痛、神经性麻痹及广泛性皮肤病等。

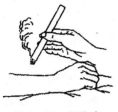
图 5 - 35　温和灸

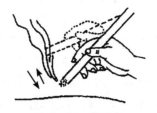
图 5 - 36　雀啄灸

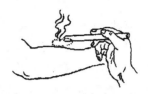
图 5 - 37　回旋灸

2. **实按灸**　选定施灸穴位,用特制的药艾条(或用太乙神针,或用雷火神针等)点燃一端。一种方法是在所灸穴位上,覆盖 10 层棉纸或 5～7 层棉布,再将艾火隔着纸或棉布,紧按在穴位上,停留 1～2 秒即提起,稍停再按,若艾火熄灭可重新点燃,如此反复施灸(图 5 - 38)。最好点燃两支艾条,交替按压,使药气温热透入深部。每穴按灸 10 次左右。另一种方法是将艾条点燃的一端,以 7 层棉布包裹,紧按在穴位上,如病人感觉太烫,可将艾条略微提起,等热减再按灸,如此反复施术。如火熄、冷却,则重新点燃灸之。每穴可按 5～7 次,垫物将烧成焦黄,而不能使之燃着起火,反复数次之后,穴位皮肤上即出现大面积的温热和红晕现象,热力深入,久久不消。此法优点是灸得快、省时间、面积大。临床上适用于病位较深的风寒湿痹、痿证及腹痛、泄泻等疾病。

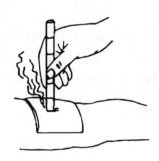
图 5 - 38　实按灸

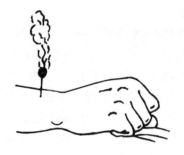
图 5 - 39　温针灸

（三）温针灸

温针灸又称烧针尾、传热灸、针上加灸,是针刺与艾灸相结合的一种方法。适用于既需要针刺留针,又需施灸的疾病。其操作方法是,将针刺入穴位得气后,给予适当补泻手法,然后留针在适当的深度,再取约 2 cm 长艾条一段,套在针柄上,或在针柄上裹捏如枣大的纯净细软的艾绒团,距离皮肤 2～3 cm,从艾条或艾团的下端点燃施灸(图 5 - 39),使热力通过针身传入体内,达到治疗目的。

温针灸具有针刺和艾灸的双重作用,一般针刺和艾灸的共同适应证均可运用,如腰脊、关节、肢体冷痛、胃脘冷痛、闭经、痛经等。

要注意的是,针刺留针要有一定的深度。针柄套上艾条或捏上艾团后毫针不能倒卧;施灸过程中,嘱咐病人不要变动体位,防止燃着的艾绒落下烧伤皮肤或衣物;艾条或艾团应从下端点燃,易于温热向下传导。如毫针太热,可随时调整针刺的深度。为防止烫伤,也可用适当大小的厚纸片剪开一条缝套于针体,覆盖在穴位皮肤上,以防艾火掉落烫伤皮肤,起到保护作用。

（四）其他灸法

1. **灯火灸**　又称灯草灸、神灯照,民间叫打灯火。是用灯心草蘸油点燃后,在穴位或患处快速灸灼的方法。是民间沿用已久的简便疗法。操作方法分三个步骤：① 点穴：根据疾病选定穴位后，用有色水笔作一记号标点穴位。② 燃火：取 3～4 cm 长的灯心草，将一端浸入油(麻油、花生油均可)中约 1 cm，点火前用软棉纸吸去灯草上的浮油，防止油过多，点燃后滴下烫伤皮肤或烧坏衣物，施术者用右手拇、食两指捏住灯心草上 1/3 处，即可点火，火焰不要燃之过大。③ 爆淬：将燃火一端慢慢向穴位处移动，并稍停瞬间，待火焰略一变大，则立即垂直接触穴位标志点。勿触之太重或离穴较远，要做到燃火之端似触及而又非接触皮肤，随即发出"啪、啪"清脆的爆淬声，迅速离开，火亦随之熄灭。如无此响声，应重复一次。灸后皮肤稍有微黄，偶尔也可起小水泡，为恰到好处。如果水泡破裂，可涂些碘伏药水，预防感染。灯火灸主要适用于小儿急性病证，如腮腺炎、咽喉炎、吐泻、麻疹等。

2. 天灸　亦名自灸、敷灸。天灸种类很多，下面介绍几种临床常用的方法。

(1) 蒜泥灸：取 3～5 g 大蒜泥涂敷于穴位上，敷灸时间为 1～3 小时，以局部皮肤发痒变红或起泡为度。如敷灸涌泉治疗咯血、衄血，敷灸合谷穴治疗扁桃体炎，敷灸鱼际穴治疗咽喉炎等。

(2) 白芥子灸：将白芥子粉用醋调成糊膏状，取 5～10 g 贴敷于穴位上，油纸覆盖，胶布固定，或将白芥子粉 1 g，放置在直径 5 cm 的圆形胶布中央，直接贴敷在穴位上。敷灸时间为 2～4 小时。以局部充血潮红，或皮肤起泡为度。该法主治寒湿疼痛、肺结核、哮喘、面神经炎等病症。

(3) 斑蝥灸：先取胶布一块，中间剪一小孔如黄豆大，贴在施灸穴位上以暴露穴位并保护周围皮肤，然后将斑蝥粉少许置于孔中，上面再贴胶布固定。以局部发痒变红起泡为度，去除胶布与药粉。也可用适量斑蝥粉，以甘油调和外敷；或将斑蝥浸于醋中，或 95％乙醇中 10 日后，用浸泡液擦抹患处。该法可主治牛皮癣、神经性皮炎、关节疼痛、黄疸、胃病等。本品对皮肤有强烈的刺激作用，故孕妇及年老体弱、肾病者禁用。

此外，甘遂粉贴敷中极穴治疗尿潴留，马钱子粉敷贴地仓、颊车穴治疗面神经麻痹，吴茱萸粉醋调敷贴涌泉穴治疗高血压、口腔溃疡、小儿水肿等；葱白捣烂敷贴患处治疗急性乳腺炎，五倍子、何首乌各等分研末醋调成膏状，每晚睡前敷于脐中，次日清晨取下，治疗小儿遗尿症等，皆为民间常用的天灸疗法。

3. 黄蜡灸　是将黄蜡烤热，用以施灸的方法。其方法是先以湿面粉沿着肿根围成一圈，高约 3 cm，圈外围布数层。圈内铺蜡屑 10～13 cm 厚，随后以铜勺盛炭火在蜡上烘烤，使受热熔化。蜡冷凝结后，再添蜡屑烘灸，以添到周围满为度。此法有拔毒消肿的作用。此外，关节痛等症亦可应用本法。

四、注意事项

1. 根据体质和病情选用合适的灸法，耐心解释，以取得病人的合作。如选用化脓灸时，一定要征得病人同意。

2. 施灸前根据病情选穴位，施灸时体位要平正舒适，且能持久固定，也需便于操作。

3. 应掌握施灸的先后顺序。古代医家对此有明确的论述，如《千金要方》说："凡灸当先阳后阴，……先上后下"，《明堂灸经》也指出："先灸上，后灸下，先灸少，后灸多"。这都是从临床经验中总结出的施灸程序。

4. 艾炷灸的施灸量常以艾炷大小和灸壮的多少为标准，而临床上实际需要量应以病人的病情、年龄、体质以及施灸的部位来衡量掌握。

5. 灸治应用广泛,虽可益阳亦能伤阴,临床上凡属阴虚阳亢、邪实内闭及热毒炽盛等病症,应慎用灸法。

6. 颜面部、乳头部、心前区、大血管部和肌腱处不可用化脓灸,对睛明、丝竹空、瞳子髎、人迎、曲泽、委中等穴一般禁灸或慎灸。空腹、过饱、极度疲劳、畏惧灸法者应慎施灸。妇女妊娠期、月经期、腰骶部和少腹部不宜用化脓灸及刺激较强的天灸(如斑蝥灸等)。

7. 对小儿及昏迷、肢体麻木不仁、感觉迟钝的患者,切勿施灸过量,避免烧烫伤。

8. 化脓灸和天灸后,局部应注意护理,避免感染,如感染发炎时要及时处理。

9. 施灸后皮肤出现红晕属正常现象。若艾火热力过强,施灸过重,皮肤发生水泡时,水泡小者,可待其自行吸收;水泡较大者,可用消毒针沿皮穿刺,放出水液,涂以碘伏药水,覆盖消毒纱布保护,数日内即可痊愈。

10. 用灸法治病出现晕灸者比较少见,但偶有发生,其现象和处理同晕针相同。

11. 施灸进程中,要防止艾火烧坏患者衣服、被褥等物。施灸完毕,必须把艾条和艾炷之火彻底熄灭,以防复燃发生火灾。

思考题

1. 进针方法有哪些? 各有什么特点?
2. 何为行针? 有哪些基本手法与辅助手法?
3. 正常的针感是什么感觉? 针感有何意义?
4. 影响针刺补泻的因素有哪些?
5. 简述弯针的处理方法。
6. 试述晕针的表现、出现的原因、处理方法及预防措施。
7. 艾灸有哪些种类?
8. 简述温针灸的操作方法。
9. 试述瘢痕灸的操作、灸疮的护理及禁忌。

第六章 耳针疗法

　　耳针疗法是指通过耳廓诊断和治疗疾病的一种方法,是祖国医学针灸学的一个重要分支。本章学习具体要求如下:

　　1. 了解耳穴的起源,耳穴国标的形成过程与特点。

　　2. 掌握耳廓的解剖结构、耳穴的分布规律,常用耳穴的定位。

　　3. 掌握耳穴的选穴思路、刺激方法及注意事项。

　　耳针疗法是针灸学的一个重要分支,是指在中医理论和现代科学知识指导下,通过刺激或检查耳穴达到防治疾病、手术镇痛和辅助诊断目的的一门学科。

　　耳针在我国古代文献中早有记载,近代应用耳穴诊断、治疗、预防疾病、保健等方面的研究的深度和广度又有新的发展,并已发展成耳穴诊断治疗体系,故称"耳穴诊疗学"。它不仅在我国医疗事业中发挥了很好的医疗保健作用,而且也对世界医学产生影响、作出贡献。

第一节　耳针的起源和发展

　　通过对国内外文献的考证、分析,综合 50 多年来我们在耳针临床应用的亲身体验和实验研究,我国耳针的起源和发展可以概述为如下四点:

一、借耳诊治疾病在中国有悠久的历史和丰富的经验

　　早在公元前 7 世纪到公元前 2 世纪成书的《阴阳十一脉灸经》中就有耳脉的记载,在后来的《黄帝内经》中至少有 30 多处提到借耳诊病的经验和理论(包括耳与经络、脏腑的关系,望耳诊断病症,耳穴与耳廓刺激防治病症等)。散在记载于历代医学著作中和民间流传的借耳诊治病症的经验也很丰富。据文献记载,定位与名称均有记载的耳穴有窗笼、耳中、耳尖、珠顶、郁中、三扁桃体穴、耳背穴等;刺激耳廓治疗的病症有头痛、眼病、气喘、面瘫、胃病等 14 种。1888 年《厘正按摩要术》一书中记载了张振鋆用于诊断小儿病症的耳背分属五脏图,该图将耳背上部划属心肺,中部划属脾胃,下部划属肝肾。民间有很多以耳廓刺激治疗疾病而闻名于世的医家,如 20 世纪 30 年代杭州的"金耳朵医生"、50 年前山西运城的孙三爷等。按摩手技中的"双凤展翅"、"黄蜂入洞"和"猿猴摘桃"等都源于以耳廓治病的经验。1956 年山东省莱西县卫生院发表了他们验证民间经验《针刺耳轮三点治疗急性扁桃体炎》的文章,这

是新中国成立后,在杂志上发表的较早的有关耳针的文献之一。

二、法国外科医生 P. Nogier 提出形如倒置胎儿分布的耳穴图

尽管利用耳廓诊断与治疗疾病在中国被大量应用并有较多记载,但并未形成系统的耳穴模型图。法国外科医生 P. Nogier 在受到一位旅居马赛的中国人"灼耳治疗坐骨神经痛"方法的启发后,开始研究耳穴的规律性分布。他在观察了几例用烧灼外耳上的一个点治疗坐骨神经痛之后,采用同样方法成功地治疗了同类病人。在进行大量的相关研究讨论后,他推想如果耳部与坐骨神经痛相关的点也代表了腰骶关节的话,那么,对耳轮的其余部分可代表脊柱,只是处于倒置的状态。诺吉用几个临床研究证实了这个假设,从逻辑上推理,耳的其他部分应与身体的其他部分相对应;仍是倒置型。于是他提出一种看法,认为耳廓与倒置的胎儿非常相似,头朝向耳的下缘、足朝向耳的上缘、身体在中间。

1956 年诺吉首次向法国针灸学会提出了他有关耳针疗法的发现,提出了 42 个耳穴点和形如胚胎倒影的耳穴分布图。这一耳穴图促成了耳穴的系统化。1958 年,诺吉的研究成果经叶肖麟在《上海中医药杂志》发表。随后,我国医务工作者及众多的学者们,以极大的热情开始了耳针的临床观察与各种实验研究。耳针得以迅速传播,成为当时全国城乡普及针灸治疗的重要内容之一。

三、近 50 年来我国在耳针的临床和实验研究方面均做了大量工作,把耳针提到一个新的水平

学习了 P. Nogier 的耳穴图后,我国医务工作者更加注意在发掘祖国医籍中借耳穴诊治病症的经验上下工夫,对耳针进行了广泛的实践。1958 年以后,上海、天津、北京、山西、南京等地先后成立了耳针研究组、协作组,中国科学院生理研究所、原北京医学院等高等医学院校、科研单位和一些综合医院都积极投入了耳针的应用和研究。用耳针治疗过的病症很快就达到近百种,适应证遍及内、外、妇、儿、皮肤、眼、耳、鼻、喉等各科。临床观察到耳针对急性扭伤性疼痛、腮腺炎、支气管炎、哮喘、肾绞痛、胆石症、痛经、遗尿、假性近视、感冒引起的鼻塞、耳鸣及呃逆等几十种病症疗效较好。耳针的刺激方法也先后增加了电针、放血、耳穴注射、埋针、耳灸、耳压、耳穴贴膏、按摩、磁疗、魔针、光针等,则使耳穴治病向无痛化大大迈出了一步。耳穴辅助诊断疾病积累了丰富的经验,尤其是耳廓视诊、耳穴压痛、电探测与微电脑相结合、耳穴多维电特性的研究及耳穴染色等方面均有所进展,使耳廓视诊更加客观化。在我国开创的针刺麻醉中耳针麻醉也占有一定的地位,它大大促进了耳针作用原理的研究。在耳针的研究中,各医学院校和研究部门不仅对许多病症进行了指标明确、设计严密、颇有说服力的临床研究和动物实验,而且还从经络、神经、体液、耳廓的胚胎发育、耳针与生物全息论、耳针与免疫等方面,运用解剖学、生理学、组织学、生物化学、组织化学及交叉循环、核医学等方法,对耳穴与躯体内脏的相关性,耳穴、经穴、内脏三者的相关性进行了细致观察,取得了可贵的资料。1975 年,耳针内容被编入高等中医药院校《针灸学》教科书,成为微针系统中应用和研究最多的一种刺激方法。

四、积极支持 WHO 耳针术语标准化工作,促进国际耳针学术交流

几十年来,我国医务工作者和科技工作者对耳穴在诊疗、麻醉方面的经验,进行了大量

总结。据不完全统计,我国现出版的耳针专著在 120 册左右,仅据 CBMdisc 收录的自 1977 年到 2001 年上半年有关耳针的文献就有 2 757 篇,且呈逐年上升趋势。近十余年来,每年都召开全国性或地方性的耳针学术会议,我国还先后组织了三次国际性耳针学术会议。通过国内外同行间的互访,WHO 与我国合作的三个国际针灸培训中心的教学工作等多种形式,开展耳针交流。我院针灸科作为南京国际针灸培训中心的实习基地之一,曾先后与全世界五大洲 40 多个国家的同行进行过相关交流工作。

1982 年以来,我国积极参与 WHO 主持的耳穴标准化工作,并于 1992 年 10 月由国家技术监督局颁布了《中华人民共和国国家标准 GB/T 13734—92 耳穴名称与部位》(简称《耳穴国标》)。这是我国中医领域继《经穴国家标准》后的第二个国家标准。这不仅为我国耳针的医、教、研、学术交流制定了共同语言,也为 WHO 主持的耳穴国际标准化工作提供了经验。东、西方耳针是在不同历史条件下发展起来的,各有特色,我们期待着一个国际统一的"耳针术语"早日诞生,以利耳针学术的交流和健康发展,使耳针能更好地为各国人民健康服务。

第二节　耳与经络、脏腑的联系

1973 年我国文物考古工作者在湖南长沙马王堆三号墓出土了包括有《足臂十一脉灸经》和《阴阳十一脉灸经》的帛书,这是目前已知最早的经脉学和灸疗专著。在《阴阳十一脉灸经》中就有"耳脉"的记载。在以后的《内经》和历代医学著作中都记述了许多借耳诊治疾病的理论和具体方法,这些内容主要包括:耳与经络的关系、耳与脏腑的关系。

一、耳与经络的联系

继马王堆帛书后,《黄帝内经》不仅将"耳脉"发展成了手少阳三焦经,而且对耳与经脉、经别、经筋的关系都有了比较详尽的记载。如《灵枢·邪气脏腑病形篇》记载:"十二经脉三百六十五络,其气血皆上于面而走空窍,其精阳之气,上走于目而为睛,其别气走于耳而为听"。《灵枢·经脉》篇记载:"小肠手太阳之脉……其支者,却入耳中。""三焦手少阳之脉……其支者,……系耳后,直上出耳上角,……其支者,从耳后入耳中出走耳前。""胆足少阳之脉……其支者,从耳后入耳中,出走耳前。""手阳明之别……入耳,会于宗脉。""胃足阳明之脉……上耳前。""膀胱足太阳之脉……其支者,从巅至耳上角。"《灵枢·经筋》篇还提到了足阳明之筋、手太阳之筋、手少阳之筋与耳的联系。根据《灵枢》经的记载,循行耳区的经脉与手足三阳经的关系最为密切。六条阴经虽不直接入耳,但却通过经别与阳经相合。因此,十二经都直接或间接上达于耳,如《灵枢·口问》篇曰:"耳者,宗脉之所聚也"。

到了宋代,杨士瀛说:"十二经脉,上终于耳,其阴阳诸经适有交并。"至金元时有关耳部经络的阐述出现了盛况。如刘完素《六书·耳鸣》篇提到"盖耳为肾之窍,交会手太阳、少阳、足厥阴、少阴、少阳之经";李杲《十书·耳箫声篇》说"胆与三焦之经同出于耳";罗天益《卫生宝鉴》记载"五脏六腑,十二经脉有络与耳者","夫耳者,宗脉之所聚,肾气之所道,足之阴之经也";朱震亨《丹溪心法》提出"盖十二经脉,上络于耳"和"耳为诸宗脉之所附";滑伯仁《十四经发挥》论"手少阳……从耳后翳风穴入耳中"和"足少阳……从耳后颞颥间过翳风之分入耳中"。

明代对于耳部经络又有深入阐述。李时珍《奇经八脉考》从奇经八脉角度阐述了耳和经脉的关系,如阴阳二跷脉循行"入耳后";阳维脉"循头入耳"。徐春圃《古今医统》记载"且十二经脉上络于耳,其阴阳诸经适有交并,精气调和,血气充足,则耳闻目聪"。王肯堂《证治准绳》说:"耳属足少阴肾经,又属手少阴心经,又属手太阴肺经,又属足厥阴肝经,又属手足少阳三焦经、手太阳小肠经之会,又属手足阳明大肠经,又属足太阳膀胱经,又属手足少阴心肾、太阴肺脾、足阳明胃经之络。"张介宾《类经》说:"手足三阴三阳之脉皆入耳中。"

清代沈金鳌《杂病源流犀烛》中说:"阳跷……下耳后,入风池而终。"由此可见耳与十二经络关系最为密切。耳廓虽小,却是诸经通过、终止、会合的场所。上述这些论述与记载为后来耳针的发展奠定了理论根据与研究基础。实践中表明了针刺耳廓常出现沿一定的经络感传;在经络的普查中又看到刺激十二经井穴时,有些经络的感传可通达耳廓,这种耳与经络的关系,是值得研究探讨的。

二、耳与脏腑的联系

耳与脏腑有着极为密切的生理关系,《灵枢·五阅五使》篇记述"耳者,肾之官也",《素问·金匮真言论》记"南方赤色,入通于心,开窍于耳,藏精于心"。《素问·脏器法时论》曰:"肝病者……虚则……耳无所闻……气逆则头痛,耳聋不聪。"《素问·玉机真脏论》记:"脾……不及则令人九窍不通。"《难经四十难》记:"肺主声,令耳闻声。"《灵枢·脉度》篇记:"肾气通于耳,肾和则耳能闻五音矣。"

唐代孙思邈《千金方》中又进一步提出:"神者,心之脏;舌,心之官,故心气通于舌,舌和则能审五味矣。心在窍为耳……心气通于舌,非窍也。其通于窍者,寄见于耳,荣华于耳"。

《证治准绳》记:"心在窍为舌,以舌非孔窍,故窍寄于耳。则肾为耳窍之主,心为耳窍之客。"沈金鳌在《杂病源流犀烛》中曰:"耳属足少阴,肾之寄窍也;耳所致者精,精气调和,肾气充足,则耳聪。若劳伤气血,风邪乘虚,使精脱肾惫则耳聋,是肾为耳聋之原也。然肾窍于耳,所以聪听,实因水生于金,盖肺主气,一身之气贯于耳。"

祖国医学将眼分五轮八廓、舌分五腑、脉分寸关尺候脏腑,面部、鼻部、手心、足底也分各部以应脏腑。同样,张振鋆(1888年)在汇集许多古代医著经验的基础上,将耳背分为心、肝、脾、肺、肾五部。这种分部方法源于祖国医学的整体观,体现了祖国医学中局部与整体的相关性。在诊疗上具有较高的实用价值,值得我们研究发掘。

第三节　耳廓解剖

一、耳廓表面解剖名称

(一)耳廓正面表面解剖名称(图 6-1)

1. 耳轮——耳廓外缘向前卷曲的部分。

2. 耳轮结节——耳轮外上方稍肥厚的结节状突起,又称达尔文结节。

3. 耳轮尾——耳轮下缘与耳垂交界处。

4. 耳轮脚——耳轮深入到耳甲腔的横行突起。

5. 对耳轮——与耳轮相对的隆起处。

6. 对耳轮上脚——对耳轮向上的分支。

7. 对耳轮下脚——对耳轮向下的分支。

8. 三角窝——对耳轮上下脚之间构成的三角形凹窝。

9. 耳舟——对耳轮与耳轮之间的凹沟。

10. 耳屏——耳廓前面的瓣状突起,又称耳珠。

11. 对耳屏——耳垂上部与耳屏相对的隆起。

12. 屏上切迹——耳屏上缘与耳轮脚之间的凹陷。

13. 屏间切迹——耳屏与对耳屏之间的凹陷。

14. 轮屏切迹——对耳屏与对耳轮之间的凹陷。

15. 耳甲——是由对耳屏和弧形的对耳轮体部及对耳轮下脚下缘围成凹窝。

16. 耳甲艇——耳轮脚以上的耳甲部。

17. 耳甲腔——耳轮脚以下的耳甲部。

18. 耳垂——耳廓最下部无软骨的皮垂。

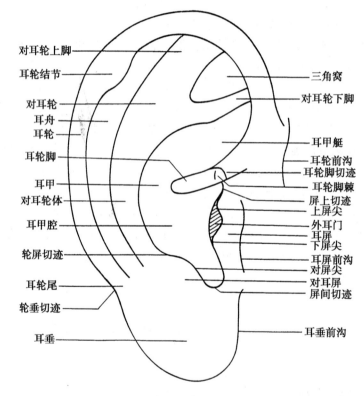

图 6-1 耳廓正面表面解剖名称示意图

(二)耳廓背面表面解剖名称(图 6-2)

耳廓背面的解剖有三个面、五个沟、四个隆起。

1. 三个面

(1)耳轮背面——耳轮的外侧面,因耳轮是向前卷曲的,故此面多向前方。

(2)耳轮尾背面——耳舟隆起与耳垂背面之间的平坦部分。

(3)耳垂背面——耳垂背面的平坦部分。

2．五个沟

（1）对耳轮沟——对耳轮上脚和对耳轮体部背面的凹沟。

（2）对耳轮下脚沟——对耳轮下脚的背面，是一条从内下略向外走行的凹沟，又称耳后上沟。

（3）对耳轮上脚沟——对耳轮上脚在耳背呈现的凹陷。

（4）耳轮脚沟——耳轮脚的背面。

（5）对耳屏沟——对耳屏背面的凹陷。

3．四个隆起

（1）耳舟隆起——耳舟的背面。

（2）三角窝隆起——三角窝的背面，即对耳轮上脚沟与对耳轮下脚沟之间。

（3）耳甲艇隆起——耳甲艇背面之隆起。

（4）耳甲腔隆起——耳甲腔背面之隆起。

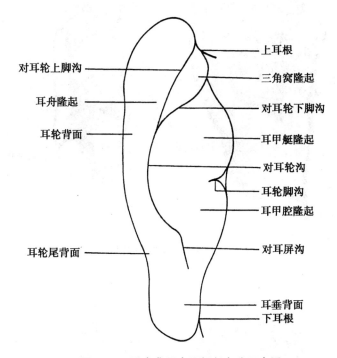

图 6-2　耳廓背面表面解剖名称示意图

二、耳廓的结构

（一）耳廓的形态与分布

耳廓是外耳的组成部分，位于下颌窝和颞骨、乳突之间，呈垂直方向生长，耳的前外面凹陷，后内面隆凸。

（二）耳廓的组织结构

耳廓以弹性软骨为支架，并附有韧带、脂肪、结缔组织和退化的肌肉，以及覆盖在外层的皮下组织和皮肤等结构。耳廓的神经分布极为丰富，其中脊神经有来自颈丛的耳大神经和枕小神经，脑神经有来自三叉神经分支的耳颞神经、面神经耳支、迷走神经分支和舌咽神经分支合成的耳支及来自颈动脉丛的交感神经。耳廓的动脉,来自颈外动脉的分支颞浅动脉和耳后动脉,在耳廓深部沿软骨膜行走。颞浅动脉在外耳门前方分出 3 支主要供应耳廓前面。耳后动脉从下耳根沿耳廓背面上行,主要供应耳廓背面(图 6-3)。耳廓静脉起于耳廓浅层,前面汇成 2~3 支较大静脉,经颞浅静脉注入颈外静脉。耳背小静脉亦汇成 3~5 支,经耳静脉汇入颈外静脉(图 6-4)。耳廓的淋巴多成网状,主要流入耳廓周围的淋巴结。根据其流向分成前、后、下三组,前组流入耳前淋巴结和腮腺淋巴结,后组流入耳后淋巴结和乳突淋巴结,下组流入耳下淋巴结,三组淋巴结均汇入颈上淋巴结(图 6-5)。耳廓的软骨、肌肉、神经分布及神经支配见图 6-6、图 6-7、图 6-8。

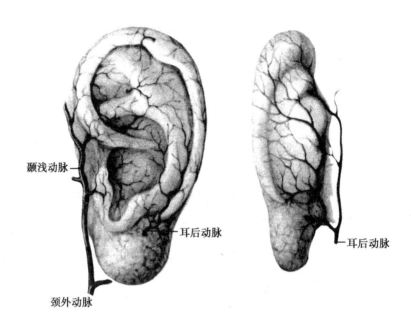

颞浅动脉

耳后动脉

颈外动脉

耳后动脉

图 6-3　耳廓的动脉供应图

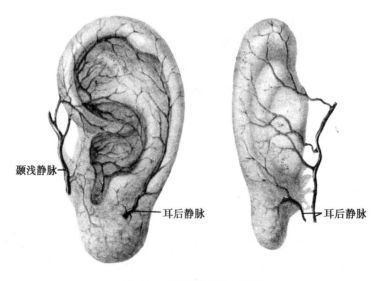

颞浅静脉

耳后静脉

耳后静脉

图 6-4　耳廓的静脉回流图

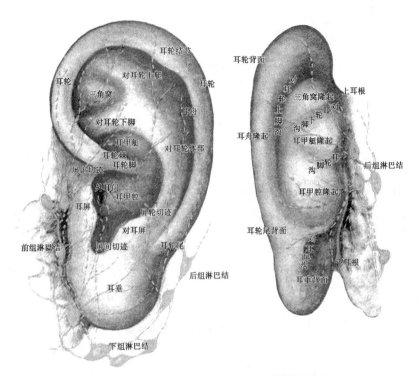

图 6 - 5 　耳廓的表面解剖名称和淋巴回流图

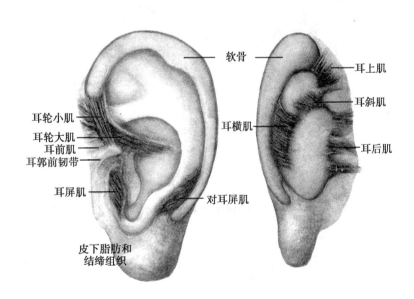

图 6 - 6 　耳廓的软骨和肌肉图

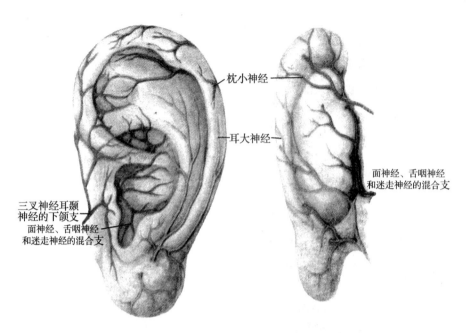

图 6-7　耳廓上各神经的主要分支图

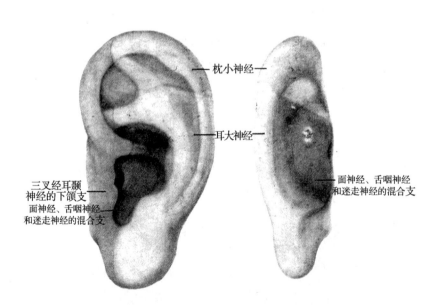

图 6-8　耳廓上神经支配的大致分区图

第四节　耳　穴

一、耳穴的含义和别称

耳穴是指分布在耳廓的穴位,即在耳廓上可用于诊疗病症的区点。

耳穴和全身的穴位一样，多数源于临床实践，在很大程度上是经验性的。由于人们对耳穴本质的认识尚属肤浅，至今尚难下一个全面、确切的定义。20世纪80年代以来，为了说明"特定区点"的含义，人们归纳了当时的认识，指出：当某人躯体内脏有病时，往往会在耳廓某一个部位出现痛敏感、皮肤电特性(电阻、电容、电位)改变、变色(充血、缺血、色素沉着)、变形(隆起、凹陷、皱褶、丘疹、水疱、脱屑、血管变化等)等反应，医务人员即可刺激这些部位防治疾病，也可根据这些部位的反应，辅助诊断某些疾病。人们常将这些特定的部位称为耳穴。

因耳穴与上述反应有关，故又称为"反应点"、"压痛点"、"良导点"、"敏感点"、"反射点"等别称。

二、我国耳穴的来源

1. 来自对古代文献的发掘和民间经验的收集如耳中、耳尖、屏尖、郁中等。

2. 来自对国外经验的借鉴和验证，如皮质下穴、内分泌穴、指、腕、肘、肩穴等。

3. 近40年来国内大量临床诊疗、耳针麻醉和实验研究中发现的耳穴如轮1～轮4、耳迷根穴、内生殖器穴、耳背沟穴、三焦穴、牙穴、腰椎穴等。

三、《耳穴国标》简介

(一)提出《耳穴国标》的背景

对我国耳穴研究过程的简单回顾可以发现，有一个时间段，随着我国耳针疗法的不断普及，耳穴数量不断增加(据1972年我们对40份资料的统计，耳穴名称达到284个。若以同名而部位各异的耳穴均为不同的耳穴计，则小小耳廓已逾千穴)。但是，作为单穴进行过科学实验或临床分析者并不多，大多数耳穴属于经验总结，有些耳穴只是推论出来的。

耳穴的增加大大丰富了我们对耳穴的认识，但同时也带来了耳穴命名和定位的混乱。信手抽出几张耳穴图便可发现，同一部位可以有几个不同的名称，同一名称的耳穴也可分布在多处。国内如此，国际更有过之而无不及。这不仅使初学者莫衷一是，也严重影响了耳针学的推广、研究和交流，增加了人们对耳穴科学性的质疑。国内外同行都期盼耳穴能达到命名和定位的统一。

统一耳穴名称和定位的根本途径，在于搞清耳穴的生理学、病理学本质，但这需要漫长的岁月。何况，当时耳穴定位和名称十分混乱的现实，也不利于人们对耳穴作用规律的探讨和本质阐明，故只能通过众多专家的协商，达到人为的统一，以利研究和交流。

(二)《耳穴国标》的形成过程

1982年，中国针灸学会受WHO西太区办事处的委托，指定由当时的全国耳针协作组对耳穴的名称和定位依据进行分析，提出建议方案，协助WHO进行耳针术语标准化的工作。

1982—1987年间，中国针灸学会先后四次对全国耳针协作组建议的方案进行了试用—召集专家修改—再试用—再修改，为1987年WHO西太区办事处在汉城召开的针刺术语标准化工作组第三次会议(也是WHO西太区第一次讨论耳针术语标准化的会议)提供了作为基础进行讨论的建议草案。该草案后来还由中国针灸学会，以"耳穴标准化方案"为题，公布于《中医杂志》1988年第6期，继续在国内推广应用，收集意见。

1990年11月28～30日，WHO在里昂召开了耳针术语工作会议，WHO总干事中岛宏博士在会上指出，"从科学上说，在针刺的所有微针系统中，提供了最好的文件和发展得最好

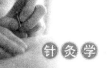

的可能就是耳针了,它又是最实际和已广泛应用的一种技术……"WHO 的意图是促进和推荐一个国际上通用的、完整的标准化耳针术语,这将为耳针疗法所做的严肃的研究及其可比性进行验证提供方便。这次会后成立了 WHO 耳针术语工作小组委员会和耳针术语工作顾问委员会。

工作小组委员会委员、法国神经解剖学教授 J.Bossy 根据会议讨论的初步意见,首先整理了"耳廓表面解剖名称和耳廓分区及命名"的征求意见稿,并于 1991 年 3 月 6 日由 WHO 传统医学官员专门致函各委员及顾问,要求在 1991 年 5 月前提出修改补充意见。接信后,中国针灸学会在北京及时召集国内专家,协助 WHO 征集意见,并如期作出了书面反馈。因多方面原因,WHO 耳针术语工作小组只能停留在书面交流讨论上,至今未能推荐出一个国际通用的、完整的标准化耳针术语。

中国针灸学会 1988 年公布了"耳穴标准化方案"后,该方案已初步用于医、教、研、出版及国内外学术交流活动中。为了加速提高我国耳针研究的水平,支持 WHO 耳针术语标准化工作,进一步吸收国内外同行的意见,以法律的形式将耳穴标准化方案修改成半强制性标准的《耳穴国标》,向全国推广。1992 年 1 月 29 日在国家技术监督局的指导下,国家中医药管理局科技司委托中国针灸学会成立的《耳穴国标》课题组召开了第一次会议制订计划,进行分工。课题组经过 7 个月的认真工作,终于提出了《耳穴国标》的正、副文本送审稿。

1992 年 9 月 6~9 日,在国家技术监督局聘请的专家委员会主持下,对课题组起草的文件进行了认真研究、修改和审定,通过了鉴定,并于 1992 年 10 月 16 日批准,决定从 1993 年 5 月 1 日开始执行。

2006 年 7 月在中国针灸学会耳穴专业委员会主持下,组织耳针专家再次修订《耳穴国标》,于 2008 年 4 月 23 日由中华人民共和国国家质量监督检验检疫总局与中国国家标准化管理委员会联合发布:《中华人民共和国国家标准 GB/T 13734—2008》(代替 GB/T 13734—1992)耳穴名称与定位,从 2008 年 7 月 1 日开始实施。

(三)《耳穴国标》的特点和意义

1. 特点

(1) 从耳廓的表面解剖名称和方位术语的标准化入手。

(2) 设定了便于耳穴定位的耳廓解剖标志点、线,为耳穴的精确分区定位提供了统一的说法。

(3) 对整个耳廓均按解剖结构分区,不留空白并分别给予代码和编号的基础上,结合耳穴诊疗的临床观察、经验总结和实验研究,给绝大多数分区冠以穴名。这不仅符合耳穴发展的现实和学术特点,而且便于已有耳穴应用经验的同行和初学者的记忆和研究。

(4) 耳穴的命名原则更趋合理。

(5) 以分区为主,区点结合并明确了用点表示耳穴的三种情况。

(6) 著录方式参考 WHO 耳针术语工作小组规定的排列方式。

2. 意义

(1) 为有关耳穴的医疗、教学、科研提供了全国统一的耳穴命名和定位标准,也为全国的耳针学术交流制定了共同的语言。

(2) 是我国耳针工作者对耳穴认识的一个阶段性总结,也是耳穴诊治领域中百家争鸣必不可少的工具。

（3）是我国为耳穴国际标准化所做的工作之一。

四、耳穴大体分布图

标准耳穴定位见图6-9。

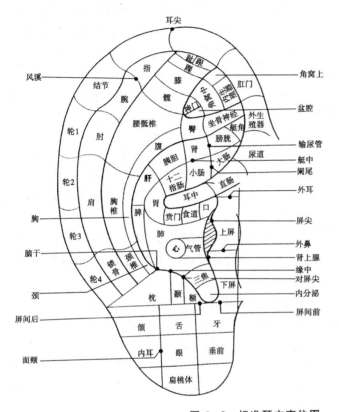
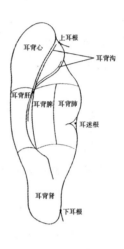

图6-9　标准耳穴定位图

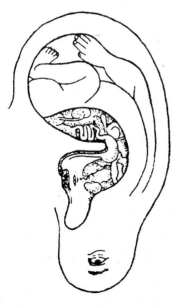

耳穴在耳廓上的分布,是有其规律可循的。它在耳廓正面的排列像一个在子宫内倒置的胎儿,头部朝下,臀部及下肢朝上,胸腹部及主躯干在中间(图6-10)。

具体地说,与头面部相应的耳穴分布在耳垂和对耳屏;与上肢相对应的耳穴分布在耳舟;与躯干和下肢相应的耳穴分布在对耳轮体部和对耳轮上、下脚;与盆腔相应的耳穴分布在三角窝;与腹腔脏器相应的耳穴分布在耳甲艇;与胸腔脏器相应的耳穴分布在耳甲腔;与消化道相应的耳穴分布在耳轮脚周围;与耳鼻咽喉相应的耳穴多分布在耳屏四周。

图6-10　耳廓倒置胎儿图

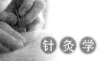

五、《耳穴国标》中耳穴分区、名称与部位

（一）耳轮穴位

耳轮脚为耳轮1区，耳轮脚切迹到对耳轮下脚上缘之间的耳轮分为三等分，自下而上依次为耳轮2区，耳轮3区，耳轮4区；对耳轮下脚上缘到对耳轮上脚前缘之间的耳轮为耳轮5区；对耳轮上脚前缘到耳尖之间的耳轮为耳轮6区；耳尖到耳轮结节上缘为耳轮7区；耳轮结节上缘到耳轮结节下缘为耳轮8区；耳轮结节下缘到轮垂切迹之间的耳轮分为4等分，自上而下依次为耳轮9区、耳轮10区、耳轮11区、耳轮12区。

注：中文耳穴名称之后的字母分为三个内容是：耳穴名的汉语拼音，括号内为耳穴代号，括号后为该耳穴的英文译名，这是根据WHO所规定的格式制的。

1．耳中 Ěrzhōng（HX_1）Ear Center　在耳轮脚处，即耳轮1区。

2．直肠 Zhícháng（HX_2）Rectum　在耳轮脚棘前上方的耳轮处，即耳轮2区。

3．尿道 Niàodào（HX_3）Urethra　在直肠上方的耳轮处，即耳轮3区。

4．外生殖器 Wàishēngzhíqì（HX_4）External Genitals　在对耳轮下脚前方的耳轮处，即耳轮4区。

5．肛门 Gāngmén（HX_5）Anus　在三角窝前方的耳轮处，即耳轮5区。

6．耳尖 Ěrjiān（$HX_{6,7i}$）Ear Apex　在耳廓向前对折的上部尖端处，即耳轮6，7区交界处。

7．结节 Jiéjié（HX_8）Node　在耳轮结节处，即耳轮8区。

8．轮1 Lúnyī（HX_9）Helix 1　在耳轮结节下方的耳轮处，即耳轮9区。

9．轮2 Lúnèr（HX_{10}）Helix 2　在轮1区下方的耳轮处，即耳轮10区。

10．轮3 Lúnsān（HX_{11}）Helix 3　在轮2区下方的耳轮处，即耳轮11区。

11．轮4 Lúnsì（HX_{12}）Helix 4　在轮3区下方的耳轮处，即耳轮12区。

（二）耳舟穴位

耳舟分为6等分，自上而下依次为耳舟1区、2区、3区、4区、5区、6区。

1．指 Zhǐ（SF_1）Finger　在耳舟上方处，即耳舟1区。

2．腕 Wàn（SF_2）Wrist　在指区的下方处，即耳舟2区。

3．风溪 Fēngxī（$SF_{1,2i}$）Wind Stream　在耳轮结节前方，指区与腕区之间，即耳舟1、2区交界处。

4．肘 Zhǒu（SF_3）Elbow　在腕区的下方处，即耳舟3区。

5．肩 Jiān（$SF_{4,5}$）Shoulder　在肘区的下方处，即耳舟4、5区。

6．锁骨 Suǒgǔ（SF_6）Clavicle　在肩区的下方处，即耳舟6区。

（三）对耳轮穴位

对耳轮上脚分为上、中、下3等分。下1/3为对耳轮5区，中1/3为对耳轮4区；再将上1/3分为上下等分，下1/2为对耳轮3区，再将上1/2分为前后两等分，后1/2为对耳轮2区，前1/2为耳轮1区。对耳轮下脚分为前、中、后3等分，中、前2/3为对耳轮6区，后1/3为耳轮7区。将对耳轮体从对耳轮上、下脚分叉处至轮屏切迹分为5等分，再沿对耳轮耳甲缘将对耳轮体分为前1/4和后3/4两部分，前上2/5为对耳轮8区，后上2/5为对耳轮9区，前中2/5为对耳轮10区，后中2/5为对耳轮11区，前下1/5为对耳轮12区，后下1/5为耳轮 13 区。

1. 跟 Gēn（AH$_1$）Heel　在对耳轮上脚前上部，即对耳轮 1 区。

2. 趾 Zhǐ（AH$_2$）Toe　在耳尖下方的对耳轮上脚后上部，即对耳轮 2 区。

3. 踝 Huái（AH$_3$）Ankle　在趾、跟区下方处，即对耳轮 3 区。

4. 膝 Xī（AH$_4$）Knee　在对耳轮上脚中 1/3 处，即对耳轮 4 区。

5. 髋 Kuān（AH$_5$）Hip　在对耳轮上脚的下 1/3 处，即对耳轮 5 区。

6. 坐骨神经 Zuògǔshénjīng（AH$_6$）Sciatic Nerve　在对耳轮下脚的前 2/3 处，即对耳轮 6 区。

7. 交感 Jiāogǎn（AH$_{6a}$）Sympathesis　在对耳轮下脚末端与耳轮内缘相交处，即对耳轮 6 区前端。

8. 臀 Tún（AH$_7$）Gluteus　在对耳轮下脚的后 1/3 处，即对耳轮 7 区。

9. 腹 Fù（AH$_8$）Abdomen　在对耳轮体前部上 2/5 处，即对耳轮 8 区。

10. 腰骶椎 Yāodǐzhuī（AH$_9$）Lumbosacral Vertebrae　在腹区后方，即对耳轮 9 区。

11. 胸 Xiōng（AH$_{10}$）Chest　在对耳轮体前部中 2/5 处，即对耳轮 10 区。

12. 胸椎 Xiōngzhuī（AH$_{11}$）Thoracic Vertebrae　在胸区后方，即对耳轮 11 区。

13. 颈 Jǐng（AH$_{12}$）Neck　在对耳轮体前部下 1/5 处，即对耳轮 12 区。

14. 颈椎 Jǐngzhuī（AH$_{13}$）Cervical Vertebrae　在颈区后方，即对耳轮 13 区。

（四）三角窝穴位

将三角窝由耳轮内缘至对耳轮上、下脚分叉处分为前、中、后 3 等分，中 1/3 为三角窝 3 区；再将前 1/3 分为上、中、后 3 等分，上 1/3 为三角窝 1 区，中、下 2/3 为三角窝 2 区；再将后 1/3 分为上、下 2 等分，上 1/2 为三角窝 4 区，下 1/2 为三角窝 5 区。

1. 角窝上 Jiǎowōshàng（TF$_1$）Superior Triangular Fossa　在三角窝前 1/3 的上部，即三角窝 1 区。

2. 内生殖器 Nèishēngzhíqì（TF$_2$）Internal Genitals　在三角窝前 1/3 的下部，即三角窝 2 区。

3. 角窝中 Jiǎowōzhōng（TF$_3$）Middle Triangular Fossa　在三角窝中 1/3 处，即三角窝 3 区。

4. 神门 Shénmén（TF$_4$）Shenmen　在三角窝后 1/3 的上部，即三角窝 4 区。

5. 盆腔 Pénqiāng（TF$_5$）Pelvis　在三角窝后 1/3 的下部，即三角窝 5 区。

（五）耳屏穴位

耳屏外侧面分为上、下 2 等分，上部为耳屏 1 区，下部为耳屏 2 区。将耳屏内侧面分为上、下 2 等分，上部为耳屏 3 区，下部分为耳屏 4 区。

1. 上屏 Shàngpíng（TG$_1$）Upper Tragus　在耳屏外侧面上 1/2 处，即耳屏 1 区。

2. 下屏 Xiàpíng（TG$_2$）Lower Tragus　在耳屏外侧面下 1/2 处，即耳屏 2 区。

3. 外耳 Wàiěr（TG$_{1U}$）External Ear　在屏上切迹前方近耳轮部，即耳屏 1 区上缘处。

4. 屏尖 Píngjiān（TG$_{1P}$）Apex of Tragus　在耳屏游离缘上部尖端，即耳屏 1 区后缘处。

5. 外鼻 Wàibí（TG$_{1,2i}$）External Nose　在耳屏外侧面中部，即耳屏 1、2 区之间。

6. 肾上腺 Shènshàngxiàn（TG$_{2P}$）Adrenal Gland　在耳屏游离缘下部尖端，即耳屏 2

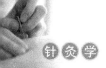

区后缘处。

7. 咽喉 Yānhóu（TG₃）Pharynx and Larynx　在耳屏内侧面上 1/2 处，即耳屏 3 区。

8. 内鼻 Nèibí（TG₄）Internal Nose　在耳屏内侧面下 1/2 处，即耳屏 4 区。

9. 屏间前 Píngjiānqián（TG₂₁）Anterior Intertragal Notch　在屏间切迹前方耳屏最下部，即耳屏 2 区下缘处。

（六）对耳屏穴位

由对屏尖及对屏尖至轮屏切迹连线之中点，分别向耳垂上线作两条垂线，将对耳屏外侧面及其后部分为前、中、后三区。前为对耳屏 1 区，中为对耳屏 2 区，后为对耳屏 3 区。对耳屏内侧面为对耳屏 4 区。

1. 额 É（AT₁）Forehead　在对耳屏外侧面的前部，即对耳屏 1 区。

2. 屏间后 Píngjiānhòu（AT₁₁）Posterior Intertragal Notch　在屏间切迹后方对耳屏前下部，即对耳屏 1 区下缘处。

3. 颞 Niè（AT₂）Temple　在对耳屏外侧面的中部，即对耳屏 2 区。

4. 枕 Zhěn（AT₃）Occiput　在对耳屏外侧面的后部，即对耳屏 3 区。

5. 皮质下 Pízhìxià（AT₄）Subcortex　在对耳屏内侧面，即对耳屏 4 区

6. 对屏尖 Duìpíngjiān（AT₁,₂,₄ᵢ）Apex of Antitragus　在对耳屏游离缘的尖端，即对耳屏 1、2、4 区交点处。

7. 缘中 Yuánzhōng（AT₂,₃,₄ᵢ）Central Rim　在对耳屏游离缘上，对屏尖与轮屏切迹之中点处，即对耳屏 2、3、4 区交点处。

8. 脑干 Nǎogàn（AT₃,₄ᵢ）Brain Stem　在轮屏切迹处，即对耳屏 3、4 区之间。

（七）耳甲穴位

1. 耳甲标志点、线的设定

（1）在耳轮内缘上，设耳轮脚切迹至对耳轮下脚间中、上 1/3 交界处为 A 点。

（2）在耳甲内，由耳轮脚消失处向后作一水平线与对耳轮耳甲缘相交，设交点为 D 点。

（3）设耳轮脚消失处至 D 点连线的中、后 1/3 交界处为 B 点。

（4）设外耳道口后缘上 1/4 与下 3/4 交界处为 C 点。

（5）从 A 点向 B 点作一条与对耳轮耳甲艇缘弧度大体相仿的曲线。

（6）从 B 点向 C 点作一条与耳轮脚下缘弧度大体相仿的曲线。

2. 耳甲耳穴分区、名称与部位　将 BC 线前段与耳轮脚下缘间分成三等分，前 1/3 为耳甲 1 区、中 1/3 为耳甲 2 区、后 1/3 为耳甲 3 区。ABC 线前方，耳轮脚消失处为耳甲 4 区。将 AB 线前段与耳轮脚上缘及部分耳轮内缘间分成 3 等分，后 1/3 为 5 区、中 1/3 为 6 区、前 1/3 为 7 区。将对耳轮下脚下缘前、中 1/3 交界处与 A 点连线，该线前方的耳甲艇部为耳甲 8 区。将 AB 线前段与对耳轮下脚下缘间耳甲 8 区以后的部分，分为前、后 2 等分，前 1/2 为耳甲 9 区，后 1/2 为耳甲 10 区。在 AB 线后段上方的耳甲艇部，将耳甲 10 区后缘与 BD 线之间分成上、下两等分，上 1/2 为耳甲 11 区、下 1/2 为耳甲 12 区。由轮屏切迹至 B 点作连线，该线后方、BD 线下方的耳甲腔部为耳甲 13 区。以耳甲腔中央为圆心，圆心与 BC 线间距离的 1/2 为半径作圆，该圆形区域为耳甲 15 区。过 15 区最高点及最低点分别向外耳门后壁作两条切线，切线间为耳甲 16 区，15、16 区周围为耳甲 14 区。将外耳门的最低点与对耳屏耳甲缘中点相连，再将该线以下的耳甲腔部分为上、下两等分，上 1/2 为耳甲 17 区、下

1/2 为耳甲 18 区。

1. 口 Kǒu（CO_1）Mouth　在耳轮脚下方前 1/3 处,即耳甲 1 区。

2. 食道 Shídào（CO_2）Esophagus　在耳轮脚下方中 1/3 处,即耳甲 2 区。

3. 贲门 Bēnmén（CO_3）Cardia　在耳轮脚下方后 1/3 处,即耳甲 3 区。

4. 胃 Wèi（CO_4）Stomach　在耳轮脚消失处,即耳甲 4 区。

5. 十二指肠 Shíèrzhǐcháng（CO_5）Duodenum　在耳轮脚及部分耳轮与 AB 线之间的后 1/3 处,即耳甲 5 区。

6. 小肠 Xiǎocháng（CO_6）Small Intestine　在耳轮脚及部分耳轮与 AB 线之间的中 1/3 处,即耳甲 6 区。

7. 大肠 Dàcháng（CO_7）Large Intestine　在耳轮脚及部分耳轮与 AB 线之间的前 1/3 处,即耳甲 7 区。

8. 阑尾 Lánwěi（$CO_{6,7i}$）Appendix　在小肠区与大肠区之间,即耳甲 6、7 区交界处。

9. 艇角 Tǐngjiǎo（CO_8）Angle of Superior Concha　在对耳轮下脚下方前部,即耳甲 8 区。

10. 膀胱 Pángguāng（CO_9）Bladder　在对耳轮下脚下方中部,即耳甲 9 区。

11. 肾 Shèn（CO_{10}）Kidney　在对耳轮下脚下方后部,即耳甲 10 区。

12. 输尿管 Shūniàoguǎn（$CO_{9,10i}$）Ureter　在肾区与膀胱区之间,即耳甲 9、10 区交界处。

13. 胰胆 Yídǎn（CO_{11}）Pancreas and Gallbladder　在耳甲艇的后上部,即耳甲 11 区。

14. 肝 Gān（CO_{12}）Liver　在耳甲艇的后下部,即耳甲 12 区。

15. 艇中 Tǐngzhōng（$CO_{6,10i}$）Center of Superior Concha　在小肠区与肾区之间,即耳甲 6、10 区交界处。

16. 脾 Pí（CO_{13}）Spleen　在 BD 线下方,耳甲腔的后上部,即耳甲 13 区。

17. 心 Xīn（CO_{15}）Heart　在耳甲腔正中凹陷处,即耳甲 15 区。

18. 气管 Qìguǎn（CO_{16}）Trachea　在心区与外耳门之间,即耳甲 16 区。

19. 肺 Fèi（CO_{14}）Lung　在心、气管区周围处,即耳甲 14 区。

20. 三焦 Sānjiāo（CO_{17}）Triple Energy　在外耳门后下,肺与内分泌区之间,即耳甲 17 区。

21. 内分泌 Nèifēnmì（CO_{18}）Endocrine　在屏间切迹内,耳甲腔的底部,即耳甲 18 区。

（八）耳垂穴位

在耳垂上线至耳垂下缘最低点之间划两条等距离平行线,于上平行线上引两条垂直等分线,将耳垂分为 9 个区,上部由前到后依次为耳垂 1 区、2 区、3 区;中部由前到后依次为耳垂 4 区、5 区、6 区;下部由前到后依次为耳垂 7 区、8 区、9 区。

1. 牙 Yá（LO_1）Tooth　在耳垂正面前上部,即耳垂 1 区。

2. 舌 Shé（LO_2）Tongue　在耳垂正面中上部,即耳垂 2 区。

3. 颌 Hé（LO_3）Jaw　在耳垂正面后上部,即耳垂 3 区。

4. 垂前 Chuíqián（LO_4）Anterior Ear Lobe　在耳垂正面前中部,即耳垂 4 区。

5. 眼 Yǎn（LO_5）Eye　在耳垂正面中央部,即耳垂 5 区。

6. 内耳 Nèiěr（LO_6）Internal Ear　在耳垂正面后中部,即耳垂 6 区。

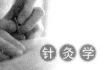

7. 面颊 Miànjiá（$LO_{5,6i}$）Cheek　在耳垂正面眼区与内耳区之间，即耳垂 5、6 区交界处。

8. 扁桃体 Biǎntáotǐ（$LO_{7,8,9}$）Tonsil　在耳垂正面下部，即耳垂 7、8、9 区。

（九）耳背穴位

分别过对耳轮上、下脚分叉处耳背对应点和轮屏切迹耳背对应点作两条水平线，将耳背分为上、中、下三部，上部为耳背 1 区，下部为耳背 5 区，再将中部分为内、中、外三等分，内 1/3 为耳背 2 区、中 1/3 为耳背 3 区、外 1/3 为耳背 4 区。

1. 耳背心 Ěrbèixīn（P_1）Heart of Posterior Surface　在耳背上部，即耳背 1 区。

2. 耳背肺 Ěrbèifèi（P_2）Lung of Posterior Surface　在耳背中内部，即耳背 2 区。

3. 耳背脾 Ěrbèipí（P_3）Spleen of Posterior Surface　在耳背中央部，即耳背 3 区。

4. 耳背肝 Ěrbèigān（P_4）Liver of Posterior Surface　在耳背中外部，即耳背 4 区。

5. 耳背肾 Ěrbèishèn（P_5）Kidney of Posterior Surface　在耳背下部，即耳背 5 区。

6. 耳背沟 Ěrbèigōu（P_s）Groove of Posterior Surface　在对耳轮沟和对耳轮上、下脚沟处。

（十）耳根穴位

1. 上耳根 Shàngěrgēn（R_1）Upper Ear Vagus　在耳根最上处。

2. 耳迷根 Ěrmígēn（R_2）Root of Ear Vagus　在耳轮脚后沟的耳根处。

3. 下耳根 Xiàěrgēn（R_3）Lower Ear Root　在耳根最下处。

第五节　耳穴的临床应用

一、耳针治疗选穴思路

临证应用耳穴时，常用的选穴思路有三：① 按相应的部位选穴。如前头痛者选额区；胃痛者选胃区。② 按中医脏腑、经络学说选穴。如针对急性结膜炎可选肝穴或脾穴、肺穴；皮肤病常选肺穴；落枕可取肝、胆穴或小肠、膀胱穴等。③ 按现代医学理论选穴。如月经不调选内分泌穴；植物神经功能紊乱可选交感穴或耳迷根穴；颈椎病，包括由其引起的肩臂痛、手麻、刺痛、头疼、头昏、耳鸣、胸闷等可选颈或颈椎穴。

除上述三条见于教科书上的常用选穴思路外，另外以下几条思路也可供选用：① 以痛点反应，特别是以压痛敏感点或低电阻点为穴。这是在按上述常用选穴思路确定拟用耳穴后，再在该穴区中找准反应点，可以提高疗效。而且当按上述选穴思路均未获明显疗效时，亦可在耳廓任何穴中找到压痛、良导反应点或充血、隆起、凹陷等变色、变形部位作为所选耳穴进行刺激，此法常能收到意想不到的疗效。② 根据每个耳穴的来源和已知的作用选穴。如对耳轮上下脚分叉的凹陷处原为神穴、后标神门；日本曾将该处定为腰痛点；我国民间流传在该处点刺四点出血能治疗睑腺炎（麦粒肿）；法国定该处为膝区；20 世纪 70 年代初国内有人定该处为盆腔穴，故该区据其不同来源可用于治疗失眠、神志不安、腰痛、睑腺炎、膝关节痛、盆腔炎等。尽管《耳穴国标》已将该区分为上 1/2 的神门和下 1/2 的盆腔区，在知道上述演变过程的情况下，面临上述病症时，可在两个区内找准反应点刺激为好。又如在《耳穴国标》颁布前的 32 年中,一直将耳轮结节下缘至耳垂下缘中点,分成五等分所形成的 6 个点自上而下分别称为轮 1、2、3、4、5、6,此 6 个穴点是为了反应 1960 年以前,民间曾有在该范围内选择不同的三点进行针刺或放血治疗急性扁桃体炎、小儿高热惊厥等经验,1958 年以来又有多人证明了其疗效,而由我们人为地将该段分成 6 点的。在制定国标时因考虑到耳轮尾以下已不属耳轮,故只留下了轮 1、2、3、4 四个区。所以,在治疗急性扁桃体炎或小儿高热惊厥时也可在轮 1～4 或耳垂边缘至下部中点这一段中任找几个反应点针刺或放血治疗。③ 根据实验研究和临床结果选穴。如由于在以肌电图为指标进行耳穴治疗面神经炎的实验研究中,看到针刺当时气管穴后,留针期间可明显提高患者同侧眼轮匝肌和上唇方肌肌电图的波幅和频率,该区与对照区臀区相比有显著性差异,气管区明显优于臀区,故我们常选气管穴为治疗面神经炎的主要耳穴。又如我们在耳针麻醉下行阑尾切除术的实践中观察到:在捻右耳阑尾区和气管区进行针麻诱导时,不少急性阑尾炎患者尚未消毒皮肤时,右下腹的自觉疼痛已消失(但反跳痛仍存在),故我们常分别或同时用上述两耳穴治疗急性单纯性阑尾炎,并获得了良效。④ 根据医生自己的临床经验选穴。如梅尼埃病眩晕发作时,用缘中穴多数疗效较好。又如用屏尖穴治斜视,用耳腔、耳甲艇内的反应点治疗中风后遗症的上、下肢瘫痪等。

二、耳穴反应点的探查方法

在应用耳针治病时,除可按照耳穴分布图在耳廓上寻找穴位外,还应结合探查法来确定耳穴刺激点的位置,以提高疗效。常用的探查法有:

(一)肉眼观察法

直接通过肉眼或借助放大镜在自然光线下,对耳廓由上而下、由内而外分区观察,仔细查找与疾病有关的变色、变形、丘疹、充血、脱屑等阳性反应。

1. 变色　耳穴部位的颜色不同于周围耳廓皮肤的颜色,常见的变色有点状、片状或环状红晕、暗红、暗灰、苍白、褐色、中央白色边缘红晕等,这一阳性反应在各种疾病中约占 45% 左右。变色多见于胃炎、消化性溃疡、消化道出血、肠炎、阑尾炎、肝炎、肺炎、肾炎、心脏病、关节炎、高血压、低血压及妇科病等。

2. 变形　常见的变形有点状凹陷、条索状或结节状隆起等。这一阳性反应在各种疾病中约占 20%。变形多见于器质性病变,如结核病、肝脾肿大、肿瘤、心脏病、骨质增生、脊椎肥大、截瘫、胆石症等。

3. 丘疹　指耳穴部位点状隆起高于周围皮肤,有水泡样红色、白色丘疹。这一阳性反应在各类疾病中约占 15%。多见于妇科病、肠道病、慢性胃炎、膀胱炎、心肌炎、气管炎、阑尾炎等。

4. 充血　耳穴部位的血管过于充盈或扩张,这一阳性反应在各类疾病中约占 10%。多见于冠心病、心肌梗死、高血压、血管瘤、支气管扩张等。

5. 脱屑　呈白色片状糠皮样皮屑,不易擦去,这一阳性反应在各种疾病中约占 10%。多见于皮肤病、肺病、便秘、代谢功能不良、内分泌紊乱等疾病。

(二)压痛点探查法

用弹簧探棒等在与疾病有关的部位由周围向中心,以均匀的压力仔细探查,或自上而下、自外而内对整个耳廓进行普查。探压时在取得病人密切配合的情况下,探找出压痛最敏

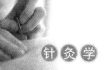

感的部位作为耳穴刺激点。

（三）电测定法

采用一定的仪器，测定耳穴电阻以及电位的变化。以电阻值降低，导电量增加，形成良导点作为耳穴的刺激点。

三、毫针法的操作和注意事项

（一）操作

1. 在明确诊断的基础上选好耳穴，并在所选穴区内或周围寻找反应点。选穴力求少而精，一般用同侧穴，少数取对侧或双侧穴，必要时也可一穴多针或透刺。

2. 针具必须严格消毒，耳穴皮肤可用 2.5％碘酊或 75％酒精消毒。

3. 左手固定耳廓，右手持半寸或一寸毫针。一般垂直刺入，探测时可发现敏感点方向性较强者宜向最敏感的方向针刺，深度以刺穿软骨不刺穿对侧皮肤为度（因为软骨前后神经末梢密度最高）。多数人有疼痛和胀热感，少数可出现酸、重、胀感，个别人可有麻凉或暖流沿一定经络方向传导的经络感传现象。有此现象者一般疗效更好些。

4. 留针 20～30 分钟或更长些，留针期间宜间歇行针 1～2 次，加强刺激。

5. 起针时备带消毒棉球，必要时压迫针孔，防止出血，再涂以 2.5％碘酊或 75％酒精以防感染。

6. 疗程和针刺时间间隔视病情而定，一般每天 2 次或隔日 1 次，10 次为 1 疗程，休息 5～7 天再行第二疗程。急性病可行 2～3 次/日。

（二）注意事项

1. 事先向病人说明耳穴针感的特点，以取得病人的合作。

2. 要特别注意预防感染。除要严格消毒针具、穴位皮肤外，耳廓冻伤或有炎症的部位禁针。如见有针孔发红、耳廓局部肿胀疼痛时，应及时涂 2.5％碘酊 3～4 次/日，并口服抗生素药物。

3. 有习惯性流产史的孕妇不宜针刺，对老年体弱或过劳、过饥、过饱、精神紧张而又需要针刺者，宜取卧位针治以防晕针。万一出现晕针应及时处理。

4. 要防止"万病一针"的片面观点，在应用耳针充分发挥耳穴作用的同时，若有可能则采取综合治疗更好。如留针时活动患部或患部加艾灸、按摩或拔罐等，又如对某些躯体、四肢疼痛者可用"电针体耳疗法"——即在耳穴敏感点及躯体四肢疼痛局部阿是穴各针刺一针，连接电极予以电脉冲刺激。

四、耳压（耳穴压丸）法的操作、特点和注意事项

（一）操作

1 耳压籽片的制备：把表面光滑，大小硬度适中的王不留行籽、草决明籽，油菜子或西米、绿豆（可剪成一半）或磁珠经筛洗并经 75％酒精浸泡后晾干或用紫外线照射后，贴于 $(0.6×0.6)cm^2$ 的肤色胶布或脱敏胶纸上备用。

2. 确定用穴并探准敏感点后，将市售或自制耳压籽片贴压在敏感点上。

3. 自行按压刺激的时间、次数可根据病情决定，一般 3 次/日。每次按压 3～5 分钟左右。

4. 两天更换一次耳压籽(冬天可 4 天)。更换时即使仍使用原耳穴,亦应重新探找敏感点,因为实践证明近 80％的耳穴再次耳压时敏感点都会有一定程度的移位。

（二）特点

1. 因疼痛轻,故易为患者所接受。

2. 耳压法属非创伤性刺激,只要不损伤皮肤绝无感染之虞,故适用于家庭保健和非医务人员进行群防群治。

3. 耳穴压丸不仅有持续刺激的作用,而且可由患者自行按压刺激(一般 3 次／日),有利于患者根据病情及时治疗(如头痛发作时)和择时预防(如不寐者可在睡前或睡醒难于再入睡时自行按压刺激)。又如在预计疟疾发作前或哮喘患者有先兆时,自行刺激已贴压着的有关耳穴,常能有效地制止发作。

（三）注意事项

1. 耳压局部或附近有冻疮等皮损时不宜贴压。

2. 按压不宜过重。

3. 贴压或更换耳压籽时要找准敏感点,并注意敏感点的方向性。

4. 勿浸湿耳压籽局部,对有胶布过敏反应的患者,宜更换脱敏胶布。

思考题

1. 简述十二经脉和奇经八脉与耳的关系。

2. 耳穴的选穴处方原则是什么？举例说明。

3. 耳针的适应证有哪些？举例说明。

第七章　其他方法

教学目的与要求

　　其他方法主要包括拔罐法、头皮针疗法、三棱针疗法、皮肤针疗法、腕踝针疗法、电针疗法、皮内针疗法、穴位注射疗法、小针刀疗法，以及浮针疗法等。这些针法大多数是近几十年来发展并逐渐完善的，在临床上被广泛使用。本章学习要求学生了解与掌握这些方法的操作方法与适应证，以便在临床运用针灸疗法时拓展思路，扩大针治范围。具体要求如下：
　　1. 掌握常用罐具的拔罐、出罐方法及适应证与禁忌证。
　　2. 掌握电针的使用方法与注意事项。
　　3. 根据课时情况，了解其他各针法的穴位刺激部位、操作方法、适应证与禁忌证。

第一节　拔罐法

　　拔罐法，俗称拔火罐。它是一种以罐为工具，借助热力排除罐内空气，造成负压，使之吸附于穴位或应拔部位的体表，产生刺激作用，使局部皮肤充血、瘀血，以防治疾病的一种方法。

　　拔罐法的特点在于通过罐内的负压和温热刺激而调节人体机能，拔罐后引起局部组织充血或皮下轻度的瘀血，可以使机体气血活动旺盛，经络通畅。现代科学研究表明，拔罐时的负压、温热刺激，能使血管扩张，毛细血管通透性改变，调节以局部为主的微循环状态，加强新陈代谢，增强机体的抵抗力，在生理、病理方而都有重要意义。

一、罐的种类

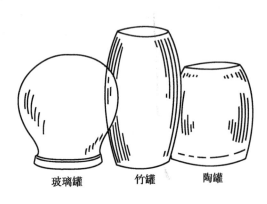

图 7-1　常用罐

　　拔罐法所用罐具种类很多，它的质料及式样随着社会的发展而不断改进。最早用兽角，后来有用竹罐、陶罐及金属罐，现在有玻璃罐（图 7-1）以及真空抽气罐。现将临床常用的罐具及优缺点介绍如下。

　　1. 竹罐　用毛竹截成长约 6～10 cm 长的竹筒，一端留节作底，另一端做罐口，制成腰鼓型的竹罐。它的优点是取材容易，制作简便，轻巧价廉，不易摔碎；缺点是容易燥裂、漏气,吸附力不大,不易观察到内部皮肤的变化情况。

2.陶罐　用陶土烧制而成,罐的两端较小,中间较粗,状似腰鼓,口径大小不一,口径小者较短,口径大者略长。其特点是吸力强;缺点是笨重,落地易碎,施术时亦看不到内部皮肤的变化情况。

3.玻璃罐　采用耐热质硬的透明玻璃制成,形如球状,肚大口小,口边微厚而略向外翻,分大、中、小三种型号。其优点是质地透明,使用时可以观察罐内所吸拔部位皮肤的充血、瘀血程度,便于随时掌握施术的轻重程度和时间;缺点是容易摔碎。

4.抽气罐　也称真空拔罐器,采用塑料材质制成大小不一的型号,利用机械抽气原理使罐内形成负压,吸附于所需拔罐部位。其优点在于安全方便,无需点火,适合家庭使用,罐体透明,管内负压可调节,罐内皮肤变化易观察;缺点是缺少火罐的温热刺激。

二、拔罐的方法

（一）火罐法

火罐法是利用火焰燃烧时消耗罐中的氧气,并借助热力排除罐内的部分气体,使罐内形成负压,借以将罐吸着于施术部位的皮肤上,用来防治疾病的方法。火罐疗法中罐内吸拔力的大小与罐具的大小和深度、罐内燃火的温度和方式、扣罐的时机与速度及空气在叩罐时再进入罐内的多少等因素有关。临床常用的火罐吸拔方法如下:

1.投火法　将纸折成宽筒条状,点燃后投入罐内,趁火最旺时,迅速将罐扣在应拔的部位上即可吸住(图7-2)。此法因罐内有正在燃烧的物质,宜在侧面横拔。需注意将纸条投入罐内时,未燃的一端应向下,若燃烧后罐内剩余纸条的长度大于罐口直径稍多时,此法即便是用于直立竖拔,也不致灼伤皮肤。

2.闪火法　用镊子夹95％酒精棉球,点燃后在罐内绕1～2圈再抽出,并迅速将罐子扣在应拔的部位上(图7-3)。此法因罐内无火,无烧伤之弊,并且不受体位限制,是较常用的拔罐方法。但须注意:① 棉球蘸酒精不可过多,以免火随酒精滴燃;② 火只可在罐内闪拔,不可烧烤罐口,以免烫伤;③ 火罐一直保持口朝下的方向,不可使口倾斜或口上仰,以防热空气外溢,影响负压;④ 应注意一个"快"字,闪火迅速,扣罐迅速,不可迟疑,否则吸拔力就小。

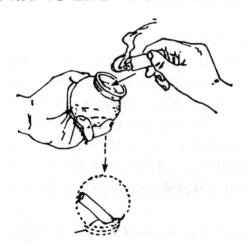

图7-2　投火法

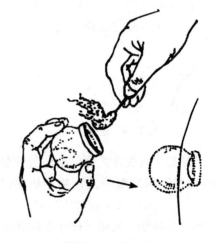

图7-3　闪火法

（二）水罐法

一般多选用竹罐，放入清水锅内煮沸 3～5 分钟，用镊子夹出，甩去水液，迅速用折叠的毛巾扣紧罐口，乘热按在施术部位的皮肤上，即可吸拔住。但其吸拔力小，操作动作需快捷。如在水中加入适量的药物，即称药罐法，或煮药罐。将配制好的药物装入布袋中，扎紧口袋，放至清水中煮至适当浓度，再把竹罐放入药液内煮 15 分钟。用镊子将竹罐捞出，以衬布垫手持竹罐，口向下甩去药液，速在冷毛巾上连按数下罐口，以求减温，迅速扣在拔罐部位，稍微等待一会儿，罐内温度降低形成负压，即可吸着，留罐 20 分钟左右起罐。此法用意是同时发挥药、罐的双重作用，一般多用于风湿痹痛等。常用药方为麻黄、艾叶、羌活、独活、防风、秦艽、木瓜、川椒、生乌头、曼陀罗花、刘寄奴、乳香、没药、当归、红花各 10 g。

三、应用方法

临床拔罐时可根据病情的不同，分别采用以下几种拔罐方法：

1. 单罐法　多用于病变范围较小的部位或压痛点，可按病变或压痛范围的大小，选择适当口径的火罐。如头痛在太阳穴拔罐；冈上肌腱炎在肩髃穴拔罐；胃痛在中脘穴拔罐。

2. 多罐法　多用于病变范围较广泛的疾病，可按病变部位的解剖形态等情况，酌情吸拔数罐，如某肌束劳损时，可按肌束的体表位置成行排列吸拔多个罐，称为排罐法。如腰肌劳损，可在肾俞、大肠俞、腰眼和疼痛明显的部位并列吸拔几个罐。

3. 留罐法　投罐后将罐留置 10～15 分钟。适用于一般病症，单罐、多罐皆宜。罐子大并且吸拔力强时要适当缩短留罐时间。夏天及肌肤浅薄处，留罐的时间也不宜过长，以免起泡损伤皮肤。

4. 闪罐法　适用于肌肉比较松弛，吸拔不紧或留罐有困难处，以及局部皮肤麻木或功能减退的虚证患者，方法是将罐子拔上后立即取下，如此反复吸拔 5～7 次，至皮肤潮红充血为度。

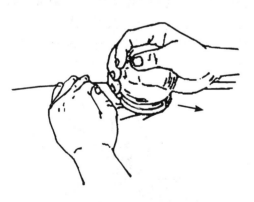

图 7-4　走罐法

5. 走罐法　又称推罐、飞罐法。一般用于面积较大，肌肉丰厚的部位，如腰背部、大腿等处。须选用口径较大、罐口平滑厚实的玻璃罐，先在罐口及走罐所经皮肤上涂以润滑油脂如：凡士林等，便于滑动，用闪火法将罐吸拔上（注意吸拔力要适中，如过强则罐子推不动或易损皮肤），以手握住罐底，稍倾斜，即推动方向的后边着力，前边略抬起，慢慢向前推动，这样在皮肤表面上下或左右或循经，来回推拉移动数次，至皮肤潮红充血为度（图 7-4）。适用于神经麻痹、肌肉萎缩、失眠、脉络阻滞窜痛等疾病。

6. 针罐法　首先在穴位等处施行针刺法，留针时以针刺处为中心，投上火罐。针罐结合并用，适用于风寒湿痹及疼痛性病症，疗效比单纯拔罐为好。但需注意不可留罐时间太久。

7. 刺络拔罐法　先用三棱针点刺络脉、穴位处出血，然后将火罐吸拔于点刺部位上，加强刺络放血的作用。一般多用于各种急慢性软组织损伤、神经性皮炎、痤疮、皮肤瘙痒症、丹毒、神经衰弱以及气血瘀滞的疾病等。如腰阳关应用该法治疗急性腰扭伤。

四、适应范围

拔罐法具有行气活血,舒筋活络,温经散寒,祛风除湿,消肿散结,清热拔毒等作用。临床适应证主要有风寒湿痹、腰痛、扭伤、背痛、落枕、胸胁痛、皮肤瘙痒、麻木不仁、面瘫、目赤肿痛、头痛、发热、感冒、咳喘、胃痛、消化不良、腹痛、腹泻、痛经、疮疡初起未溃等。

五、注意事项

1. 拔罐时要选择适当体位和肌肉丰满、皮下组织充实及毛发较少的部位为宜。

2. 初次治疗及体弱、紧张、年老、儿童与易发生意外反应的患者,宜选小罐且拔罐的个数要少,选卧位并随时注意观察,以便及时发现处理。不合作者不宜拔罐。

3. 拔罐时要根据所拔部位的面积大小面选择大小适宜的罐。操作动作要做到稳、准、轻、快,才能将罐拔紧,吸附有力,但须注意吸拔力过大、吸拔时间过久,有时可使拔罐部位的皮肤起泡。

4. 拔罐时应注意勿灼伤或烫伤皮肤。若烫伤或留罐时间太久而皮肤起水泡时,小水泡无须处理,仅敷以消毒纱布,防止擦破即可。水泡较大时,用消毒针将水放出,涂以紫药水,或用消毒纱布包敷,以防感染。拔罐处局部呈现红晕或瘀血造成的青紫色紫斑为正常现象,数日后可自行消退。

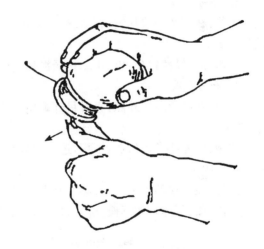

5. 拔罐时嘱患者不要移动体位,以免罐具脱落。拔罐数目多时,罐具之间距离不宜太近,以免罐具相互牵拉皮肤而产生疼痛,或因罐具间互相挤压而脱落。

6. 五官部位、肛门及心尖搏动处、大血管分布部位、孕妇的腹部、腰部均不宜拔罐。

图 7-5 起罐法

7. 禁忌拔罐的病症主要有皮肤高度过敏,皮肤破损、溃烂,或外伤骨折部位,静脉曲张处,或恶性肿瘤部位,全身高度水肿,有出血倾向的疾病,如血友病,血小板减少性紫癜和白血病,高热、抽搐、痉挛亦不宜采用拔罐法。

8. 起罐时一般先用一手夹住火罐,另一手将火罐口边缘的皮肤轻压一下,使空气进入罐内,即可将罐取下(图7-5)。若罐吸附过紧时,切不可硬拔或旋转提拔,以免损伤皮肤。若起罐太快,易造成空气快速进入罐内,则负压聚减,易使患者产生疼痛。

第二节　头皮针疗法

头针又称头皮针,是针刺头部特定的刺激线,以防治疾病的针刺方法。头针是在传统的针灸理论基础上逐渐发展起来的。它是按区定穴,联穴画线,以线归经,与传统经穴保持一致的刺激穴区。头针穴位的理论根据:一是根据传统的脏腑经络理论;二是根据大脑皮层功能区在头皮上的投影,选取相应的头穴经线。本书对头针穴位标准线的名称和定位的编写,以 1989 年 11 月世界卫生组织主持召开并正式通过的《头皮针穴名标准化方案》为准。

一、头针刺激线的定位与主治

头针刺激线均位于头皮的部位,按颅骨的解剖名称分额区、顶区、颞区、枕区 4 个区,14 条标准头穴刺激线(左侧、右侧、中央共 25 条)。

1. 额中线

定位:在额部正中,属督脉。从神庭穴向前引一直线,长 1 寸。

主治:癫痫,精神失常,鼻病等。

2. 额旁一线

定位:在额中线外侧,直对目内眦,属足太阳膀胱经。从眉冲穴向前引一直线,长 1 寸(图 7 - 6)。

主治:冠心病,心绞痛,支气管哮喘,失眠,鼻病等。

3. 额旁二线

定位:在额旁一线外侧,直对瞳孔,属足少阳胆经。从胆经头临泣向前引一直线,长 1 寸(图 7 - 6)。

主治:急、慢性胃炎,胃、十二指肠溃疡,肝胆疾病,眼病。

4. 额旁三线

定位:在额旁二线外侧,直对目外眦角。从胃经头维穴内侧 0.5 寸起向前引一直线,长 1 寸(图 7 - 6)。

主治:功能性子宫出血,阳痿,遗精,早泄,子宫脱垂,尿频,尿急,眼病等。

5. 顶中线

定位:在头顶部正中,属督脉。从百会穴至前顶穴之间的连线,长 1.5 寸(图 7 - 7)。

主治:腰腿足病,如瘫痪、麻木、疼痛,皮层性多尿,脱肛,小儿夜尿,高血压,头顶痛等。

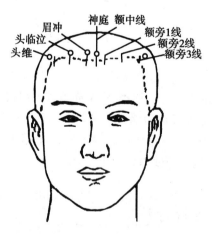

图 7 - 6 标准化方案额区

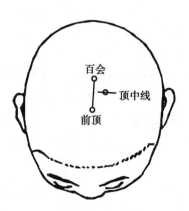

图 7 - 7 标准化方案顶区(一)

6. 顶颞前斜线

定位:在头顶头侧面。从头部经外奇穴前神聪至颞部胆经悬厘穴引一斜线(图 7 - 8)。

主治:全线分 5 等分,上 1/5 治疗对侧下肢和躯干瘫痪,中 2/5 治疗对侧上肢瘫痪,下 2/5

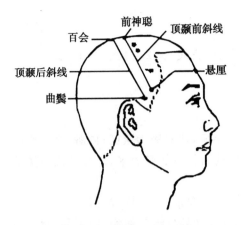

图 7-8　标准化方案顶区（二）

治疗中枢性面瘫,运动性失语,流涎,脑动脉硬化等。

7. 顶颞后斜线

定位:在头顶头侧面。顶颞前斜线之后 1 寸,与其平行的线。从百会穴至曲鬓穴引一斜线(图 7-8)。

主治:全线分 5 等分,上 1/5 治疗对侧下肢和躯干感觉异常,中 2/5 治疗对侧上肢感觉异常,下 2/5 治疗头面部感觉异常。

8. 顶旁一线

定位:在头顶部,顶中线旁开 1.5 寸,属足太阳膀胱经。从通天穴向后引一直线,长1.5寸(图 7-9)。

主治:腰腿病症,如瘫痪、麻木、疼痛等。

9. 顶旁二线

定位:在头顶部,顶中线旁开 2.25 寸,属足少阳胆经。从正营穴向后引一直线,长 1.5 寸(图 7-9)。

主治:肩、臂、手等病症,如瘫痪、麻木、疼痛等。

10. 颞前线

定位:在头颞部,属足少阳胆经、手少阳三焦经。从颔厌穴至悬厘穴连一直线(图 7-9)。

主治:偏头痛,运动性失语,周围性面神经麻痹,口腔疾病,眼病等。

11. 颞后线

定位:在头颞部,属足少阳胆经。从率谷穴至曲鬓穴连一直线(图 7-9)。

主治:偏头痛,眩晕,耳聋,耳鸣,颈项病等。

12. 枕上正中线

定位:在后头部,属督脉。从强间穴至脑户穴之间连一直线,长 1.5 寸(图 7-10)。

主治:眼病、足癣等。

13. 枕上旁线

定位:在后头部,枕上正中线旁开 0.5 寸,属足太阳膀胱经。从脑户穴旁开 0.5 寸起向上引一直线,长 1.5 寸(图 7-10)。

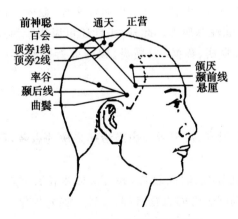

图 7-9　标准化方案顶区与颞区

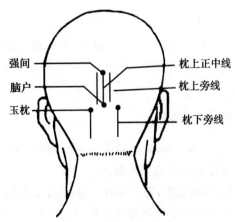

图 7-10　标准化方案枕区

主治:皮质性视力障碍,白内障,近视眼等。

14.枕下旁线

定位:在后头部,属足太阳膀胱经。从玉枕穴向下引一直线,长2寸(图7-10)。

主治:小脑疾病引起的平衡障碍,后头痛等。

二、操作方法

1.选穴　单侧肢体疾病,选对侧刺激区;双侧肢体疾病,选双侧刺激区;内脏、全身性疾病或不易区分左右的疾病,可双侧取穴;一般根据疾病选用相应的刺激区,并可选用有关刺激区配合治疗。

2.体位　根据患者病情、治疗要求和施术部位可分别取站位、坐位或卧位。如治疗急性腰扭伤时,可取站位。在针刺顶中线的同时,令患者活动腰部;治疗偏瘫,既可取坐位,也可取卧位。

3.进针　一般选用28～30号、1.5～2.5寸的毫针,在选定的刺激区(线)进行常规消毒后,针与头皮呈30°夹角快速刺入头皮下。当针尖抵达帽状腱膜下层时,指下感到阻力减小,然后使针与头皮平行,沿刺激区(线)继续刺入相应的深度。若进针角度不当,使针尖抵达颅骨或仅达皮下层,患者有疼痛感且医者手下有抵抗感,此时应改变进针角度,重新刺入。

4.捻针　头针的行针只捻转不提插。一般以拇指掌面和食指桡侧面夹持针柄,以食指的掌指关节连续屈伸,使针身左右旋转,捻针速度应保持在每分钟200次左右,捻针角度则取决于患者的病情和耐受程度,一般在180°～720°的范围内。每次可连续捻转2～3分钟,留针20～30分钟,留针期间,每隔5分钟,重复捻针1次。偏瘫患者在留针期间可主动或被动活动患肢,有助于提高疗效。一般经3～5分钟刺激后,部分患者在病变部位会出现热、麻、胀、抽动等感应。也可使用电针代替手法捻针治疗。

5.出针　双手配合,刺手夹持针柄轻轻捻转松动针身,押手在穴区周围头皮固定,如针下无紧涩感,可快速拔出毫针,也可缓慢出针。出针后需要用消毒干棉球按压针孔片刻,以防止出血。

6.疗程　一般每日或隔日针治1次,10次为1个疗程,疗程间隔5～7日。

三、头针的适应证

头针主要用于治疗脑源性疾病,如中风偏瘫、肢体麻木、失语、皮质性多尿、眩晕、耳鸣、舞蹈病、癫痫、脑瘫、小儿弱智、震颤麻痹、假性延髓性麻痹等。此外,头针还可以用于治疗头痛、脱发、脊髓性截瘫、高血压病、精神病、失眠、眼病、鼻病、肩周炎、腰腿痛等各种疼痛性疾病。

四、注意事项

1.严格消毒,以防感染　对针刺部位应仔细消毒,对于慢性病需治疗多次的患者,可将针刺部位的毛发适当剪除。

2.随时观察,防止晕针　头针由于刺激手法较强,时间较长,并且又以坐位针刺为多,所以治疗中应随时观察患者的表情、面色,及时询问患者的感觉,以防晕针。如发生晕针,处理方法同毫针刺法的晕针处理。

3. 出针按孔,防止出血　由于头皮血管丰富,容易出血,故出针时要用消毒干棉球按压针孔 1～2 分钟。如有出血及皮下血肿出现,可轻轻揉按,促使其消散。

4. 诸多病情,慎用头针　中风患者,急性期如因脑出血引起昏迷、血压过高时,暂不宜用头针治疗,须待血压和病情稳定后方可再行头针疗法。如因脑血栓形成引起偏瘫者,宜及早采用头针治疗。凡有高热、急性炎症和心力衰竭等症时,一般慎用头针治疗。婴幼儿囟门尚未完全闭合者,也不宜采用头针疗法。

第三节　三棱针疗法

三棱针一般用不锈钢制成,针长约 6 cm,针柄较粗呈圆柱形,针身呈三棱形,尖端三面有刃,针尖锋利(图 7 - 11)。三棱针刺法是用三棱针刺破患者身体上的一定穴位或浅表血络,放出少量血液以治疗疾病的方法,亦称刺络法。

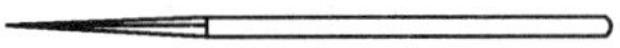

图 7 - 11　三棱针

一、操作方法

1. 点刺法　针刺前先推按预定针刺部位,常规消毒后,左手拇、食、中三指夹紧被刺部位或穴位,右手持针,用拇、食两指捏住针柄,中指指腹抵住针身下端,针尖露出 1～2 分(3～5 mm),对准穴位迅速刺入 1～2 分(3～5 mm),随即将针退出,轻轻挤捏针孔周围,使出血少许,然后用消毒棉球按压针孔止血(图 7 - 12)。此法多用于四肢末端穴位,如十宣、十二井穴或头面部的太阳、印堂、攒竹、上星等穴。

2. 散刺法　是对病变局部周围进行点刺的一种方法。针刺前先在预定针刺部位常规消毒,然后由病变外缘环形向中心点刺,以促使瘀血或水肿排出,达到祛瘀生新,通经活络的目的(图 7 - 13)。此法多用于局部瘀血、血肿或水肿、顽癣等。

3. 泻血法　又称刺络法。针刺前先用橡皮管结扎在针刺部位上端(近心端),然后迅速消毒。左手拇指压在被针刺部位下端,右手持三棱针对准被刺部位静脉,刺入脉中立即将针退出,使其流出少量血液。出血停止后.以消毒棉球按压针孔止血(图 7 - 14)。此法多用于肘窝(曲泽)、腘窝(委中)及其附近的浅表静脉,用以治疗中暑、急性腰扭伤、急性淋巴管炎、急性吐泻等。

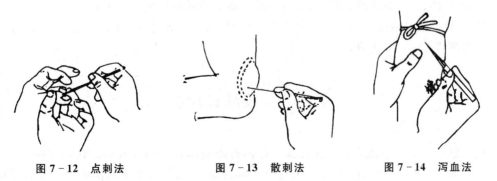

图 7 - 12　点刺法　　　　图 7 - 13　散刺法　　　　图 7 - 14　泻血法

4. 挑刺法　三棱针挑刺法是以三棱针挑断皮下白色纤维组织,用以治疗某些疾病的治法。挑刺的部位以病理反应点为基础,选取相应的穴位或部位。临床上有如下规律:① 以背俞、夹脊穴为主要选择点:临床可观察背俞穴处的皮下组织有无隆起、凹陷、松弛和皮肤温度的变异等反应现象,以此寻求有关穴位邻近的阳性反应点作为取穴依据。② 以痛为腧找痛点挑刺:在病变体表局部区域内,找最明显的压痛点进行挑刺。如肩痛者多在肩胛冈上表面和三角肌前缘等处找到痛点;腿痛者多在腰骶关节表面找到痛点。③ 选疹点挑刺:选用某些疾病在体表有关部位出现的疹点,疹点的特征似丘疹,稍突出于皮肤,似针帽大小,多为灰白色或暗红色,棕褐或浅红色,压之不褪色。选点时要注意与痣、毛囊炎、色素斑相鉴别。找点困难时,可用手摩擦相应部位皮肤后,再仔细寻找。如急性乳腺炎可在膏肓穴周围寻找疹点;疖肿或毛囊炎可在脊柱两侧找疹点;痔疮可在腰骶部找疹点。

挑刺部位确定后,局部常规消毒,左手固定挑刺点皮肤,右手持三棱针将针横向刺入穴位皮肤,挑破皮肤 0.2～0.3 cm,然后将针刺入表皮下,挑断皮下白色纤维样组织数根,以挑尽为止。术后用碘酒消毒,敷上无菌纱布用胶布固定。也可先用 0.5% 普鲁卡因在挑刺点打一皮丘,再行挑刺。注意无菌操作,术后嘱患者保持局部清洁,3～5 日内不得用水洗,防止感染。针尖应在原创口出入,不要上下乱刺。此法常用于治疗面部痤疮、血管性头痛、肩周炎、失眠、胃脘痛、颈椎综合征、支气管哮喘等。

二、适应范围

三棱针刺法具有开窍泄热,通经活络,调和气血,消肿止痛等作用,适用于急证、热证、实证、瘀血、疼痛等病症。如点刺十宣、十二井穴可治疗中风闭证、昏迷、晕厥、高热抽搐等;点刺太阳穴可治疗头痛、目赤肿痛;点刺耳尖治疗感染性发热;点刺少商治疗急性扁桃体炎;点刺四缝穴治疗小儿疳积及消化不良;在病变周围点刺可治疗神经性皮炎、过敏性皮炎、荨麻疹等皮肤病;在病变部位散刺可治疗软组织扭挫伤引起的瘀血、肿痛;点刺人中、素髎或涌泉可急救休克;点刺尺泽或曲泽可急救中暑、急性吐泻;点刺八风、八邪穴分别可治疗手足麻木、肿痛;点刺委中穴可治疗急性腰扭伤、腓肠肌痉挛等。

三、注意事项

1. 三棱针刺激较强,治疗时须注意患者体位舒适,并须与医生配合,还须注意预防晕针。

2. 由于三棱针刺后针孔较大,必须注意严格消毒,防止感染。

3. 点刺、散刺必须做到浅而快,出血不宜过多,以数滴为宜,注意勿刺伤深部动脉。

4. 病后体弱、明显贫血、孕妇和有自发性出血倾向者不宜使用本法。

5. 每日或隔日治疗 1 次,1～3 次为 1 个疗程,出血量多者,每周 1～2 次。一般每次出血量以数滴至 3～5 ml 为宜。

第四节　皮肤针疗法

皮肤针是针头呈小锤形的一种针具。针柄有硬柄和软柄两种规格。软柄有弹性,一般用牛角做成,长约 15～20 cm,一端附有莲蓬状的针盘,下面散嵌着不锈钢短针。根据所嵌钢针的数目不同,可分别称为梅花针(5 支针)、七星针(7 支针)、罗汉针(18 支针)等。皮肤针刺法是利用皮肤针叩刺人体一定部位或穴位以治疗疾病的方法。由于这是一种特制的浅刺针具，针刺仅及皮肤，所以又称为丛针浅刺法或称为皮刺法。

一、操作方法

硬柄和软柄的两种皮肤针持针方法有所不同(图7－15)。硬柄皮肤针的持针式是用右手握住针柄，以拇指、中指夹持针柄，食指置于针柄中段上面，无名指和小指将针柄固定在小鱼际处；软柄皮肤针的持针式是将针柄末端固定在掌心，拇指在上，食指在下，其余手指呈握拳状握住针柄。

针具及皮肤消毒后，针尖对准所选部位，用腕部的弹力使针头垂直叩击在皮肤上，并立即提起，如此反复叩刺。皮肤针手法是用手腕力量，均匀而有节奏地弹刺，频率不宜过快或过慢，一般每分钟叩击50～60次，叩刺时针尖起落要呈垂直方向，落针要稳准，提针要快，避免针尖倾斜刺入或向后拖拉提起，以免增加病人的疼痛。临床上根据病情需要，可按一定路线成行叩刺，也可在一定范围内呈环形叩击，或在一个点上进行重点叩刺。

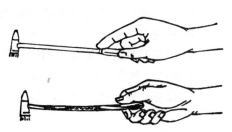

图7－15　硬、软柄皮肤针持针式

皮肤针的叩刺部位可分为以下3种：

1. 循经叩刺　是沿经脉循行路线进行叩刺的一种方法，最常用的部位是项背腰骶部的督脉和膀胱经。督脉为阳脉之海，能调节一身之阳气，五脏六腑的背俞穴均分布在背腰部的膀胱经，所以其治疗范围广泛。其次是四肢肘膝以下的经络，因其分布着各经原穴、络穴、郄穴、五输穴等，可治疗各相应脏腑经络的疾病。

2. 穴位叩刺　是根据穴位的主治作用进行叩刺的一种方法。临床上常用的多是特定穴、阿是穴、华佗夹脊穴等。如在某些特定穴上出现阳性反应点或阳性反应物，应作重点叩刺。

3. 局部叩刺　是指在患部进行叩刺的一种方法。如扭伤后局部瘀血肿痛、顽癣、斑秃、头面五官疾病、关节病变等，可在局部叩刺。皮肤针叩刺的刺激强度，是根据病人的体质、年龄、病情以及叩刺的部位不同，临床一般可分轻、中、重三种：

(1) 轻刺：用较轻腕力进行叩刺。针尖接触皮肤时间较短，以局部皮肤略见潮红、充血，病人无疼痛感为度。适用于老弱妇儿、虚证患者以及头面等肌肉浅薄处。

(2) 重刺：用较重腕力进行叩刺。针尖接触皮肤时间稍长，局部皮肤可见隐隐出血，以患者有疼痛感为度。适用于年壮体强、实证患者以及肩、背、腰、臀、四肢等肌肉丰厚处。

(3) 中刺：叩刺腕力介于轻刺与重刺之间，以局部皮肤有较明显潮红，但无渗血，以患者稍觉疼痛为度。适用于一般疾病和多数患者，除头面等肌肉浅薄处外，大部分均可用此法。

二、适应范围

中医学认为十二经脉在皮肤的相应区域称为十二皮部，在生理上皮部具有保护机体、抵御外邪的作用，在治疗中也有重要意义，采用皮肤针叩刺皮部，激发经络之气，起到调整脏腑虚实，调和气血，通经活络，促进机体机能恢复正常，从而达到防治疾病的目的。皮肤针的适

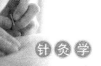

应范围较广,临床各科病症均可应用,如叩刺后项部、痛侧头部以及有关经脉治疗头痛、偏头痛;叩刺头项部、夹脊、印堂、太阳、百会穴治疗失眠、眩晕;叩刺患侧颜面部及大肠经治疗口眼歪斜;叩刺眼周治疗目疾;叩刺鼻周治疗鼻疾;叩刺上腹部、背俞、胃经治疗胃痛、呕吐、呃逆;叩刺下腹部、腰骶部、足三阴经脉治疗阳痿、遗精、遗尿、痛经;患处叩刺加拔火罐可治肩周炎、急性腰扭伤;患处叩刺加艾条悬起灸可治疗神经性皮炎、皮神经麻痹及斑秃。

三、注意事项

1. 施术前应注意检查针具,全束针尖要平齐,不应有偏斜、钩曲、锈蚀和缺损。

2. 针具及叩刺部位应注意消毒,重刺后皮肤如有出血,须用消毒干棉球擦拭干净,保持清洁,以防感染。

3. 叩刺时针尖必须垂直而下,迅速弹起,要快刺、弹刺、平刺,不能慢刺、压刺、斜刺、拖刺。叩刺速度和力度要均匀,防止快慢不一、用力不匀的乱刺。

4. 局部皮肤有创伤、溃疡、瘢痕形成等,不宜使用本法治疗。

第五节　腕踝针疗法

腕踝针是针刺手腕部或足踝部的特定穴位以治疗疾病的一种针刺方法。针刺穴位亦称腕踝针进针点。腕踝针适用于治疗疼痛性疾病,此外对治疗流涎、遗尿、白带过多、皮肤瘙痒、过敏性肠炎、中风偏瘫、高血压、哮喘、肢体麻木等症,疗效也较好。

一、分区与主病

以前后正中线为标线,将身体两侧由前向后划分为 6 个纵行区(图 7 - 16、图 7 - 17、图 7 - 18)。

1 区:位于前正中线两侧的区域,包括额、眼、鼻、舌、咽喉、气管、食管、心脏、腹部、会阴部。

主治:前额痛,目赤痛,鼻塞,流涎,咽喉肿痛,咳喘,胃脘痛,心悸,痛经,白带,遗尿等。

2 区:位于躯体前面的两旁(1 区的两侧),包括颈、颊、后牙、颌下、乳房、肺、侧腹部。

主治:后牙痛,哮喘,胸胁痛等。

3 区:位于躯体前面的外缘(2 区的外缘),范围狭窄,包括沿耳廓前缘的头面部、胸腹部、腋窝前缘向下的垂直线。

主治:颞浅动脉痛,沿腋前缘垂直线部位的胸痛或腹痛。

4 区:位于躯体前后面交界处,包括头顶、耳以及腋窝垂直向下的区域。

主治:头顶痛,耳鸣,耳聋,腋中线部位的胸腹痛。

5 区:位于躯体后面的两旁(与 2 区相对),包括头颈后外侧、肩胛区、躯干两旁、下肢外侧。

主治:颈后部痛,落枕,肩背部痛,侧腰痛等。

6 区:位于躯体后正中线两侧的区域(与 1 区相对),包括后头部、枕项部、脊柱部、尾骶部、肛门等。

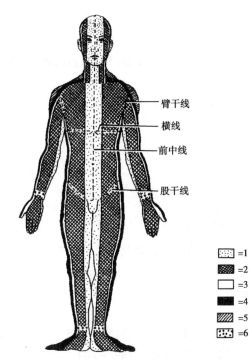

图 7 - 16　身体划区（前面）

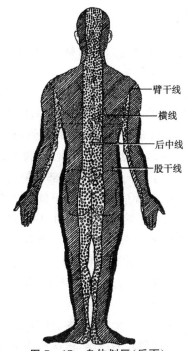

图 7 - 17　身体划区（后面）

$\boxed{\vdots}$ = 1
$\boxed{\ }$ = 2
$\boxed{\ }$ = 3
$\boxed{\blacksquare}$ = 4
$\boxed{/\!/\!/}$ = 5
$\boxed{\because}$ = 6

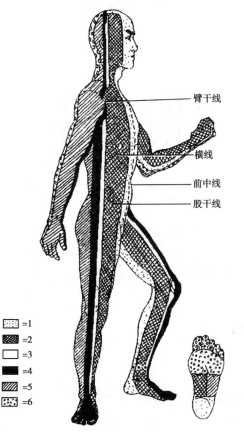

$\boxed{\vdots}$ = 1
$\boxed{\ }$ = 2
$\boxed{\ }$ = 3
$\boxed{\blacksquare}$ = 4
$\boxed{/\!/\!/}$ = 5
$\boxed{\because}$ = 6

图 7 - 18　身体划区（侧面）

主治：后头痛，项强痛，腰脊痛等。

四肢分区：当两上、下肢处于内侧向前的外旋位、两下肢靠拢时，四肢的内侧面相当于躯干的前面，外侧面相当于躯干的后面，前面靠拢的缝相当于前正中线，后面靠拢的缝相当于后正中线，这样四肢的分区就可按躯干的分区类推。

又以胸骨末端和肋弓交界处为中心划一条环绕身体的水平线称横膈线，将身体六区分成上下两半。横膈线以上各区加"上"字，横膈线以下各区加"下"字。如上 1 区、下 1 区，以此类推，用以命名各区。

二、穴点与主治

按分区查明病症所在区，即在腕、踝部选取相应同一区的进针点。腕与踝部各有 6 个点，分别代表上、下 6 个区。下面分别介绍各点位置及主治。

（一）腕部

进针点共 6 个，约在腕横纹上两横指（内关、外关）一圈处。从掌面尺侧至桡侧，再从腕背桡侧至尺侧，依次称作为上 1、上 2、上 3、上 4、上 5、上 6(图 7-19)。

上 1:位于腕部掌侧面,尺骨尺侧缘与尺侧腕屈肌肌腱之间的凹陷中。

主治:前额痛,目疾,鼻疾,面神经炎,前牙肿痛,咽喉肿痛,咳喘,胃脘痛,心悸,眩晕,盗汗,失眠,郁证,癫痫等。

上 2:位于腕部掌侧面,掌长肌肌腱与桡侧腕屈肌肌腱之间,即内关穴。

主治:颌下肿痛,胸闷,胸痛,乳少,哮喘等。

上 3:位于腕部掌侧面的桡侧,靠近桡动脉外侧。

主治:颞浅动脉痛,高血压,胸痛等。

上 4:手掌向内,位于腕部背侧的桡骨缘上。

主治:头顶痛,耳疾,颞下颌关节炎,肩周炎,胸痛等。

上 5:位于腕部背侧面的中央,尺、桡骨之间,即外关穴。

主治:后颞部痛,肩周炎,上肢麻木,痹证,上肢运动障碍,肘腕及指关节痛等。

上 6:位于腕部背侧面尺侧,尺骨尺侧缘。

主治:后头痛、枕项部疼痛、脊柱颈胸段疼痛等。

(二) 踝部

进针点共 6 个,约在内、外踝最高点上三横指(相当于悬钟、三阴交)一圈处。从跟腱内侧起向前转到外侧跟腱,依次称作下 1、下 2、下 3、下 4、下 5、下 6(图 7-20)。

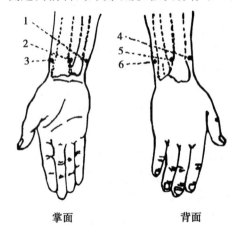

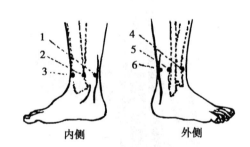

图 7-19 腕部进针点位置   图 7-20 踝部进针点位置

下 1:位于跟腱内缘。

主治:上腹部胀痛,脐周痛,痛经,白带多,遗尿,阴部瘙痒症,足跟痛等。

下 2:位于胫骨内侧后缘,即三阴交穴。

主治:胁肋痛,侧腹痛,过敏性肠炎等。

下 3:位于胫骨前缘向内 1 cm 处。

主治:膝关节痛等。

下 4:位于胫骨前缘与腓骨前缘的中点。

主治:股四头肌疼痛,膝关节炎,下肢痿痹,下肢瘫痪,足趾痛等。

下 5:位于小腿外侧中央,靠腓骨后缘,即悬钟穴。

主治:髋关节痛,踝关节扭伤等。

下 6：位于跟腱外缘。

主治：急性腰扭伤，腰肌劳损，骶髂关节痛，坐骨神经痛，腓肠肌痉挛，足前掌痛等。

三、操作方法

选定进针点后，皮肤常规消毒，医者左手固定进针点上部（拇指拉紧皮肤），右手拇指在下，食、中指在上夹持针柄，针与皮肤呈 30°夹角，快速刺入皮下，针体贴近皮肤表面，沿皮下浅表层刺入一定深度，以针下有松软感为宜。若患者有酸、麻、胀、重感觉，说明针体深入筋膜下层，进针过深。须将调至皮下浅表层，针刺深度约为 1.5 寸。针刺方向一般朝上（即近心端），如病变在四肢末端则针刺方向朝下（即远心端）。一般留针 20～30 分钟，不做捻转提插。隔日 1 次，10 次为 1 个疗程，急症可每日 1 次。

选进针点时，对局部病症，选病痛所在同侧分区的进针点，对全身性病症，如失眠、盗汗等可选两侧相应进针点。

四、注意事项

1. 腕踝部进针一般应不痛，进针痛时要调针，以不痛为度。调针时应将针退至皮下，再重新进针，或检查针尖是否沿纵形直线方向插入。

2. 若出现头昏、心慌等症，须将针退出以防晕针。

第六节　电针疗法

电针法是指针刺得气后，在针柄上接通电针仪器，输出接近人体生物电的微量脉冲电流，利用毫针和电流两种刺激相结合，作用于经络穴位，以防治疾病的一种方法。它的优点是：毫针的刺激与电的生理效应相结合，不但提高了毫针的治疗效果，而且扩大了针灸治疗的范围；能代替人作较长时间的持续运针，节省人力；能比较客观地控制刺激量。

目前临床普遍使用的电针仪器主要为 G6805 型电针治疗仪，该电针仪属于脉冲发生器的类型。其基本结构由电源电路、方波发生器电路、控制电路、脉冲主振电路和输出电路五个部分所组成。其作用原理是指在极短时间内出现电压和电流的突然变化，即电量的突然变化构成了电的脉冲，通过脉冲电刺激机体产生电的生理效应，进而显示各种不同的治疗作用。这种治疗仪可以精确选择脉冲电的波形和刺激强度，维持较长时间的针感，减少手法捻针的工作量，普遍为医生和病人所接受。

G6805 型电针治疗仪性能比较稳定，可以使用交直流两种电源供电，可输出连续波、疏密波、断续波。连续波频率为每分钟 160～5 000 次，疏密波和断续波为每分钟 14～26 次。

仪器顶部有 5 个小型输出插孔，对应于面板上 5 个控制旋钮。调节控制旋钮能改变输出强度。各输出孔用来插入电极插头或电极板插头。面板上中间的旋钮用以选择各种输出波形，可控制输出连续波、疏密波及断续波。右侧的旋钮用作连续波的频率调节。左边的旋钮用作疏密波、断续波的频率调节。拨动开关是选择交、直流电源用。氖灯指示连续波、疏密波、断续波的频率。

一、操作方法

应用电针施治的处方配穴与毫针用穴大致相同。一般选用其中的主穴,辅用相应的配穴。多取用同侧肢体的 1～3 对穴位(即是用 1～3 对导线)为宜,不可过多取穴,过多则会刺激太强,患者不易接受。针刺穴位有得气感应后,即可连接电针仪器。

电针治疗仪在使用前必先将输出强度旋钮调至零位(无输出),再将电针器上每对输出的 2 个电极分别连接在 2 根毫针上,负极接主穴,正极接配穴,也可不区分正负极,将两根导线任意接在两支针柄上。一般将同一对输出电极连接在身体的同侧,在胸、背部的穴位上使用电针时,切忌将 2 个电极跨接在身体两侧,以避免电流回路经过心脏。然后打开电源开关,选好波型及频率,逐渐调高输出电流强度至所需的刺激量。当电流开到一定强度时,患者有麻刺感,这时的电流强度称为"感觉阈"。如电流强度再稍增加,患者会突然产生刺痛感。能引起疼痛感觉的电流强度称为电流强度的"痛阈"。脉冲电流的"痛阈"强度因人而异,在各种病理状态下其差异也较大。一般情况下,在感觉阈和痛阈之间的电流强度是治疗时最适宜的刺激强度。但此区间范围较窄,须仔细调节。患者还会出现酸、胀、热等感觉或局部肌肉做节律性收缩。超过痛阈的电流强度,患者不易接受,应以患者能耐受的强度为宜。

临床治疗时间,一般持续通电 15～20 分钟。如做较长时间的电针,患者会逐渐产生适应性,即感到刺激强度渐渐变弱,此时可适当加大输出电流量,增加刺激强度,或暂时断电 1～2 分钟后再行通电。

用电针治疗时通常都选 2 个以上腧穴,如果病情只需单穴使用电针时,可将一根导线接在针柄上,另一根导线接在一块约 2.5 cm² 大小的薄铝板上,外包几层湿纱布,作无关电极,固定在同侧离针稍远的经络皮肤上,这样,针刺部位的电刺激感应很明显,作用较集中,而无关电极部位因电流分散,感应微弱,作用很小。

电针的穴位选择,一般以循经取穴为主,也可结合神经分布或按神经节段选取有神经干通路的穴位及神经肌肉运动点。例如:

(1)头面部:听会、翳风(面神经);下关、阳白、四白、夹承浆(三叉神经)。

(2)上肢部:颈夹脊 6～7、天鼎(臂丛神经);青灵、小海(尺神经);手三里、曲池(桡神经);曲泽、郄门、内关(正中神经)。

(3)下肢部:环跳、殷门(坐骨神经);委中(胫神经);阳陵泉(腓总神经)。

(4)腰骶部:气海俞(腰神经);八髎(骶神经)。

配伍腧穴时,一般可以根据受损部位神经支配的分布特点取穴。例如:面神经麻痹,取听会或翳风为主穴,额部配阳白,颧部配颧髎,口角配地仓,眼睑配瞳子髎。上肢瘫痪,以天鼎或缺盆为主穴,三角肌配肩髎,肱三头肌配会宗,肱二头肌配天府,屈腕或伸指肌以曲池为主,配手五里或四渎。下肢瘫痪,股前部以冲门为主,加配髀关或箕门,臀、腿后部以环跳或秩边为主,小腿后面配委中,小腿外侧配阳陵泉。在针刺主穴和配穴时,最好是在针感到达疾病部位后,再接通电针治疗仪器。

二、适应范围

人体组织是由水分、无机盐和带电生物胶体组成的复杂的电解质导电体。当一种波形、频率不断变换的脉冲电流作用于人体时,组织中的离子会发生定向运动,消除细胞膜极化状态,使离子浓度的分布发生显著变化,从而影响人体组织功能。离子浓度和分布的改变,是脉冲电流治疗作用的电生理基础。电针刺法具有调整人体生理功能,加强止痛、镇静,促进气血循环,调整肌张力等作用。其适应范围基本和毫针刺法相同,适应范围较广。临床上常用于各种痛证、痹证和心、胃、肠、胆、膀胱、子宫等器官的功能失调,以及癫狂和肌肉、韧带、关节的损伤性疾病等,并可用于针刺麻醉。

电针电流的波形、频率不同,其作用和适应范围亦有差异,临床使用时应根据不同病情适当选择。

1. 密波 连续波频率在每秒 50～100 次为密波(高频),能降低神经应激功能。先对感觉神经起抑制作用,接着对运动神经也产生抑制作用。常用于止痛、镇静、缓解肌肉和血管痉挛,也用于针刺麻醉等。

2. 疏波 连续波频率在每秒 2～5 次为疏波(低频),能引起肌肉收缩,提高肌肉韧带张力。对感觉神经和运动神经的抑制发生较慢。常用于治疗痿证和各种肌肉、关节、韧带、肌腱的损伤等。

3. 疏密波 是疏波、密波自动交替出现的一种波形,疏、密交替持续的时间各约 1.5 秒,能克服单一波形容易产生适应的缺点。动力作用较大,治疗时兴奋效应占优势,能增加代谢,促进气血循环,改善组织营养,消除炎性水肿。常用于止血、扭挫伤、关节周围炎、气血运行障碍、坐骨神经痛、面瘫、肌无力、局部冻伤等。

4. 断续波 是有节律地时断时续自动出现的一种波形。断时在 1.5 秒时间内无脉冲电输出,续时密波连续工作 1.5 秒。断续波对机体不易产生适应,其动力作用颇强。能提高肌肉组织的兴奋性,对横纹肌有良好的刺激收缩作用。常用于治疗痿证、瘫痪等。

三、注意事项

1. 电针仪器在使用前须检查其性能是否良好,输出是否正常。如电流输出时断时续,须注意导线接触是否良好,应检修后再用。

2. 电针仪器最大输出电压在 40 V 以上时,最大输出电流应控制在 1 mA 以内,防止发生触电。

3. 调节输出电流量时,应逐渐从小到大,切勿突然增强,以防止引起肌肉强烈收缩,患者不能耐受,或造成弯针、断针、晕针等意外。

4. 有心脏病者,避免电流回路通过心脏。近延髓、脊髓部位使用电针时,电流输出量宜小,切勿通电太强,以免发生意外。孕妇亦当慎用电针。

5. 温针灸过的毫针,针柄表面氧化而不导电;有的毫针柄是用铝丝绕制面成,并经氧化处理镀成金黄色,而氧化铝绝缘不导电。以上两种毫针应将电针仪器输出线夹持在针体上。

6. 关于毫针刺法的有关注意事项,同样适用于电针。

第七节 皮内针疗法

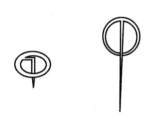

图 7－21 皮内针形状

皮内针是以不锈钢制成的小针,根据其形状可分为颗粒型(麦粒型)和撳钉型(图钉型)两种(图 7－21)。颗粒型皮内针针身长约 1 cm,针柄形似麦粒或呈环形,针身与针柄成一直线;撳钉型皮内针针身长约 0.2～0.3 cm,针柄呈环形,针身与针柄呈垂直状。皮内针刺法是以皮内针刺入体表穴位的皮内或皮下后,用胶布加以固定埋藏于体内并留置较长时间.给皮部以长期、持续的微量刺激,从而调整脏腑经络功能,达到防治疾病目的的一种方法。它是毫针浅刺与久留针法结合起来,并有所发展而形成的一种独特针刺方法,又称埋针法。

一、操作方法

两种不同类型的皮内针,临床操作方法也有两种。

1. 颗粒型皮内针操作方法 常规皮肤消毒,以左手拇、食指按压穴位上下皮肤,稍用力将针刺部位皮肤撑开固定,右手用小镊子夹住针柄,针刺入的方向即是食指绷开着的方向,使针尖紧靠皮肤,向真皮中水平刺入 0.5～1 cm,将皮肤稍微向针尖方向引回看看,如针头立即竖起,说明针尖刺到皮下,需拔回一点重刺,以使其刺入真皮层内,然后用手指在前后左右按压。如没有痛觉,则完全刺入。一般针刺方向是采取与经脉循行呈十字形交叉。针刺入皮内后,露在外面的针身和针柄下的皮肤表面之间,粘贴一块小方形(1 cm ×1 cm)胶布,然后再用一块较前稍大的胶布覆盖在针上,这样就可保护针身固定在皮内,不致因运动等影响而使针具移动或丢失。

2. 撳钉型皮内针操作方法 常规皮肤消毒,以小镊子夹住针柄、将针尖垂直对准选定的穴位,轻轻刺入皮内,以指按压患者不觉疼痛,才算刺入完成。然后用小方块胶布覆盖在针柄上加以粘贴固定。此外,也可用小镊子夹针,将针柄放在预先剪好的小方块胶布上粘住,手执胶布连针直接贴刺在选定的穴位上。此法常用于面部和耳部穴位上。

二、适用范围

皮内针刺法临床适用于某些需要较长时间留针的经常发作的疼痛性疾病和久治不愈的慢性疾病,如神经性头痛、偏头痛、三叉神经痛、牙痛、胃痛、胆绞痛、胁痛、腰痛、痛经、关节痛、腕踝关节及肌肉、肌腱扭挫伤,还可应用于神经衰弱、高血压、哮喘、月经不调、面肌痉挛、眼睑瞤动、遗尿、尿频、痹证等。

三、注意事项

1. 埋针要选择易于固定和不妨碍肢体活动的穴位。埋针后患者感觉疼痛或妨碍肢体活动时,应将针取出重埋或改用其他穴位。每次 1～2 穴,一般取单侧或取双侧对称同名穴。

2. 埋针时间长短可根据病情决定,一般 1～2 日,多者可以埋 6～7 日。暑热天埋针不宜超过 2 日,以防感染。埋针期间针处不要着水,发现针处感染应及时处理。

3. 在埋针期间,应嘱患者每日按压数次,每次 1～2 分钟,以加强刺激,提高疗效。

4. 溃疡、炎症、不明原因的肿块处,禁止埋藏皮内针。

第八节　穴位注射疗法

穴位注射法是以中医经络理论为指导,选用中西医肌内注射的有关药物,用注射器将药液注入相关穴位或部位,通过针刺及药液对穴位的刺激和药理作用,调整机体功能,改善病理状态,从而达到防治疾病目的的一种方法,又称水针疗法。穴位注射法除有针刺的机械性刺激外,又有药液的化学性刺激及药理作用,还因在一定时间内药液滞留于穴位使针刺感应得以更强的激发和持续,从而延续了针刺效能和药液对机体的作用,所以穴位注射法的作用是综合性的,故对某些疾病能提高疗效。同时,穴位注射法由于用药量较肌内注射为少,相应减少了用药的毒副作用,如哌替啶(杜冷丁)常规注射,一般 25～50 mg,有的患者可发生头晕、恶心,而小剂量(10 mg 左右)穴位注射,效果不低,副作用则甚轻微。

供肌内注射的中西药物多可选作穴位注射药品。常用药液有三类:

1. 中草药制剂　当归、红花、复方当归、板蓝根、徐长卿、补骨脂、肿节风、柴胡、鱼腥草、复方丹参、川芎注射液等。临床可根据病情选择使用,如用于活血祛瘀、止痛,可选用复方当归注射液、丹参注射液;用于清热解毒、消炎,可选用板蓝根注射液、鱼腥草注射液、银黄注射液;用于祛风通络、活血止痛,可用肿节风注射液、雷公藤注射液、威灵仙注射液。

2. 维生素类制剂　对于神经炎、食欲不振等,可选用维生素 B_1 注射液、维生素 B_6 注射液,或复合维生素 B 注射液;对于各种神经痛、偏头痛,可用盐酸呋喃硫胺注射液;治疗佝偻病、骨软化症、支气管炎,可用维丁胶性钙注射液。

3. 其他常用药物　治疗冠心病、肝炎、肾功能减退、肌营养不良,可选用辅酶 A、ATP,以促进机体代谢;治疗精神分裂症,可用 2.5%氯丙嗪,以起镇静作用;治疗高血压及狂躁型精神病,可选用利舍平注射,以降压、抑制中枢神经系统功能;如为了加强穴位刺激,保持针感,可以选用 5%～10%葡萄糖,或生理盐水、注射用水等。

一、操作方法

1. 选穴处方　一般可根据针灸治疗时的处方原则进行辨证选穴。但作为本法的特点,常结合经络、穴位的触诊法选取阳性反应点进行治疗,如在背部、胸腹部或四肢部的俞募穴、郄穴、原穴、合穴等特定穴部位出现变形、变色及压痛处;或选择阿是穴,如较长肌肉的肌腹或肌腱损伤时,可取肌肉的起止点;腰椎间盘突出症,可将药液注入神经根附近;并宜选择肌肉丰满处的穴位,还可选用耳穴等。但选穴以精为要,一般每次 2～4 穴,不宜过多。

2. 注射剂量　穴位注射的用药剂量差异较大,决定于注射部位及药物的性质和浓度。作小剂量穴位注射时,可用原药物剂量的 1/5～1/2。一般以腧穴部位来分,耳穴每穴注射 0.1 ml,头面部每穴注射 0.3～0.5 ml,四肢部每穴注射 1～2 ml,胸背部每穴注射 0.5～1 ml,腰臀部每穴注射 2～5 ml。刺激性较小的药物,如 5%～10%葡萄糖、生理盐水等用量可用量较大,每次可注射 10～20 ml,而刺激性较大的药物如乙醇以及抗生素、激素、解痉剂、镇静剂等一般用量宜小,每次用量多为常规量的 1/5～1/2。中草药注射液的穴位注射常规剂量为每穴 0.5～1 ml。

3. 操作程序　首先患者取舒适体位,选用适宜的无菌注射器和针头,抽取适量的药液,在穴位局部消毒后,右手持注射器对准穴位或阳性反应点,快速刺入皮下,然后将针缓慢推进,达一定深度后产生得气感应,回抽一下,如无回血,便可将药液注入。凡急性病、体强者可用强刺激,快速将药液推入;慢性病、体弱者宜用弱刺激,将药液缓慢推入;一般疾病则用中等刺激,用中等速度推入药液。如所用药液较多时,可由深至浅,边退边推药,或将注射针向几个方向注射药液。

4. 疗程　急症患者每日 1～2 次,慢性病一般每日或隔日 1 次,6～10 次为 1 个疗程。反应强烈者,可隔 2～3 日 1 次,穴位可左右交替使用。每个疗程间可休息 3～5 日。

二、注意事项

1. 施治前应对患者说明治疗特点和注射后的正常反应。如注射后局部可能有酸胀感,甚或发热,暂时局部症状加重等现象,但数小时或 1 日后可逐渐消失。

2. 严格无菌操作,防止感染。如因消毒不严而引起局部红肿、发热等,应及时处理。

3. 必须注意药物的性能、药理作用、剂量、配伍禁忌、毒副作用、过敏反应、药物的有效期、药液有无沉淀变质等情况。凡能引起过敏反应的药物,如青霉素、链霉素、普鲁卡因等,必须先做皮试,阳性反应者不可应用。副作用较严重的药物,使用时应谨慎。刺激作用较强的药物,亦应慎重使用。某些中草药制剂也可能有反应,应用时也应注意。

4. 一般药液不宜注入关节腔、脊髓腔和血管内,否则会导致不良后果。如药液误注入关节腔,可引起关节红肿、发热、疼痛等反应;误入脊髓腔,有损害脊髓的可能,严重者可导致瘫痪。

5. 在主要神经干通过的部位做穴位注射时,应注意避开神经干,或浅刺以不达神经干所在的深度。如神经干较浅,可超过神经干的深度。如针尖触到神经干,患者有触电样感觉,应及时退针,更不可盲目地反复提插,可改换角度,避开神经干后再注射,以免损伤神经。

6. 内有重要脏器的部位不宜针刺过深,以免刺伤内脏。颈项、胸背部注射时,切勿过深,药液也必须控制剂量,注射宜缓慢。

7. 孕妇的下腹部、腰骶部和三阴交、合谷穴等不宜用穴位注射法,以免引起流产。年老、体弱、小儿、初次治疗者,选穴宜少,药液剂量应酌减。在注射过程中如出现头晕、心慌、出冷汗、面色苍白、恶心等晕针表现时,应及时出针,并按一般晕针处理。

第九节　小针刀疗法

小针刀是用金属材料做成的在形状上像针又似刀的一种针灸用具,是在古代九针中的馋针、锋针等基础上,结合现代医学外科用手术刀发展形成的。由于其对慢性软组织损伤有较好疗效,自 1986 年报道并推广以来,目前已在全国范围内广泛运用。

小针刀疗法是一种介于手术方法和非手术疗法之间的闭合性松解术,是在切开性手术方法的基础上结合针刺方法形成的。该疗法操作的特点是在治疗部位刺入深部到病变处进行轻松的切开剥离等不同形式的刺激,以达到止痛祛病的目的。其适应证主要是慢性软组织损伤性病变和骨关节病变。

小针刀疗法的优点是治疗过程操作简单,不受任何环境和条件的限制,治疗时切口小,不用缝合,对人体组织的损伤也小,且不易引起感染,一般无不良反应,术后无需休息,治疗时间短,疗程少。通过刺激疼痛部位或相应穴位使经络疏通,气血顺畅而达到"通则不痛"、"住痛移痛"的目的。

一、针具

小针刀临床有 3 种型号,一般为 10～16 cm,直径为 0.4～1.2 mm 不等。临床常用的有 3 种型号。针灸科治疗软组织疾病时,主要用 I 型针刀。I 型针刀针柄为扁平葫芦形,针身圆柱形,直径 1 cm,针尖呈楔形,末端扁平带刀,刀口线为 0.8 mm,刀口有齐平口和斜口两种。Ⅱ型和Ⅲ型主要运用于小骨折畸形愈合的治疗。

二、操作方法

（一）体位选择

以医生操作时方便、患者被治疗时自我感觉体位舒适为原则。如在颈部治疗多采用坐位。头部可根据病位选择仰头位或低头位;如在肩部治疗,可采取坐位,也可采取俯卧位或侧身卧位;如在腰背与下肢后面治疗则取俯卧位;如在膝关节前部治疗则取仰卧位等。无论采取何种体位,在治疗时被治疗部位要全部放松,摆正身体各部体位,免得因体位不正影响操作和治疗效果。

（二）进针四法

1. 定点　根据患者主诉、体征,认真检查确定病变部位后,参考局部解剖关系,在体表用毫针或紫药水做一个记号。术野消毒,铺上无菌洞巾。

2. 定向　针刀尖部有一个 0.8 mm 宽的刃,进针时容易造成不必要的损伤,为尽量避免损伤,刀口线的方向按下述原则确定:

（1）与病变部位肌肉、韧带的纤维方向一致。

（2）若手术部位有较大的神经、血管通过,刀口线要与神经、血管的运行方向一致。

若上述两点相互矛盾,如治疗梨状肌损伤时,损伤肌肉的纤维方向与坐骨神经方向垂直,但刀口线仍须与神经循行方向平行来决定针刀进针时的刀口线方向。在选好体位及选好治疗点后局部无菌消毒,先用酒精消毒,再用碘酒消毒,最后酒精脱碘。

3. 加压分离　为避开神经、血管,进针时以左手拇指按压肌肤使之成凹陷,横向拨动一下,再向下压使血管、神经被分离在手指两侧,针刀沿拇指甲背进针。若在关节部位或病变处在骨面,左手拇指用力下压可感到坚硬的阻挡物,说明手指已压至骨面。

4. 刺入　将针刀刃贴于左手拇指甲壁,稍用力下压可刺破皮肤。

（三）常用手术方法

1. 纵行疏通剥离法　适用于肌腱、韧带在骨面的附着点处发生粘连出现瘢痕而引起的病痛。在此处松解时,刀口线与肌腱、韧带的纤维方向一致。针体垂直骨面刺入,刀刃接触骨面后,与刀口线方向一致进行疏通(即来回摆动),并可按照粘连、瘢痕的面积大小,分几条线剥,但不可横行(垂直于刀口线方向)铲剥。

2. 横行剥离法　当肌肉、韧带损伤后与相邻的骨面发生粘连时,将破坏局部的动态平衡。肌肉、韧带收缩或拉长时会因与骨面的粘连而限制肢体运动。治疗时,刀口线与肌肉、韧带的纤维方向一致,针体垂直骨面刺入。当刀口接触骨面后,针体左右摆动或撬动,将粘

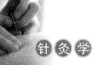

连在骨面上的肌肉、韧带从骨面上铲起,针下有松动感时出针。

3. 切开剥离法　当几种软组织因为损伤粘连在一起,或因血肿机化后形成包块或软组织变硬形成条索时,针刀治疗时,刀口线与肌肉、韧带方向一致,针体垂直瘢痕部位刺入,针刃达病变处时将瘢痕组织切开。

4. 铲磨削平法　在骨的边线、关节周围有骨刺生成,其原因是附着在骨面的软组织损伤后挛缩、牵拉日久而发生的增生现象。故治疗时,应将针刀刀口线与骨刺纵轴垂直,针体垂直骨面刺入,刀刃接触骨面后,把附着在骨刺尖部紧张、挛缩的软组织切断、消除其拉应力,并把骨刺尖部的瘢痕组织铲掉使锐边磨平。

5. 瘢痕刮除法　瘢痕如果在腱鞘壁上、骨面上、肌腹上、肌腱上,针刀治疗时,刀口线与治疗部位软组织的纤维方向一致,针体垂直患部平面刺入达瘢痕组织,针刀沿纵轴方向切几刀,然后反复纵向疏剥,刀下有柔韧感时出针。

6. 通透剥离法　对范围较大的粘连、板结的病变组织,无法用一两针解决的,可在板结处选取数点进针,把软组织之间的粘连剥开,把与骨面的粘连铲起,软组织之间若有瘢痕,也要切开,使板结处变松软以达到治疗目的。

7. 切割肌纤维法　运用在颈、肩、腰、背部位,因部分肌肉纤维过度紧张或痉挛引起的顽固性疼痛、功能障碍如胸锁乳突肌痉挛引起的斜颈。针刀刀口线与肌纤维方向一致,针体垂直病变组织平面,刺达病变部位后,将刀口线调转 90°,切断少量紧张、痉挛的肌纤维而使症状缓解。

三、适应证

1. 人体躯干、四肢顽固性的痛点、痛性结节与条索状物　这些多是因为外伤、病理性损伤引起的软组织粘连、挛缩及瘢痕组织等,针刀松解可消除其疼痛。

2. 骨刺　因为骨刺引起的临床症状,通过针刀对骨刺尖部的松解及周围的病变软组织治疗,可以取得较好疗效。

3. 神经、血管卡压性疾病　因软组织损伤后出现的挛缩、瘢痕、炎症等压迫、牵拉、刺激神经、血管引起的症状,通过针刀对病变软组织的切割、疏通、剥离,使神经、血管的卡压得以解除而取得疗效。如腕管综合征、桡管综合征等。

4. 滑囊炎　滑囊受到急、慢性损伤后,导致滑囊肿胀、发炎,刺激和压迫周围组织而出现症状。针刀切开增厚或发炎的滑囊壁,使瘀积在里面的滑液得以疏导,起到消炎、止痛的作用。

5. 腱鞘炎　对急、慢性腱鞘炎都有较好的疗效,对狭窄性腱鞘炎的治疗更有独特作用。

6. 肌性关节强直　膝关节、肘关节、脊柱后关节,因为各种损伤使周围肌肉、韧带、滑囊、关节囊等软组织挛缩、肥厚、粘连等,影响关节活动。可以通过针刀对病变软组织的松解,配合手法运用,以及夹板固定或持续牵引等方法,使关节恢复正常状态。

7. 非脑源性肌痉挛和肌紧张。

8. 脊柱区带疾病　包括因脊柱关节错移,周围软组织损伤引起的一系列脊柱疼痛、功能障碍和相对应的内脏病变。

四、禁忌证

1. 严重内脏病发作期。

2. 施术部位有感染及肌肉坏死或深部有脓肿者。

3. 施术部位有重要的神经、血管或重要脏器必须避开者。

4. 有出血倾向及凝血功能障碍者,如血友病、血小板减少症。

5. 诊断不明确者。

6. 体质虚弱、高血压病患者、晚期肿瘤患者应慎重。

7. 严重的骨质疏松症患者。

8. 骨结核病患者。

五、小针刀的应用指征

1. 病人自觉某处有疼痛症状。

2. 医生在病变部位可触到敏感性压痛。

3. 触诊可摸到皮下有条索状或片状或球状硬性结节。

4. 用指弹拨病变处有响声。

六、注意事项

1. 熟悉解剖部位　由于小针刀疗法是在非直视下进行操作治疗,如果对人体解剖特别是局部解剖不熟悉,手法不当,则容易造成损伤。因此医生必须做到熟悉欲刺激穴位深部的解剖,以提高操作的准确性和提高疗效。

2. 选穴一定要准确　选择阿是穴作为治疗点时,一定要找准痛点的中心进针,进针时保持垂直(非痛点取穴可以灵活选择进针方式)。如偏斜进针易在深部远离病变部位,易损伤非病变组织。

3. 注意无菌操作　特别是做深部治疗重要关节,如膝、肩、肘、颈等部位的关节深处切割时尤当注意。

4. 小针刀进针法要熟练　这样可以减轻进针带来的疼痛。在深部进行铲剥、横切、纵剥等剥离操作手法宜轻,不然会加重疼痛,甚或损伤周围的组织。在关节处做纵向切剥时,注意不要损伤或切断韧带、肌腱等。

5. 在进针线剥离的过程中,如病人出现突然触电样感觉时,要稍微退针刀,改变方向进针,切不可就原位进针,更不能迅猛推进以免损伤神经。

6. 出针刀应快,同时用棉球长时间压迫,以防出血。如发现有出血,特别是深部有出血倾向,应用无菌棉球或无菌纱布加压固定防止继续出血。

7. 术后对某些创伤不太重的治疗点可以做局部按压,以促进血液循环。

8. 术后鼓励患者多做局部运动和功能锻炼,以促进局部血液循环和功能恢复,防止术后新的粘连。

9. 对于部分短期疗效很好,1～3 个月后或更长一些时间,疼痛复发又恢复原来疾病症状的病例,尤其是负荷较大的部位如膝关节、肩肘关节、腰部关节的患者,应考虑下述因素:病人的生活习惯、走路姿势、工作姿势等造成复发;手术解除了局部粘连,但新创面又形成新的粘连而再度影响功能;疾病部位无粘连,但术后创面因缺乏局部运动而造成粘连;局部再次遭受风、寒、湿邪的侵袭所致。因此,患者的生活起居尤当特别注意。

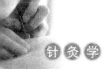

第十节 浮针疗法

浮针疗法是用一次性的浮针等针具在局限性病痛的周围皮下浅筋膜进行扫散等针刺活动的针刺疗法。浮针疗法能舒筋解痉,提高痛阈,具有适应证广、疗效快捷确切、操作方便、经济安全、没有副作用等优点,适用于临床各科,特别是疼痛的治疗。

一、针具

浮针所用针具为复合套管针——一次性使用浮针,其结构为复式结构,分为三部分:

1. 针芯 由不锈钢制成。该部分使浮针达到足够的刚性以快速进入人体,外面包有软套管,针尖呈斜坡形。

2. 软套管及针座 是浮针的主要结构,起关键作用。针芯包裹其中,该部分使浮针同时具有足够的柔软度以利长时间留针。针座是浮针的附属结构,借此可以固定留置于体内的软套管。

3. 保护套管 为保护针芯和软套管不与他物碰撞产生磨损,同时也为了有利于保持无菌状态。

浮针的规格主要指针芯的粗细和长短,规格如表7-1所示:

表7-1 浮针长短、粗细规格表

型号	小号	中号	大号
长度	24 mm	32 mm	40 mm
直径	0.3 mm	0.6 mm	0.9 mm

因留置体内的时间长,所有浮针都是一次性使用,必须注意:① 存放时置于干燥、无热源的地方;② 不得反复使用,以防感染;③ 针具包装破损后勿使用。

二、操作方法

(一)选择体位

治疗时必须根据治疗所选进针点的具体部位,选择适当的体位,使病人放松,同时便于施术操作。临床上常用的体位,主要有以下几种:

1. 坐位 头、颈、肩、上背部的病变,必须选坐位。

2. 仰卧位 适宜于用于腹部、膝盖等部位病变的治疗。

3. 伏卧位 适宜于下背部、骶部、臀部、下肢背侧。

(二)明确病痛点

病痛点在软组织伤痛的临床上,指的是 myofascial trigger point(MTrP,肌筋膜触发点),MTrP 不仅仅是病痛的所在,多数情况下也是病痛的原因。MTrP 的特点:① 软组织内存在结节或条索,或仅仅是局部紧张;② 在结节、条索或者局部紧张的部位上有定位明确的压痛点;③ 按压压痛点时可产生远隔部位的疼痛;④ 通过压痛点按摩或注射等方法可减缓疼痛;⑤ 所累肌肉伸直受限或无力。明确 MTrP 所在是浮针疗法不可或缺的重要方面。初学者要用心体会,认真把握规律。

（三）确定进针点

进针点的选择关系到进针顺利与否,关系到疗效的好坏。在选择进针点的过程中,要明确以下五点原则:

1. 对小范围病痛,进针点宜近;对大范围、多痛点的病痛,进针点宜远。

2. 多数情况下选择在病痛部位或者 MTrP 的上、下、左、右处,这样便于操作留针,但在关节附近或者在肋间不必拘泥上下左右,可以斜取进针点。

3. 避开皮肤上的瘢痕、结节、破损、凹陷、突起等处。

4. 尽量避开浅表血管,以免针刺时出血。

5. 进针点与病痛处之间不能有肘尖、髌骨、桡骨茎突、尺骨小头、内踝、外踝等部位。

（四）进针、运针和扫散

操作分两步进行,第一步进针,第二步运针。

进针时局部皮肤要松紧适度。临床上一般用右手持针操作,主要是以拇指、食指、中指三指挟持针柄,状如斜持毛笔。

运针是指针入皮下后到针刺完毕之间的一段操作过程。运针时,单用右手,沿皮下向前推进。推进时稍稍提起,使针尖勿深入。运针时可见皮肤呈线状隆起。在整个运针过程中,右手感觉松软易进,病人没有酸胀麻等感觉,不然就是针刺太深或太浅。

扫散动作:以右手拇指或者食指、中指为支点,手握针座,使针尖做扇形运动。扫散前针芯退入软套管中(约 3 mm),扫散时以右手拇指或者食指、中指抵住患者皮肤,使针座微微脱离皮肤,医者稍稍平抬浮针,使埋藏于皮下的针体微微隆起皮肤。

操作时要柔和、有节律,操作时间和次数视病痛的情况而定。也就是说,如果疼痛已经消失或者不再减轻,则停止作此动作。另外左手一定要密切配合,使进针点和病痛处之间的范围内尽可能放松。一个进针点扫散时间一般为 2 分钟,次数为 200 次左右。如果扫散后,疼痛或者 MTrP 依旧存在,可再选更靠近病痛点的进针点,重新进针。扫散完毕,移除针芯,留置软套管。

（五）针刺的方向

浮针疗法对针刺的方向要求较为严格。针尖必须由远而近地直对病痛部位,偏差后则效果不佳。

（六）留管和出管

留管的目的是为了保持镇痛效应。因为,临床上常常发现运针完毕疼痛即减或消失,也就是说,浮针疗法有较好的即刻疗效,但若随即起针,病痛会复作。留针期间利用了皮肤和肌肉相对位移,使留置于皮下的软管进行类似于扫散的微小运动,可延续即刻疗效。

留管时间一般 8～24 小时。治疗时需叮嘱患者:留针期间勿弄湿针刺局部,防止感染;不要剧烈运动;局部有异常感觉时,不要紧张,大多为胶布过敏所致,医生可用其他类型的物件固定,如创可贴等;若因为软管移动,引起局部刺痛,旁边没有医生,可自行出管;告诉病人出管时可能出血。

三、适用范围

浮针适用范围较广,主要适用于以下病症:

1. 对大多数软组织伤痛有较好的近期和远期效果,如:颈椎病、肩周炎、网球肘、腕部腱鞘炎、腰背肌筋膜炎、腰椎间盘突出症、第三腰椎横突综合征、骶髂关节炎、膝关节炎、陈旧性踝关节扭伤、跟下痛。

2. 对神经病痛有较好的近期效果,少部分也有较好的远期效果,如带状疱疹后遗痛、三叉神经痛。

3. 对慢性内脏痛疗效较佳,如胃痛、胆囊炎、泌尿道结石、痛经、附件炎等等。

4. 对少数非疼痛性疾病也有很好的近期和远期效果,如暗哑、慢性咳嗽、哮喘发作等。

四、注意事项

1. 当体温升高时勿用本法。

2. 当肢体水肿时效果不佳,改用他法治疗。例如系统性红斑狼疮、类风湿关节炎的治疗,大量的激素导致水肿,在这种情况下,浮针疗法镇痛效果差。

3. 曾经用红花油等外用药涂搽的疼痛局部,暂不要行浮针疗法,至少等待 24 小时后再用本法。

4. 没有明确 MTrP 的位置性疼痛,效果往往欠佳。

第十一节　穴位埋线疗法

穴位埋线疗法是指将羊肠线或其他可吸收的线体,在经络理论的指导下,对穴位进行植入,利用线体对穴位产生的持续刺激作用,达到疏通经络气血、平衡阴阳以防治疾病的一种疗法。该方法操作简单、作用持久、适应证广,适合于临床各个系统的疾病。

一、操作方法

(一)埋线用品

皮肤消毒用品(碘伏或 75％ 的酒精)、镊子、埋线(羊肠线或各种可吸收的生物蛋白线)、套管针或埋线针(图 7 - 22)、无菌纱布或敷料(创可贴)、无菌手套、无菌棉签或棉球。

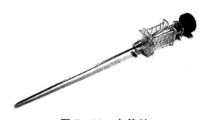

图 7 - 22　套管针

套管针是内有针芯的管型埋线针具,由针管、衬芯、针座、衬芯座、保护套组成,针尖锋利,斜面刃口好。现有针线一体的一次性无菌埋线针,不需要穿线,使用更为方便。

(二)埋线方法

局部穴位消毒后,取一段适当长度的无菌可吸收羊肠线(或生物蛋白线等)放入套管针的前端,后接针芯,用左手拇指、食指固定穴位,右手持针快速透皮刺入穴位,缓慢推进到适合深度,适当行针,出现针感,边推针芯边退针,将线埋置于穴位的肌肉层或者皮下组织中。最后缓慢出针,用棉签或棉球按压针孔,可贴压无菌纱布或创可贴。注意线头不可暴露于皮肤外。

（三）选穴与疗程

根据针灸选穴原则，取穴宜少而精，每次埋线 1～3 个穴位，以背、腹、腰部等肌肉比较丰厚的穴位为宜。若个别病症需要，按照埋线针粗细的不同和线体的材料不同，结合患者的耐受性，可选择稍多穴位。一般 10 天埋线一次，3～5 次为一个疗程。

（四）术后反应

1. 正常反应由于局部异物刺激，在埋线后前几天内可出现红、肿、痛、热等无菌性炎症反应。少数病例反应较重的，可出现切口处少量渗出液，属正常现象，一般不需处理。若渗液较多凸出于皮肤表面时，可用 75% 酒精棉球擦去，覆盖消毒纱布。施术后患肢局部温度也会升高，可持续 3～7 天。少数病人可有全身反应，即埋线后 1～3 天内体温上升，一般为 38℃，局部无感染现象，持续 2～4 天后体温恢复正常。埋线后还可有白细胞总数及中性多形核细胞计数的增高现象，应注意观察。

2. 不良反应若治疗操作时没有严格无菌操作，可出现局部感染。一般治疗后 3～4 日出现埋线局部红肿，疼痛较剧烈，并伴有发热，应给予抗感染处理。个别患者对线体过敏，出现局部红肿、瘙痒，出现脂肪液化等，应给予抗过敏处理。埋线过程出现神经损伤的，应及时抽出线体，给予相应处理。

二、适应范围

穴位埋线疗法适应证较广，可达 200 多种，常用于治疗慢性病症，如哮喘、慢性咳嗽、萎缩性胃炎、腹泻、便秘、眩晕、癫痫、月经不调、痛经、阳痿、神经性皮炎、颈椎病、腰椎间盘突出症、肩周炎等，也适合于单纯性肥胖、痤疮、黄褐斑等美容方面的治疗。

三、注意事项

1. 埋线过程保持无菌操作，埋线后体表保持干燥清洁避免感染。埋线疗法所采用的针具及线体可用一次性的医疗产品，或者必须消毒干净，保证一人一针安全卫生。

2. 埋线后不影响正常的活动，埋线局部 6～8 小时内不能沾水。

3. 埋线局部出现微肿、胀痛或青紫现象是个体差异的正常反应，是由于局部血液循环较慢，对线体的吸收过程相对延长所致，一般 7～10 天即能缓解。

4. 体型偏瘦者或局部脂肪较薄的部位，因其穴位浅，埋线后可能出现小硬节，不影响疗效，但吸收较慢，一般 1～3 个月可吸收完全。

5. 同一个穴位多次治疗时，应观察线体吸收情况，下次治疗时偏离前次治疗部位。

6. 月经期、妊娠期等特殊生理时期尽量不埋线，皮肤局部有感染或有溃疡时不宜埋线，肺结核活动期、骨结核、严重心脏病、瘢痕体质及有出血倾向者等均不宜埋线。

思考题

1. 简述拔罐法的适用范围。

2. 试述拔罐法的注意事项。

3. 皮肤针运用的理论依据是什么？为什么？

4. 穴位注射时，对所用药物应注意什么？

第八章 治疗学总论

教学目的与要求

本章节阐述的主要内容是针灸的治疗思想与基本法则。针灸学是在中医理论指导下,按照针灸的作用原理,在辨证论治的原则指导下,选取适当的腧穴和刺激方法防病治病的治疗方法。准确理解与牢固掌握这些治疗思想与基本法则是学好针灸学,临床获得疗效,并在今后进一步发扬光大针灸学的关键。本章节学习要求学生重点了解与掌握以下内容:

1. 了解针灸的作用原理与治疗原则。
2. 掌握针灸配穴中近部选穴、远部选穴与对症取穴这三大原则。
3. 了解临床常用配穴方法。
4. 掌握常用特定穴的概念、定位与应用方法。

针灸学是中医学的重要组成部分。针灸治疗疾病,遵循辨证论治原则。所谓"辨证",就是在中医基本理论指导下,把"四诊"(望、闻、问、切)所收集到的有关疾病的各种资料,通过阴阳、表里、寒热、虚实这八个方面加以分析、综合、归纳(即八纲辨证),以判断疾病的性质(属寒还是属热,属虚还是属实),判定疾病的位置(在表还是在里,在经还是在络,在脏还是在腑),并进而确定其症候名称的诊断思维过程。"论治",又称"施治",就是根据辨证的结果,来制定相应的治疗方法,以确定相应的针灸处方和穴位操作方法。

第一节 针灸的作用原理

对针灸治疗作用总的认识,无论是中医学还是现代医学,其基本精神是一致的。即针灸治疗疾病,是"从外治内",以针灸刺激腧穴这种手段,通过经络的传导作用,调节脏腑、营卫气血的功能,调动人体本身的抗病能力,以达到防病治病的目的。

在正常的生理情况下,机体处于经络畅通、气血畅达、脏腑协调、阴阳平衡的状态。如果这种正常的协调关系遭到某种因素而破坏时,阴阳便失去了相对平衡,而出现偏寒、偏热、偏虚、偏实及经络气血阻滞的证候,形成人体正气与致病邪气相争的局面。针灸之所以能够治疗疾病,就在于它具有调和阴阳、扶正祛邪与疏通经络的功能,可使正胜邪退,机体恢复协调平衡状态。

一、调和阴阳

阴阳学说是中医学基本理论的重要内容,贯穿于中医理论体系的各个方面。中医学用阴阳来说明人体的组织结构、生理功能、疾病的病理变化,并指导临床的诊断与治疗。当人体的阴阳两方面处于相对平衡状态时,各组织、器官、脏腑可保持正常的生理功能。若人体的阴阳失去平衡,出现偏盛或偏衰,就会发生疾病;如进一步发展则阴阳分离,人的生命活动也就随之停止。

既然阴阳失调是疾病发生发展的根本原因,那么调理阴阳,使其恢复阴阳的相对平衡,便成为中医治病的基本原则,也是其最终目的。故《素问·至真要大论》说:"谨察阴阳所在而调之,以平为期"。临床上,阴阳失调的情况一般有:

阴阳偏盛:即阴盛或阳盛,是阴或阳任何一方高于正常水平的病变。如阳邪致病,可导致阳盛而阴伤,表现为热证;阴邪致病,可导致阴盛而阳伤,表现为寒证。对这种现象,应本着阴平阳秘、调和阴阳的治疗原则,采用实则泻之、虚则补之、寒者热之、热者寒之的治疗法则。

阴阳偏衰:即阴或阳任何一方低于正常水平的病变。阴虚不能制阳,可导致阴虚阳亢的虚热证,治疗当滋阴潜阳;阳虚不能制阴,多表现为阳虚阴盛的虚寒证,治疗当温阳消阴。阴阳两虚,是指当阴阳一方虚损到一定程度,常导致另一方的不足,此即"阳损及阴"、"阴损及阳",最后导致阴阳两虚。本证多见于慢性病,治应阴阳双补。

总之,临床治疗的基本原则是泻其有余,补其不足,使阴阳之偏盛偏衰得以纠正,使之在新的基础上达到阴阳平衡。

针灸治疗中调和阴阳的作用,基本上是通过经络、穴位配伍和操作手法来实现的。如胃火炽盛引起的牙痛,属阳热偏盛,治宜清泻胃火,取足阳明胃经穴内庭,针用泻法,以清泻胃热;寒邪伤胃引起的胃痛,属阴邪偏盛,治宜温中散寒,取足阳明胃经穴足三里和胃之募穴中脘,针用泻法并灸以温散寒邪;肾阴不足,肝阳上亢引起的眩晕,属阴虚阳亢证,根据"阳病治阴,阴病治阳"的原则,治宜滋阴潜阳,取足少阴肾经穴复溜补之,同时取足厥阴经穴行间泻之以协调阴阳。

此外,由于阴阳之间可相互化生,相互影响,故治阴应顾及阳,治阳应顾及阴,所以又有"从阴引阳,从阳引阴"等方法。这些方法的核心仍是调和阴阳。

大量研究资料显示,针灸疗法能够加强中枢神经系统,包括它的最高部位——大脑皮质,以及它的调节内脏功能的传出部分——植物神经系统对机体的控制和调节作用。如纠正心率、调节体温、血压与呼吸,提高痛阈,解除痉挛以及治疗麻痹等。同时,还可通过神经-体液的途径,改善内分泌系统失调状况,影响脑垂体、甲状腺和甲状旁腺、肾上腺、胰腺等消化系统各腺体的分泌功能,具有良性双向调节作用,因而,可在某种程度上改变机体不正常的功能状态,帮助其恢复正常的生理平衡。

二、扶正祛邪

正,代表机体的调节、防御机能;邪,代表导致疾病的一切致病因素。所谓扶正,就是扶助正气,以增强体质,提高机体的抗邪能力。扶正适用于以正气虚为主要矛盾,邪气又不太盛的各种虚损病证,如精、气、血、津液等不足的病证。所谓祛邪,即是祛除病邪,使邪去正

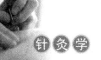

针灸学

安。祛邪适用于邪恶气实为主要矛盾，正气未虚的各种实证，如外感表证、食滞、瘀血等。

疾病的过程是邪正相争的过程。治疗疾病就是要扶助正气，祛除邪气，改变正邪双方的力量对比，使之有利于向痊愈方面转化。在临床应用时，要根据正邪在病程中所占的地位，决定扶正与祛邪的主次先后。凡邪盛正气未衰者（新病），治宜祛邪为主，邪去正自安；正虚邪不盛者（久病），治宜扶正为主，正复邪自除。若正已虚而邪未去，单纯扶正则难免助邪，一味祛邪，又更伤正气，故治宜攻补兼施。所以，临床需认真、仔细观察邪正对比情况。若以正虚为主者，当以扶正为主，兼以祛邪，或先补后攻；若以邪实为主者，则以祛邪为主，兼以扶正，或先攻后补，从而达到正气复而邪气祛，使疾病好转以致痊愈。

针灸的扶正祛邪作用，是通过穴位本身的性能、穴位的操作方法和穴位的配伍等方面来实现的。如偏补的腧穴如关元、气海、命门、肾俞、膏肓，多在扶正时用之。偏泻的腧穴如曲泽、委中、水沟、十宣、十二井穴等，多在祛邪时用之。绝大部分腧穴则具有双向调节作用，如中脘、内关、三阴交、合谷、太冲、足三里，临床既可用于扶正，又可用于祛邪。在操作方面，针刺手法中的补法和艾灸，其兴奋作用大于抑制作用，偏于扶正，适用于慢性久病或虚寒证。例如气不摄血之崩漏，可取气海、足三里、膈俞等穴，行针刺补法，并加灸隐白、关元、三阴交穴以益气摄血。针刺手法中的泻法和刺血，其抑制作用大于兴奋作用，偏于祛邪，适用于新病、急症和实热证。如外感温热之邪，高热神昏者，则可取大椎、合谷、曲池、人中等穴，行针刺泻法，同时在耳尖或耳垂、十宣或十二井穴点刺出血以清泻实热。在穴位配伍方面，以补虚为主的穴位相配伍，其功能则以扶正为主，如气海配足三里，治慢性腹泻；以泻实为主的穴位相配，其功能则偏于祛邪，如人中配劳宫，则适用于中风之阳热亢盛之阳闭证。临床上需根据具体情况，考虑疾病与方法两方面的诸多因素，灵活运用以上原则与方法。

大量的临床实践和实验研究表明，针灸疗法能够增强与调整机体的免疫功能，防御和抵抗各种致病因素的侵袭，从而体现出扶正祛邪作用。如针灸能提高网状内皮系统的功能，增强白细胞的吞噬指数和吞噬能力，提高机体各种特异性和非特异性免疫物质的含量，改善体液循环，作用于炎症的三大病理过程，即减少渗出，延缓、缩小变质的范围和时间，提前增殖，因而具有抑菌、抗疟原虫、灭活病毒和消炎的功效。同时，还能改变体内化学过程，加速毒素的排泄，改善酶系统的活力，促进新陈代谢，提高机体对营养物质的消化、吸收、合成、储存和利用能力等。

三、疏通经络

疏通经络是针灸治病最主要、最直接的作用。

经络是五脏六腑与体表肌肤、四肢、五官九窍相互联系的通道，具有运行气血，沟通机体表里上下、调节脏腑组织功能的作用。经络通过运行气血，调和阴阳，使人体的功能活动维持相对的协调平衡，保持身体健康。当经络气血功能失调，破坏了人体的正常生理功能时，就会引起各种病变。

疏通经络就是调理经气，经气包括了人体的元气、营气、宗气等。疏通经络即采用针灸等各种方法，作用于穴位、经络，通过经气的作用，调和阴阳，补虚泻实，扶正祛邪，通其瘀滞，理其气血，从而排除致病因素，治愈疾病，对协调阴阳、抗御病邪、维持正常的生理功能有重要作用。经络气血虚弱，脏腑功能减退者，属虚证，治宜补虚疏经；经络气血偏盛，脏腑功能亢进者，属实证，治宜活血通络；经络气血逆乱者，或因气血偏盛偏衰，或由于脏腑功能失调，

· 142 ·

均可据其虚实而调之。临床具体运用时可从穴位功能、操作方法与穴位配伍几方面来综合考虑。如证属实热引起者选取相应穴位针刺以泻,虚寒引起者宜在偏补之穴位上实行灸疗。对于感受风寒湿邪引起的经脉部位酸楚冷痛、痉挛抽痛或跌仆损伤而致的肢体红肿刺痛,针刺可起到祛风除湿、活血化瘀、通经活络而止痛的作用;对于气血运行不畅,经脉失于濡养引起的肢体麻木不仁、酸软无力、瘫痪失用,灸疗可以起到益气养血、温经通络而补虚的功能。

针灸疏通经络作用最易于理解的是其镇痛作用。中医学认为,疼痛是由于经络闭阻,气血阻滞所致,即"不通则痛"。风、寒、暑、湿、火以及痰浊、瘀血阻滞,或肝郁气滞、跌打损伤、气滞血瘀,或气血虚弱,筋脉失养,均可导致经络闭阻而引起疼痛。针灸疗法可通过经络穴位的作用,使经络通畅,气血调和而达止痛效果。资料显示,针灸可以通过神经与体液两个途径来提高机体的痛阈和耐痛阈。如电针可以促使大鼠全脑 5-羟色胺的合成率增加 43%、利用率增加 26%,全脑、脑干或丘脑的 5-羟色胺含量升高,增强镇痛效应。针刺还可促使吗啡样物质的释放,并作用于阿片受体而产生镇痛。对临床常见的疼痛,如头痛、牙痛、三叉神经痛(面痛)、坐骨神经痛(腰腿痛)、肋间神经痛(胁痛)、胃痛、胆绞痛、心绞痛、痛经、产后宫缩痛、四肢关节痛、手术后疼痛等,都有明显止痛作用。针灸对炎症肿胀性疼痛也有明显消除作用。

第二节　治疗原则

治疗原则即针灸治疗疾病时所依据的准则,它对于针灸疗法处方、选穴以及操作方法的运用等都具有重要的指导意义。

临床疾病的症候表现多种多样,病理变化错综复杂。疾病除有虚实寒热之外,病情有标本缓急,病人体质有弱有强,地区气候也不尽相同,所以针灸治疗时还应分清主次,区别缓急,采用同病异治与异病同治以及因人、因时、因地制宜的原则,才能取得较好的治疗效果。

一、补虚和泻实

"虚"是指人体正气虚弱,"实"指邪气偏盛。补虚就是扶助人体的正气,增强脏腑器官的功能,补益人体的阴阳气血以抗御疾病。泻实就是驱除邪气,排除疾病对人体的不良影响,以利于正气的恢复。针灸疗法的"补虚"和"泻实",是通过针灸等方法激发机体本身的调节机能,从而产生补泻的作用,达到扶正祛邪的目的。《灵枢·经脉》篇说,"盛则泻之,虚则补之……陷下则灸之,不盛不虚以经取之",《灵枢·九针十二原》篇说:"虚则实之,满则泄之,宛陈则除之,邪盛则虚之",都是针对虚证、实证制定的补虚泻实的治疗原则。

(一)补虚

"虚则补之"。在邪正斗争过程中,当正气不足成为矛盾的主要方面时,临床症状多表现为虚证。如久病大病,消耗精气,或大汗、大吐、大泻、大出血损伤阳气、阴液,均会导致正气虚弱,功能减退,表现为面色苍白或萎黄,精神萎靡,身疲乏力,心悸气短,形寒肢冷,或五心烦热,自汗盗汗,大便滑脱,小便失禁,舌上少苔或无苔,脉弱无力等。其中阳虚、气虚者,毫针刺用补法并灸以振奋阳气;阴虚者,毫针刺用补法以养其阴。

"陷下则灸之"。针灸临床对于因脏腑经络之气虚弱、中气不足、对气血和内脏失其固摄能力而出现的一系列气虚下陷病证,如久泄、久痢、遗尿、崩漏、脱肛、子宫脱垂及其他内脏下垂等,常灸百会、气海、关元、中脘、膈俞、胃俞、肾俞、足三里等穴补中益气、升阳举陷。对于失血过多、大汗不止、四肢厥冷、阳气暴脱、血压下降、脉微欲绝的气脱危象,更应重灸上述腧穴,以扶阳固脱。在穴位疗法中正确运用补虚方法,还要讲究穴位的配伍,才能取得较好的疗效。

临床常用的补虚穴位配伍有:

1. 补益肾气法　用于肾气虚弱证,穴取肾俞、命门、关元、太溪。

2. 补中益气法　用于脾胃气虚证,穴取脾俞、胃俞、中脘、气海、足三里。

3. 补益肺气法　用于肺气虚弱证,穴取太渊、肺俞、足三里、太白。

4. 补益心脾法　用于心脾两虚证,穴取心俞、脾俞、神门、三阴交。

5. 补益气血法　用于气血两虚证,穴取脾俞、胃俞、足三里、三阴交。

6. 补益肾阴法　用于肾阴虚弱证,穴取关元、肾俞、照海、复溜。

7. 升阳益气法　用于清阳不升、中气下陷证,穴取百会、中脘、气海、足三里。

（二）泻实

"盛则泻之"。盛指邪气亢盛,"泻"是指祛邪之治疗方法。疾病的发生、发展和转归过程,就是邪恶与正气斗争的过程。在邪正相争过程中,当邪气亢盛成为矛盾的主要方面时,其证候表现为实证。例如发热、腹胀痛拒按、胸闷、烦躁,甚至神昏谵语、呼吸气粗,痰涎壅盛,大便秘结,小便不利,舌苔厚腻,脉实有力等。治疗应用泻法,或用毫针泻之,或用三棱针放血,或用梅花针重叩放血,以祛除病邪,邪去正安,疾病才能向愈。

"盛则泻之"、"满则泄之"、"邪盛则虚之"都是泻损邪气的意思,可统称为"实则泻之"。实证治疗原则是用泻法或点刺出血。例如对高热、中暑、昏迷、惊厥、痉挛以及各种原因引起的剧痛等实热病证,在正气未衰的情况下,取大椎、合谷、太冲、委中、水沟、十宣、十二井等穴,只针不灸,施用泻法或点刺出血,即能达清泻实热之目的。

"宛陈则除之","宛"同"瘀",有瘀结、瘀滞之义。"陈"即"陈旧",引申为时间长久。"宛陈"泛指络脉痹阻之类的病证。"除"即"清除",指清除瘀血的刺血疗法。例如由于闪挫扭伤、毒虫咬伤、丹毒等引起的肌肤红肿热痛、青紫肿胀,即可选用局部络脉或瘀血部位施行三棱针点刺放血,以活血化瘀、消肿止痛。如病情较重者,可以施行点刺出血后加拔火罐,这样可以排出更多的恶血,促使病愈。

"血实者宜决之"。"实者,邪气实也",即血中邪气亢盛,或邪毒壅于血分之血热证,或瘀血痹阻的瘀血证。"决"者,泻也,有破血之意,可用刺血的方法治疗。如邪毒壅滞血分,引起高热、烦躁不安,甚则神昏谵语,急取曲泽、委中、十二井穴,三棱针点刺出血,以清泻血分热毒。

针灸泻实证的具体方法有:

1. 疏风解表法　用于表实证,穴取风池、合谷、列缺。

2. 泻热通便法　用于里实证,穴取天枢、曲池、上巨虚、支沟。

3. 理气豁痰法　用于痰实证,穴取天突、膻中,合谷、丰隆。

4. 活血祛瘀法　用于血瘀证,穴取曲泽、委中、十二井穴、膈俞。

补虚泻实既是针灸治疗原则,又是针灸治病的重要方法。但是,针灸疗法的"补虚"与"泻实"不是直接补人体的不足,或泻人体的有余,而是使用一定的刺激方法施术于穴位,通过经络的调整作用,间接地产生补泻效果。所以,针灸疗法除考虑穴位本身的特点、操作方法等以外,必须充分考虑病者的机能状态。临证时只有认真辨证、全面分析、施术得当,才能收到好的效果。

二、清热与温寒

寒与热是表示疾病性质的两个纲领。寒证是机体阳气不足或感受寒邪,机体功能衰减所表现的证候;热证是机体阳气偏盛或感受热邪,机体功能亢盛所表现出的症候。外来之邪或者属寒或者属热,侵入人体后可从热化或从寒化,而人体的功能状态有时表现为亢盛,有时表现为不足,亢盛则热,不足则寒,所以清热温寒是治疗中的根本大法之一。针灸治法中的清热,即通过穴位与方法的组合疏风散热、清热解毒,泻热开窍;温寒则是温通经络,温养阳气,温中散寒,回阳救逆。清热与温寒适用于疾病的征象(症状与体征)与疾病的本质一致的病证,是治病求本的具体运用。

（一）清热法

“热则疾之”。“热”是指邪热亢盛,或为外感引起的表热证;或为五脏六腑有热的里热证;或为气血壅盛的局部热证。“疾”与“急”通,有快速针刺之义,指出了热性病证的治疗原则是浅刺疾出或点刺出血,手法宜轻而快,可以不留针。针用泻法以清泻热毒。如表热证用毫针浅刺曲池、合谷、大椎等穴,并疾出其针以宣散热邪。五脏热者,选择相应的穴位而刺之,如心热者,取中冲、少冲,点刺出血,以泄其热;热在经络局部者,用毫针速刺,或三棱针点刺,或皮肤针叩刺局部出血,以疏散邪热。“疾”也有快速运针的意思,即快速提插,快速捻转,相当于泻法,多用于实热证。

临床常用的清热法有:

1. 清解表热证　用于表热证,穴取大椎、曲池、合谷、风池等。
2. 清热解毒法　用于温毒热证,穴取委中、曲泽、十宣、阿是穴等。
3. 清热开窍法　用于热闭神昏证,穴取水沟、十二井穴、劳宫。
4. 清泻脏腑法　用于脏腑热证,穴取所属脏腑的荥穴和相应的经穴。如心热证取少府、劳宫,肝热证取行间、阳辅等。

（二）温寒法

“寒则热之”。“寒”是指疾病的性质属寒,或为外感寒邪引起的表寒证;或为寒湿痹阻经脉的寒痹证;或为阳气不足引起的里寒证。“热”是指治疗的方法,如艾灸法可温散寒邪,温通经络,益阳祛寒;或用针刺热补法,以益阳温经散寒。

“寒则留之”指出了寒性病证的治疗原则是深刺而久留针,以达温经散寒的目的。因阳虚寒盛,针刺不易得气,故应留针候气。加艾施灸更是助阳散寒的直接措施,阳气得复,寒邪乃散。

以上治疗原则主要适用于风寒湿痹为患的肌肉、关节疼痛以及寒邪入里之证。若寒邪在表属于经络者,艾灸施治最为相宜。若寒邪在里,凝滞脏腑,则针刺应深而久留,或配合施行针刺补法,或加用艾灸,以温针法最为适宜。

临床常用的温寒法有:

1. 温通经络法　用于寒凝经络证,穴取阿是穴,或根据病变部位循经取穴。
2. 温中散寒法　用于胃寒证,穴取中脘、气海、足三里、脾俞、胃俞。

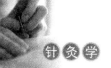

3. 回阳救逆法　用于阳气衰微，四肢厥冷证，穴取关元、神阙。

总之，热证和寒证在临床上的表现往往错综复杂，变化多端，有表热还有里热，有里寒还有表寒，有上热下寒，还有真寒假热和假寒真热，所以清热温寒的运用也应灵活掌握。

三、治标与治本

"标"和"本"的含义十分广泛，从邪正关系上看，正气是本，邪气是标；从疾病的发生上看，病因是本，症状是标；从病变的部位上看，脏腑是本，肌表为标；从发病的先后看，先病是本，后病是标。所以，"标本"是一对相对的概念，中医学通过这一概念来说明疾病过程中病证的主次和轻重、缓急以及疾病的现象和本质。

标本在临床上的应用就是要抓住疾病的本质给以适当的治疗。在针灸治疗中也应该正确掌握标本缓急，才能做到"用之不殆"。标本在临床上使用的一般原则是"治病必求其本"、"急则治其标，缓则治其本"和"标本俱急，标本同治"。

（一）治病必求其本

治病必求其本是治疗疾病的根本大法，即是指治病必须抓住疾病的本质进行治疗。任何疾病的发生、发展，总是通过若干症状而显现出来。临床必须对这些症状加以分析、综合、归纳，透过现象看其本质，找到疾病的根本原因，进行适当的治疗，才能取得相应的治疗效果。如呕吐一症，可因外邪犯胃、饮食阻滞、肝气犯胃、脾胃虚寒、胃阴不足等多种原因引起，治疗时不能单纯地采用对症治疗而选用内关、中脘等穴，而应该通过全面地综合分析，找出致病的原因，分别采用祛邪、消食、疏肝、温脾、养阴等对应方法治疗，才能获得满意效果。

（二）急则治标，缓则治本

在紧急情况下，标病急于本病时，应先治标病，后治本病。治标是在紧急情况下的一种权宜之计，可以为治本创造有利的条件。例如，无论什么原因引起的高热抽搐，均应先取大椎、水沟、合谷、太冲等穴退热止痉，然后再从本论治。而在一般病势不急的情况下，则需临床细察。病在内者治其内，病在外者治其外，正气虚者固其本，邪气盛者祛其邪。治其病因则症状可解，治其先病则后病可除。例如五更泄泻，多由肾阳虚引起，治疗可灸气海、关元、命门、肾俞等温补肾阳以治其本，肾阳得复则五更泄自然痊愈。总之，治标只是在紧急情况下的权宜之计，而治本才是治病的根本目的。急则治标缓解了病情，解除了新病，可以给治本创造更有利的条件，其目的是为了更好地治本，以解决引起疾病的根本原因。

（三）标本俱急，标本同治

病有标本缓急，所以治有先后。若标本并重，则应标本兼顾，标本同治。标本俱急如本虚标实的鼓胀病，单纯扶正或一味祛邪都于病情不利，可取水分、水道、阴陵泉利水消肿，三阴交、足三里、脾俞、肾俞以健脾补肾；再如女性脾气虚弱，气不摄血的崩漏证，标病为月经过多或月经淋漓不尽，本病为脾气虚弱。应取中脘、足三里、脾俞、气海等调补脾胃，益气升提。标病为月经症状，可取阴郄、漏谷以止血。标病与本病均处于俱缓状态时，也可采用标本兼治法。如肝病引起的脾胃不和，可在治肝的同时兼调脾胃。

在临床上，标本的关系十分复杂，不是固定不变的，在一定条件下标本可以相互转化。所以临证时要注意掌握标本转化的规律，以便始终抓住疾病的主要矛盾本质，做到治病求本。

四、同病异治与异病同治

同病异治是指同一疾病用不同的方法治疗，异病同治是指不同的疾病用相同的方法治疗。中医临证治病，不是着眼于病的异同，而是注重证的区别，这就产生了同病异治、异病同治的法则。

（一）同病异治

同一种疾病，因人、因时、因地的不同，或由于病情的发展、病机的变化，正邪的盛衰消长，涉及的脏腑、经络各异而采取不同的治法，谓之同病异治。例如同是胃病，有属肝气犯胃者，治宜疏肝理气、和胃止痛，取期门、章门、太冲、中脘、足三里诸穴，只针不灸，施用泻法；有属脾胃虚寒者，治宜补脾暖胃、温中散寒，取中脘、三阴交、足三里、脾俞、胃俞，针灸并用，施用补法；还有属饮食积滞者，治宜消食导滞、通调腑气，取中脘、天枢、建里、足三里、内关、公孙，只针不灸，采用泻法。感冒因为发病季节和致病因素之不同，有风寒、风热、时疫感冒、感冒挟暑湿等不同证型。风寒者治宜祛风、散寒、解表，取风门、风池、大椎、列缺等穴，针灸并用，施用泻法；风热者治宜疏风、清热、解表，取合谷、曲池、外关、大椎等穴，只针不灸，施用泻法；时疫感冒在风热感冒配穴处方基础上加足三里；暑湿感冒在风热感冒配穴处方基础上加内关、阴陵泉、三阴交。其他如失眠、头痛等许多疾病，无不体现了同病异治的道理。

（二）异病同治

不同的疾病，病因相同或在病程发展的某一阶段，出现了相同的病机变化，则采取相同的方法治疗，称为异病同治。如胃下垂和子宫下垂，尽管它们的发病部位和具体症状不同，但它们的病机相同，均属气虚下陷证，治宜益气升提，取百会、气海等穴，针刺补法并灸，异病同治，均能获效。

五、因时、因地、因人制宜

因时、因地、因人制宜，是根据季节（包括时辰）、地理环境和治疗的具体对象等不同情况，制定出适宜的治疗方法。

因时制宜是根据不同的季节和时辰特点制定治疗方法。四时气候的变化，对人体的生理功能、病理变化均能产生一定的影响。《灵枢·终始》曰："春气在毫毛，夏气在皮肤，秋气在分肉，冬气在筋骨，刺此病者各以其时为齐。"一般春夏之季，气候由温渐热，阳气升发，此时人体气血趋向浅表，针刺宜浅，少用灸法。秋冬季节，气候由凉变寒，阴盛阳衰，人体气血敛藏于内，针刺宜深，可用灸法。此外，还有时间针法，根据自然界日月、星辰、四时、时辰的变化与人体十二经脉气血流注的关系，按时取穴治疗。对一些疾病还应注意针刺时机，如治疗疟疾多在发作前 2～3 小时治疗，治疗痛经也应在月经来潮前开始。

因地制宜是根据不同的地理环境特点制定适宜的治疗方法。地域、气候条件、生活习惯不同，人体的生理活动特点与病理特点亦有区别，当治法不同。如地处北方，患者皮腠紧密，体格壮硕，治疗时刺激量就要大一些；反之，地处南方，患者多皮腠疏松，体格匀称，治疗时刺激量就要小一些。

因人制宜是根据病人年龄、性别、体质、生活习惯的不同，制定适宜的治疗方法。如男女性别不同，各有其生理特点，特别是对妇女月经期、怀孕、产后等情况，治疗时应予以注意。在体质方面，由于每个人禀赋和先天调养不同，个体素质不仅有强弱之分而且还有偏寒偏热以及素有慢性疾病等不同情况，治疗时均应有所区别。如老年人气血衰少，不宜用强刺激；小儿生机旺盛，但脏腑娇嫩，针刺宜浅。临证时须根据个体的具体情况而分别治疗。

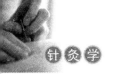

第三节　针灸配穴处方

针灸配穴处方是以中医基本理论为依据,在辨证论治的原则指导下,选取适当的腧穴和刺灸方法组合而成,是针灸治病取得疗效的关键。针灸配穴处方的内容包括穴位、治疗方法、操作手法、时间四个要素。只有恰当地选择和组合这四要素,才能最大限度地发挥针灸的治疗作用。

一、选穴原则

选穴是针灸配穴处方的主要内容。选穴的基本原则是"循经取穴",这是根据"经脉所通,主治所及"的原理而来的。在这一总的方针指导下,具体的选穴原则有:近部选穴、远部取穴、对症选穴三种。

(一)近部选穴

近部选穴是指在病症的局部或邻近部位选取穴位的方法,又称"局部选穴"。这一取穴原则是根据腧穴都能治疗所在部位的局部和邻近部位的病症这一普遍规律提出的,多用于治疗病位较局限和体表部位反应较为明显的病症。如鼻塞选迎香;面瘫选颊车、地仓;胃痛选中脘、梁门;眼病选睛明、瞳子髎;耳病选耳门、听宫等。此外,多数压痛点选穴,也属于近部取穴。

(二)远部取穴

远部取穴是在离病变较远的部位选取穴位的方法,又称"远道取穴"。这一选穴原则是根据腧穴具有远治作用的特点提出来的。人体的许多腧穴,尤其是肘、膝关节以下的经穴,不仅能治疗局部病症,而且还可以治疗相关经脉循行所及的远端部位的病症。其临床运用时有本经选穴和异经选穴。

1. 本经选穴　是指经脉循行的部位(包括脏腑、组织器官和体表诸部位)发生疾病,就在其经脉上选取腧穴进行治疗,故称之为"本经选穴"。如腰腿痛时,按照经脉循行,足三阳经均分布于下肢,临床可根据经络的分布和病变的部位选取穴位。如足太阳经分布于腰部和下肢后面,若见腰脊疼痛,并沿大腿、小腿后侧放射者,属"足太阳经腰腿痛",治疗应取足太阳经的秩边、承扶、委中、承山等穴;若见腰痛连及髋部,沿大腿外侧、小腿外侧、外踝部放射者,以足少阳经疼痛为主,治疗取足少阳胆经的环跳、风市、阳陵泉、悬钟、丘墟等穴;若腰痛连及腹股沟,沿大腿前外侧、胫骨前缘、足背放射者,以足阳明经腿痛为主,治取大肠俞、气冲、伏兔、足三里、解溪等穴。

2. 异经选穴　是指某经或其所属的脏腑器官发生病变,选取其表里经脉或其他相关经脉上的腧穴进行治疗。其中包括表里经选穴、同名经选穴、相关经选穴等。如胃痛取足三里,或取与胃相表里的脾经穴公孙,与胃相关的肝经穴太冲、心包经内关等。再如外感咳嗽选合谷、列缺,属表里经选穴;胸胁疼痛选支沟、阳陵泉,属同名经选穴。肝气犯胃引起的呕吐选太冲、足三里,属相关经选穴。

(三)对症取穴

对症取穴是针对个别症状选取有效穴位的治疗方法,属治标之法。临证应用时根据病情的标本缓急,适当地采用对症取穴,解除个别症状将为治本创造有利条件。如发热取大椎、曲池、合谷;昏迷取人中、十宣;虚脱取关元、神阙;自汗取足三里、关元;盗汗取阴郄、复溜;气病取膻中;血病取血海;筋病取阳陵泉;便秘取支沟、阳陵泉等。

二、配穴方法

配穴方法是在选穴原则基础上,根据不同病证的治疗需要,选择具有协同作用的两个或两个以上的腧穴同时配合应用的方法。配穴是选穴原则的具体应用,配穴是否得当,直接影响治疗效果。配穴必须处理好主与次的关系,坚持少而精的原则,突出主要腧穴的作用,适当配伍次要腧穴。临床常用的配穴方法有以下六种:

（一）本经配穴法

本经配穴法是依据经络循行分布特点为配穴依据的方法。即某一脏腑、某一经络发生病变时,就选取某一脏腑、经脉的腧穴配成处方应用。此法多用于治疗单一的脏腑、经脉病证。例如:肺病咳嗽,取中府(局部),同时取尺泽、太渊等;胃病选天枢(局部),同时取足三里等即属本经配穴法。

（二）表里经配穴法

表里经配穴法是指某经或其所属的脏腑器官发生病变,取其相表里经脉的腧穴配成处方治疗。此法多用于治疗相表里的脏腑、经络病证。在临证应用时,既可单选其表经腧穴,也可选里经腧穴。例如:胃胀满疼痛,取足阳明胃经足三里穴,配足太阴脾经公孙穴。特定穴原络配穴法也是本法的具体应用。

（三）上下配穴法

上下配穴法是指上部腧穴与下部腧穴同时配伍组方治疗疾病的方法。上,指上肢和腰部以上;下,指下肢和腰部以下的腧穴。此法临证应用很广,可治疗头面、四肢、躯干、脏腑病症。如偏头痛,上肢取外关,下肢取丘墟;头项强痛上取天柱,下取昆仑;胸胁痛上取支沟,下取阳陵泉;偏瘫上取肩髃、曲池、合谷,下取环跳、足三里、解溪;胃痛上取内关,下取足三里。

（四）前后配穴法

前,指胸腹;后,指背腰。前后腧穴配合使用,谓之前后配穴法。此法多用于治疗脏腑病证。如胃脘痛,前选中脘、建里,后选胃俞、脊中;心胸疾病前取巨阙,后取心俞;肺虚咳嗽前取中府,后取肺俞等。特定穴中的俞募配穴法等均属于本法在临床上的具体运用。

（五）左右配穴法

左右配穴法即根据经络循行左右交叉的特点取穴,是指左病可以右取,右病可以左取,还可以左右同时并取的方法。多用于治疗头面、四肢、脏腑的病症。如左侧面瘫取右侧合谷,右侧面瘫取左侧合谷;或左右两侧同取加强其协同作用,如胃病取两侧足三里、胃俞等,心悸取双侧内关等。

（六）远近配穴法

远近配穴法是以病变部位为依据,在病变的近部和远部同时选穴配伍成方的方法。此法在临床上被广泛运用,可治疗头面、四肢、躯干、脏腑病症。如胃病取中脘、足三里;鼻塞取迎香、合谷;头晕取百会、太冲;腰痛取肾俞、大肠俞、委中等。

至于选穴、配穴怎样与刺法与时间组合,须认真学习刺灸法内容并在临床上反复摸索验证。

第四节　特定穴的内容和应用

特定穴是十四经穴中具有某种特殊治疗作用,并有特定称号的一类腧穴的总称,包括五腧穴、原穴、络穴、背俞穴、募穴、八会穴、八脉交会穴、郄穴、下合穴等。由于这类腧穴的分布和作用不同,故其临证具有特殊的应用方法。

一、五输穴

五输穴是指十二经脉分布在肘、膝以下井、荥、输、经、合五类腧穴的简称。其分布特点是按井、荥、输、经、合次序从四肢末端向肘、膝部位排列。每经 5 穴,十二经脉共有 60 穴。古代医家将经脉之气流注运行情况比喻为自然界的水流由小到大、由浅入深的过程,并由此发现与产生了五输穴。《灵枢·九针十二原》载:"所出为井,所溜为荥,所注为输,所行为经,所入为合",说明经气发于五输,并形容经脉气血犹如水流动向。五输穴不仅分属十二经脉,而且具有自身的五行属性,阴经、阳经五输穴属性不同,体现了应用中的执简驭繁、以少带多的灵活性。

五输穴的主治作用在古代文献记载中不尽相同。《灵枢·顺气一日分为四时》云:"病在脏者,取之井;病变于色者,取之荥;病时间时甚者,取之输;病变于音者,取之经;经满而血者,病在胃及以饮食不节得病者,取之合。"《灵枢·邪气脏腑病形》记载:"荥输治外经,合治内腑。"总的是指井穴适用于与脏有关的病证,荥输及经穴适用于与经脉有关的病证,合穴适用于与腑有关的病证。《难经·六十八难》又说:"井主心下满,荥主身热,输主体重节痛,经主喘咳寒热,合主逆气而泄。"这是五输穴在临床上的又一种运用方法。

古人将五输穴的运用与五行联系起来。五行之间存在着"生我"、"我生"的母子关系,《难经》提出的"虚者补其母,实者泻其子"法,又称为子母补泻法,在五腧穴的运用中分为本经子母补泻法与异经子母补泻法。如肝经属阴木,肝实证泻行间,行间为荥(火)穴,实则泻其子;肝虚证补曲泉,曲泉为合(水)穴,虚则补其母。胃经属阳土,胃实证泻厉兑,厉兑为井(金)穴,实则泻其子;胃虚证补解溪,解溪为经(火)穴,虚则补其母。这是本经补母泻子穴。又如肝实证还可泻心经(阴火经)荥穴少府,肝虚证补肾经(阴水经)经穴合谷。胃实证还可泻大肠经(阳金经)井穴商阳,胃虚证补小肠经(阳火经)经穴阳谷。这是异经补母泻子法。

此外,古代医家总结出以五输穴配合阴阳五行为基础,运用天干地支配合脏腑,按时取穴的方法,即子午流注针法。子午流注针法作为一种特殊的择时选穴治疗疾病的方法,具有重要的理论和应用价值,详见表8-1、表8-2。

表 8-1　阴经五输穴表

经脉名称	井(木)	荥(火)	输(土)	经(金)	合(水)
手太阴肺经	少商	鱼际	太渊	经渠	尺泽
手厥阴心包经	中冲	劳宫	大陵	间使	曲泽
手少阴心经	少冲	少府	神门	灵道	少海
足太阴脾经	隐白	大都	太白	商丘	阴陵泉
足少阴肾经	涌泉	然谷	太溪	复溜	阴谷
足厥阴肝经	大敦	行间	太冲	中封	曲泉

表 8 - 2　阳经五输穴表

经脉名称	井(金)	荥(水)	输(木)	经(火)	合(土)
手阳明大肠经	商阳	二间	三间	阳溪	曲池
手少阳三焦经	关冲	液门	中渚	支沟	天井
手太阳小肠经	少泽	前谷	后溪	阳谷	小海
足阳明胃经	厉兑	内庭	陷谷	解溪	足三里
足少阳胆经	足窍阴	侠溪	足临泣	阳辅	阳陵泉
足太阳膀胱经	至阴	足通谷	束骨	昆仑	委中

二、俞募穴

俞穴是脏腑之气输注于背部的腧穴,俞为阳,均分布于背腰部膀胱经循行线上,故又称背俞穴;募穴是五脏六腑之气汇集在胸腹部的腧穴,募为阴,均分布在胸腹部,故又称为腹募穴(见表 8 - 3)。每一个脏腑均各有俞穴和募穴,当某一脏腑有病时,常在其相应俞穴、募穴处出现压痛或敏感等病理反应,因此,临床上可通过观察、触扪俞募穴,根据其异常变化来诊断相应的脏腑疾病,还可用俞募穴治疗相应脏腑的疾病。一般脏病、虚证多取俞穴;腑病、实证多取募穴。俞穴和募穴临床可单独用,也可相互配合应用。背俞穴不仅治疗相应的脏腑病证,还能治疗与脏腑相关的五官九窍、皮肉筋骨等病证。如肝俞既能治疗肝病,又能治疗与肝脏有关的目疾、筋脉挛急等症。肾俞既能治疗肾病,又可治疗与肾有关的耳鸣、耳聋、阳痿及骨病等。募穴也可主治相应的脏腑病证。如心募巨阙治心病;胆募日月治胆病等。如肺病咳喘常选肺俞;心病怔忡常选心俞;胃病多选中脘;大肠病多选天枢等。在临床上,俞、募穴可以单独使用,也可相互配合应用。俞募相配同时选用的俞募配穴法属前后配穴法的范畴。

表 8 - 3　十二脏腑俞募表

脏腑	肺	心包	心	肝	脾	肾	胃	胆	膀胱	大肠	三焦	小肠
俞穴	肺俞	厥阴俞	心俞	肝俞	脾俞	肾俞	胃俞	胆俞	膀胱俞	大肠俞	三焦俞	小肠俞
募穴	中府	膻中	巨阙	期门	章门	京门	中脘	日月	中极	天枢	石门	关元

三、原、络穴的应用

原穴是脏腑原气输注、经过和留止的部位。每一个脏腑各有一个原穴,故有"十二原"之称,其分布均位于腕、踝关节附近。原穴与所属的脏腑有密切的关系,常用于诊断、治疗相应的脏腑病及经脉病证。五脏有病时,会在相应的原穴上出现异常反应(压痛、敏感、电阻改变、温度改变等),诊察原穴的反应变化,结合其他临床特征,可帮助推断脏腑的病情。正如《灵枢·九针十二原》所说:"五脏有疾也,应出十二原。十二原各有所出,明知其原,睹其应,而知五脏之害矣。"

原气通过三焦布散于原穴,故称三焦是原气的别使,原气源于肾间动气,而输布于全身,调和内外,宣上导下,关系着人的脏腑气化功能。所以当脏腑经络发生病变时,可选其相应的原穴,发挥其扶助正气,抗御外邪的作用,常用于治疗脏腑虚弱,经气运行无力等病证。所以说"五脏六腑之有疾者,皆取其原也。"原穴在临床上可以治疗各自所属脏腑病变,也可以根据原穴的反应变化,推断脏腑功能的盛衰,用来诊断疾病。

络穴是络脉由经脉别出部位的腧穴,是表里经脉联络之处。故十二络穴既可主治本经病证,又能治疗其相表里经脉的病证。如手太阴肺经络穴列缺穴,既可治咳嗽、哮喘、咽喉肿痛等肺经病症,又能治疗头痛项强、齿痛等大肠经病症。督脉的络穴长强、任脉之络鸠尾、脾之大络大包,除治疗络脉病症以外,还用以治疗患部及内脏病。

原穴与络穴在临床上可以单独应用,也可相互配合应用。相互配合应用称为"主客原络配穴",它是根据脏腑经络先病、后病,一般先病脏腑为主,取其经脉的原穴,后病脏腑为客,取其经脉的络穴,这种配穴方法属于表里配穴法的一种。如太渊配偏历,主治咳嗽、气喘、上肢水肿;合谷配列缺,主治外感咳嗽、偏正头痛等。十二经脉原穴与络穴见表8-4。

表8-4　十二经脉原穴、络穴表

经脉	原穴	络穴	经脉	原穴	络穴
手太阴肺经	太渊	列缺	手阳明大肠经	合谷	偏历
手厥阴心包经	大陵	内关	手少阳三焦经	阳池	外关
手少阴心经	神门	通里	手太阳小肠经	腕骨	支正
足太阴脾经	太白	公孙	足阳明胃经	冲阳	丰隆
足少阴肾经	太溪	大钟	足少阳胆经	丘墟	光明
足厥阴肝经	太冲	蠡沟	足太阳膀胱经	京骨	飞扬

四、郄穴的应用

郄穴是经脉之气深聚部位的腧穴。十二经脉各有一个郄穴,阴维脉、阳维脉、阴跷脉、阳跷脉也各有一个郄穴,共计16个郄穴。临床上郄穴常用于治疗本经循行部位及其所属脏腑的急性病痛。根据古代文献记载,阴经郄穴多治血证,阳经郄穴多治急性痛症。如治疗肺病咳血,可选肺经郄穴孔最;治疗急性胃脘疼痛,可选胃经郄穴梁丘等。郄穴除单独使用外,常与八会穴配合使用。如孔最配血会膈俞治疗肺病咳血效果尤佳,梁丘配腑会中脘治疗急性胃脘痛疗效更显著。各经郄穴详见表8-5。

表8-5　十六郄穴表

经脉	郄穴	郄穴	经脉
手太阴肺经	孔最	养老	手太阳小肠经
手厥阴心包经	郄门	梁丘	足阳明胃经
手少阴心经	阴郄	外丘	足少阳胆经
足太阴脾经	地机	金门	足太阳膀胱经
足少阴肾经	水泉	筑宾	阴维脉
足厥阴肝经	中都	阳交	阳维脉
手阳明大肠经	温溜	交信	阴跷脉
手少阳三焦经	会宗	跗阳	阳跷脉

五、八脉交会穴的应用

八脉交会穴是奇经八脉经气与十二经脉之气交合相通的八个腧穴,具有主治奇经病证的作用,均分布于腕、踝关节部位上下。临床应用时,不仅主治本经脉循行所过的四肢躯干、头面、五官病症,还可单独治疗各自相通的奇经病症。如脊柱强痛等督脉病症,可取通于督脉的后溪穴;咽喉部疼痛的病症,可取通阴跷脉的照海穴。按一定原则两穴配伍,可以治疗两脉相合部位病症。如公孙通冲脉,内关通阴维,两穴配伍可治疗冲脉与阴维脉相合部位(心、胸、胃部)的病症;后溪通督脉,申脉通阳跷脉,两穴配伍可治疗督脉与阳跷脉相合部位(目锐眦、颈项、耳、肩部)的病症。八脉交会穴配合应用治疗的具体部位,详见表8-6。

表8-6　八脉交会穴表

公孙通冲脉 内关通阴维脉	合于心、胸、胃
后溪通督脉 申脉通阳跷脉	合于目内眦、颈项、耳、肩
足临泣通带脉 外关通阳维脉	合于目锐眦、耳后、颊、颈、肩
列缺通任脉 照海通阴跷脉	合于肺系、咽喉、胸膈

六、八会穴的应用

八会穴是指人体气、血、脏、腑、筋、脉、骨、髓等其精气会聚处的8个腧穴。因八会穴与其所属的八种脏腑组织器官有密切的关系,故其治疗相应的脏腑组织器官的病症。如章门主治五脏病,以肝脾病为主;中脘主治六腑病,以胃肠病为主;膻中主治气病,以调气理气为主;膈俞主治血病,以止血活血为主;阳陵泉主治筋病,以痿痹挛瘫为主;大杼主治骨病,以骨节强痛为主;悬钟主治髓病,以瘫呆痿麻为主;太渊主治脉病,以调畅血脉为主。八会穴与其脏腑组织的对应关系,详见表8-7。

表8-7　八会穴表

八会	脏会	腑会	气会	血会	筋会	脉会	骨会	髓会
八会穴	章门	中脘	膻中	膈俞	阳陵泉	太渊	大杼	绝骨

七、下合穴的应用

下合穴是指六腑之气下合于下肢三阳经的六个腧穴。临床上可根据疾病所属不同的六腑,按照"合治内腑"的原则,采用相应的下合穴治疗。例如:大肠合于巨虚上廉,若大肠有病,即可取上巨虚治疗;胆合于阳陵泉,若胆有病,可取阳陵泉穴治疗;小肠合于巨虚下廉,小肠有病可取下巨虚穴治疗;三焦合于委阳,三焦有病可取委阳穴治疗;膀胱合于委中,膀胱有病,可取委中穴治疗;胃合于足三里,胃有病可取足三里治疗。六腑与下合穴的关系详见表8-8。

表 8-8　六腑下合穴表

六腑	小肠	三焦	大肠	膀胱	胆	胃
下合穴	下巨虚	委阳	上巨虚	委中	阳陵泉	足三里

八、交会穴的应用

交会穴是指两经或两经以上经脉交叉、会合部位的腧穴。在临床上交会穴多可治疗所交经脉的病症。例如,三阴交穴,本属足太阴脾经,但它与足厥阴肝经、足少阴肾经交会,因此,三阴交穴既可治疗脾经病症,又可治疗肝经、肾经病症;关元穴属任脉经穴,但与足三阴经交会,因而关元穴不但治疗任脉病症,而且还可治疗足三阴经病症。历代文献对交会穴的记载略有不同且数目很多,这里不再赘述。

思考题

1. 如何理解针灸中的"因时制宜"?
2. 举例说明针灸取穴原则。
3. 何谓八会穴?临床如何运用?
4. 何谓八脉交会穴?临床如何配合使用?

第九章　　急救与传染病

教学目的与要求

　　针灸治疗急症有着悠久的历史。在古代文献中有关急症的病名常冠以"中"、"暴"、"卒"等字样,如中暑、中风、暴喘、卒心痛等,以区别于慢性病,而特别推崇针灸治疗。近年来,大量临床与研究证实,对于多种临床急症如晕厥、昏迷、中暑、急腹痛、高热等,针灸见效快捷,疗效确切,而成为一些急诊医务工作者乐于采用的急救方法。针灸还擅长治疗许多传染性疾病。临床研究证实,针灸治疗疟疾、菌痢与乙型肝炎等,不仅可明显缓解与治愈其临床症状,结果也得到实验室检查的肯定。本章节的学习要求学生重点掌握以下内容:

　　1. 了解以下病种的针灸辨证与常用的针灸方法。

　　2. 重点掌握晕厥、急性腹痛、菌痢的针灸治疗原则、配穴与刺激方法。

第一节　急　救

1. 晕　厥

【概说】

　　晕厥为临床综合征,表现为一种突发而短暂的意识丧失,肌肉不能保持姿势张力而昏倒,历时数秒或数分钟,是由于一时性大脑供血不足所致,可发生于多种疾病之中。本病中医学称为"厥证"。中医学认为,厥证主要是由于阴阳失调,气机逆乱所引起。厥证又有"气厥"、"血厥"、"寒厥"、"热厥"与"痰厥"之分。气厥多因恼怒惊骇,以致气机逆乱,壅阻清窍,而致昏仆;或由于元气素弱,偶因过劳,或遇悲恐,气虚下陷,清阳不升,突然昏厥。血厥多由肝阳素旺,复加暴怒,气血并走于上,闭阻清窍;或因失血过多,气随血脱,而致晕厥。寒厥则因元阳亏损,不能温行经络,寒邪直中于里,发为厥逆。热厥常因邪热过盛,阳郁于里不能外达,发为热厥。痰厥则多因素体肥胖,嗜食肥甘,运化失常,聚湿生痰,复因恼怒气逆,痰随气升,上蒙清窍,突然昏倒而厥。

　　现代医学认为本病的原因可分为五类,即心源性(如急性心脏排出受阻、心律失常等)、血管功能障碍性(如反射性、直立性低血压等)、脑部病变性(如脑血管痉挛、脑动脉硬化、暂时性脑缺血发作等)、血液生化失常性(如缺氧、低血糖状态等)以及其他(如癔病性等)。以上晕厥在急救状态下,针刺均可使用。对脑部病变性、血管功能障碍性以及癔病等,针灸还可治疗原发病。

【辨证】

(一)气厥

实证:突然昏倒,口噤握拳,呼吸急促,四肢厥冷,舌苔薄白,脉沉弦。可有暴怒史。

虚证:眩晕昏仆,面色苍白,呼吸微弱,汗出肢冷,舌质淡,脉象沉微。可有疲劳惊恐史。

(二)血厥

实证:病起暴怒之后。突然昏倒,不省人事,牙关紧闭,面赤唇紫,舌红,脉沉弦。

虚证:病起失血过多,突然昏厥,面色苍白,唇白无华、四肢震颤,目陷口张,自汗肤冷,呼吸微弱,舌质淡,脉细数无力。

(三)寒厥

面青身冷,口不干不渴,下利清谷,四肢厥逆,意识模糊,苔薄,脉沉。

(四)热厥

初病身热头痛,胸腹灼热,渴欲饮水,便秘尿赤,烦躁不安,继则神志不清,手足厥冷,脉沉伏,按之数。

(五)痰厥

突然昏厥,喉中痰鸣,或呕吐涎沫,呼吸气粗,舌苔白腻,脉象沉滑。

【治疗】

治疗原则:实证:苏厥开窍;虚证:回阳救逆。

1. 针刺疗法

实证,基本方:人中、中冲、涌泉。

虚证,基本方:气海、足三里、内关。

辨证加减:实证气厥,加太冲疏肝理气,调整气机;血厥,配行间降肝火;热厥,配十二井穴泄热;痰厥,加巨阙、丰隆以开窍豁痰。牙关紧闭加颊车、合谷;抽搐加合谷、侠溪;喉中痰鸣加天突;身热加大椎、曲池、委中。虚证气厥,加膻中、百会以调整阴阳;寒厥,加命门以温阳散寒;血厥,加膈俞、关元以益气养血。下利清谷加天枢、三阴交;多汗加复溜。

2. 灸法

对于虚、寒之厥证,可取气海、百会、关元、神阙、足三里施灸。可用2~3根艾条作温和灸,每穴5~10分钟,或用大艾炷隔附子片置于穴位上直接灸,不计壮数。

3. 耳针疗法

取穴:心、脑、神门、皮质下。

方法:毫针刺以强刺激,间歇行针。

【按语】

针刺对多种厥证均有良好的促使其醒脑开窍作用,尤其是癔病性厥证、情绪激动引起的晕厥、剧烈疼痛性晕厥等可迅速使其苏醒。但更多情况下晕厥是疾病发展至一定程度的临床症状,在针灸促使其苏醒的同时必须注意原发病的诊治。在预防与调理方面须注意以下几个方面:

1. 本病多由情志急剧改变而诱发,故平时遇事不可急躁,避免恼怒忧思。

2. 对于气血虚弱者,要注意劳逸结合,保持充足睡眠时间,不要过度饥饿。

3．尽量少食酒酪甘肥之品，饥饱适宜，不要暴饮暴食。

4．一旦厥证发生，应让患者平卧，注意保温和安静。密切观察呼吸、脉搏、血压的变化。

5．若有喉间痰鸣者，要及时吸痰，保持呼吸道通畅，防止窒息死亡。

2．急性腹痛

【概说】

腹痛是一种临床常见症状，多数由腹部脏器疾病所引起。急性腹痛常见于腹腔内脏器发生功能失常或器质性病变时，按中医辨证多为实证。多因平时过食生冷，寒邪凝滞，或脐腹暴受外寒，寒性收引，气机痹阻；或暴饮暴食，食积化热，壅滞肠间，腑气通降不利；或平素食物不洁，酿生虫积，阻滞肠间而致。

现代医学认为急性腹痛多数因腹腔器官急性炎症、空腔脏器阻塞或扩张、脏器扭转破裂、腹膜炎症、腹壁疾病、胸腔性疾病所致的腹部牵涉性痛、全身性疾病导致的腹痛所致。本节仅讨论如急性胃炎、急性肠炎、急性胆囊炎、急性单纯性胰腺炎、胆管结石、泌尿系结石、胆管蛔虫症等所致的急性腹痛，而肠梗阻、胃肠穿孔、急性出血性坏死性肠炎、缺血性肠病、心肌梗死、胸膜炎、过敏性紫癜等所致急性腹痛不在讨论之列。

【辨证】

（一）寒邪凝滞

脐腹突然剧痛，无有休止，得温稍减，肠鸣腹冷，便溏或秘结不通，甚则四肢厥冷，舌淡，苔白润，脉沉紧而迟。

（二）湿热内阻

腹部剧痛拒按，胸闷纳呆，痛则欲泻，里急后重，大便黏稠秽臭，口干口苦，或伴有黄疸，舌暗红，苔黄厚腻，脉滑数。

（三）伤食积滞

脘腹胀痛，嗳腐吞酸，恶心呕吐，不思饮食，便秘或腹泻，泻下多为不消化食物，口气秽臭，苔黄腻，脉滑。

（四）蛔虫内扰

腹痛绕脐，发则疼痛如绞，或见腹部积块攻起，甚则呕吐蛔虫，面黄形瘦，面部或巩膜出现虫斑，苔薄腻，痛时脉弦。

【治疗】

治疗原则：理气止痛。

1．针刺疗法

基本方：天枢、支沟、上巨虚。

辨证加减：寒邪凝滞型，加内关、公孙、中脘以温中理气；湿热内阻型，加曲池、大横、阴陵泉、条口以泄热通肠；伤食积滞型，加下脘、内庭、梁门以健运肠胃；蛔虫内扰型，加阳陵泉、胆囊穴以理气止痛安蛔。大便秘结不通加次髎、大肠俞；黄疸者加日月、胆俞；四肢厥冷者加灸神阙。

2．灸法

对于寒凝气滞之腹痛，可用艾炷隔附子片灸神阙5～7壮；亦可用两根艾条悬灸气海、关元、神阙、足三里，每穴5～7分钟。

3. 穴位注射疗法

取穴:下脘、天枢、足三里、阳陵泉、胆囊穴。

方法:选择 2～3 穴,药物用 654-2 注射液 10 mg 加注射用水 2～4 ml,每穴注入药液 0.5～1 ml。适用于内脏平滑肌痉挛,如胆绞痛及肾绞痛等。

4. 耳针疗法

取穴:耳尖、腹、胆、神门、交感、皮质下。

方法:用毫针刺以强刺激,每隔 5 分钟行针 1 次。耳尖点刺放血。

5. 电针疗法

取穴:同针刺疗法。

方法:针刺得气后,加电针用连续波,频率每分钟 150～200 次,留针 20～40 分钟。

【按语】

急性腹痛可因多种因素引起,针刺对胆绞痛、肠炎等不仅可迅速起到解痉止痛作用,还可治疗原发病。但本病病因复杂,变化迅速,及早准确诊断十分重要,不可以盲目止痛。诊断不明或腹痛严重针刺无法缓解时需及时中西医结合治疗。另需注意以下方面:

1. 平时饮食要定时定量,不要暴饮暴食,还应注意饮食卫生。

2. 对素有胆绞痛的病人,需忌食油腻,防止复发;泌尿系结石患者则需多饮开水,防止尿液浓缩,加重结石。

3. 内科保守治疗无效者,需进行手术。

第二节　传染性疾病

1. 疟　疾

【概说】

疟疾是由于疟原虫寄生于人体所引起的疾病,临床上以周期间歇性的寒战、高热、出汗和退热以及脾肿大、贫血为特征。本病由按蚊传播,多发于夏秋季节,但其他季节亦可发生。我国长江流域以南,气温高、湿度大的地区多见。疟疾为中医病名,早在《内经》中即有专篇记载。后世医家根据疟疾的不同类型给予不同名称,如以发作间隔时间命名的有每日疟、间日疟、三日疟等。中医认为本病的成因,主要是感受"疟邪",而感受风寒暑湿等邪,常为诱发因素。尤其是夏秋暑湿当令,正是"疟邪"传播最甚的时间,故为疟疾高发季节。其他如饮食不节、脾胃受损、痰浊内生,或劳累太过将息失宜、正气虚弱、疟邪乘虚而入,而发为本病。

本病传染源是疟疾病人和带疟原虫者。传播途径主要通过按蚊叮咬,或输入带疟原虫者的血液而引起感染。当疟原虫在人体血液中繁殖到一定的数量后,由于大量裂殖子进入血浆,以及原虫的代谢产物引起异性蛋白反应等,即导致寒战、高热等典型症状。因疟原虫裂殖体在成熟的时间上各不相同,所以有间日疟、三日疟、恶性疟等发作时间上的差异。由于疟原虫寄生在红细胞内,并大量破坏红细胞,故出现贫血。又由于网状内皮系统的增生,吞噬能力增强,可出现脾肿大和轻度的肝肿大。

周期性和间歇性发作是疟疾的临床特点,且多数患者起病急骤。典型发作可分为三个阶段:第一阶段,出现寒战、面色苍白、唇甲发绀、肢体厥冷,鸡皮样皮肤等,持续 10 分钟至 1 小时之久,体温迅速上升;第二阶段,寒战停止后继以高热和面色潮红,体温可达 39～41℃,伴头痛、口渴、呼吸急促,一般持续 4～8 小时;第三阶段,高热后病人突发全身大汗,体温骤然下降,当时除疲劳外,顿感轻松,可安然入睡,此时持续 2～3 小时。

高热时常伴头痛、全身肌肉关节酸痛和显著乏力,但无毒血症表现,恶心、呕吐较常见。发作后鼻唇部常有单纯疱疹出现。多次发作后脾脏明显肿大,可有压痛。慢性患者脾变硬,肝脏肿大并有轻度压痛。血检发现疟原虫有助于诊断。

【辨证分型】

(一)邪伏少阳

有典型的发作症状。先有寒战继则高热,汗出热退,每日或间一两日发作一次,伴有头痛、全身酸痛或恶心呕吐等症。其热邪偏盛者,寒轻热重,口渴欲饮,舌苔黄腻,脉象弦数;其寒邪偏盛者,寒多热少,口不渴,舌苔白腻,脉弦缓。本证多见于间日疟和三日疟。

(二)热毒内炽

证见发病急骤,热重寒轻或壮热不退,汗出不畅;或寒热往来一日数次,面红渴饮,呕恶频作,小便短赤。如邪热内陷心包则见烦躁不安,谵言妄语,嗜卧或昏迷,舌质红绛、苔黄腻或灰黑,脉象洪数或弦数。本证多见于恶性疟和脑型疟疾。

(三)正虚邪恋

证见疟疾迁延不愈,遇劳则发,发时寒热不著;或夜热早凉,面色萎黄,倦怠无力,饮食减少,自汗或盗汗,舌质淡或红,脉细弱或弦数。多见于慢性久疟体质衰弱者。

【治疗】

治则:截疟祛邪。

1. 针刺疗法

取穴:大椎、陶道、间使、合谷、后溪、液门。

辨证加减:热毒内炽者加尺泽、委中、曲池;热毒内陷,加人中、中冲、劳宫;呕吐,加中脘、内庭;烦躁,加大陵、涌泉。正虚邪恋者加肝俞、脾俞、足三里;夜热、盗汗、舌红、脉数偏阴虚者,加后溪、太溪。

方法:每次选用 4～8 穴,在疟疾发作前 1～2 小时针刺,中等或较重刺激,留针 40～60 分钟。间歇动针,每日 1～2 次。一般 1～3 次能控制症状。疟疾停止发作后,仍应针刺 2～3 次,以防再发。

2. 电针疗法

取穴:同针刺疗法。

方法:针法同上,针后通以脉冲电流,以连续波,较强刺激,每次 30～40 分钟,每日 1～2 次。

3. 耳针疗法

取穴:耳尖、肺、内分泌、肝、脾、内鼻。

方法:在发作前 2 小时针刺,留针至预计发作后 1～2 小时,间歇运针 2～3 次,连续针治 2～3 天。

4. 刺络法

取穴:十宣。

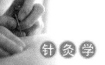

方法:在发作前 1～2 小时,或已发作也可应用,用三棱针或一次性采血针点刺十宣出血 1～2 滴,每日或隔日 1 次。穴位可轮流或交替使用。

5.穴位注射疗法

取穴:参照毫针刺法。

方法:于疟疾发作前 2～3 小时,用注射用水或生理盐水 1～2 ml 注射于间使、大椎等穴,每穴 1 ml,每日 1 次,连续 3～5 天。

6.灸法

取穴:脾俞、章门、肾俞、足三里。

方法:艾条温和灸 20～30 分钟,每日 1 次,连续 3～5 天。

【按语】

针刺治疗疟疾,经大量病例的治疗观察,确有较好疗效。但经验证明,针刺对疟区患者的疗效较高,外地人去疟区初病患者疗效低;成年人疗效高,年龄小者疗效低;感染疟原虫数少者疗效高,疟原虫多者疗效低;定时发作比不定时发作者疗效高;间日疟比恶性疟疗效高。这些经验可供临床参考。恶性疟的脑型患者,症情危重,必须由中西医结合迅速进行抢救,针刺只能作为辅助治疗。

久疟脾脏肿大,中医称为疟母,常可引起脾功能亢进,而导致严重贫血,必须积极治疗。古人常有在块上直接针刺的方法,不宜轻率采用,因易于刺破脾脏造成出血的危重后果。

在疟疾流行地区,应采用预防服药,同时结合爱国卫生运动,灭蚊防蚊以切断传染源。

2.细菌性痢疾

【概说】

细菌性痢疾是由痢疾杆菌引起的肠道传染病,常年散发,夏秋多见。其主要临床表现为发热、腹痛、腹泻、里急后重和黏液脓血便。或伴全身毒血症症状,严重者可有感染性休克和中毒性脑病。本病急性者一般数日即愈,少数病人病情迁延不愈成为慢性,可反复发作。中医学古有"肠澼"、"滞下"、"痢疾"之名。根据症情不同,又将其分为湿热痢、寒湿痢、噤口痢、疫毒痢等。中医学认为,本病致病因素不外乎外感与内伤两类。外感是指夏秋之际,暑湿邪气侵犯胃肠;内伤因饮食不节、过食生冷与不洁之物,湿热蕴积肠中与气血相搏而发病。

本病传染源为菌痢病人及带菌者,其中不典型病人及慢性病人和带菌者在流行病学上意义更大。无论男女老幼,都可以感染本病。儿童感染菌痢的机会较成人为多,占发病总数的一半以上,尤其中毒性菌痢比较集中发生于儿童。痢疾杆菌经口食入而感染,常见的为志贺、宋氏、福氏等菌属。志贺菌毒力最强,感染后能引起严重症状;宋氏菌感染多呈不典型,发作症状较轻;福氏菌感染介于两者之间,但易转为慢性。痢疾杆菌引起人体发病的决定因素是其对肠黏膜上皮细胞的侵袭力。如无此侵袭能力,则不会致病。进入消化道的痢疾杆菌,大部分可被胃酸杀死,进入肠道的少量细菌亦可因正常肠道菌群的抵抗作用等使之不能致病。但如免疫力低下,细菌侵入后在肠黏膜上皮细胞和固有层中繁殖,引起肠黏膜的炎症反应和固有层中小血管循环障碍,使肠黏膜出现炎症、坏死和溃疡,即可发生腹痛、腹泻和脓血便。细菌一般不进入血流,很少发生菌血症和败血症。只有在人体防御功能很差,尤其是老年人或儿童,才会偶然发生败血症。

本病潜伏期为数小时至 1 周,大多数 1～2 周。根据痢疾的发病特点和临床表现,通常可分为急性菌痢与慢性菌痢。

1. **急性菌痢** 根据患者全身中毒与肠道症状的严重程度可分为以下四种类型。

(1) 轻型:全身症状轻微,多无全身中毒症状,或有低热。有急性发作的腹泻,每天 3～5 次,左下腹压痛,里急后重无脓血,多为稀便或稍带白色黏液,病程持续 3～5 天,有可能自愈。

(2) 普通型:起病急,早期可有中等度全身中毒症状。畏寒、发热,体温可达 39℃。头痛乏力、食欲不振、恶心、呕吐,继之阵发性腹痛及腹泻,脓血便,里急后重,左下腹压痛等肠道症状。脓血便每天可至数十次,严重病人可引起脱水,致中毒和电解质紊乱。儿童可发生惊厥。病程持续 10～15 天后有可能变为慢性菌痢。

(3) 重型:起病急骤,早期可有严重的中毒症状。体温升高,恶心、呕吐,大便次数频频以致失禁,带血脓黏液便,里急后重显著。腹痛剧烈,全腹压痛,尤以左下腹为重。病人极度衰竭,四肢冰冷,意识模糊,谵语,血压下降以至周围循环衰竭,危及生命。

(4) 急性中毒性:大多发生在 2～7 岁体质较好的儿童,成人偶可发生。起病急骤,可在腹痛、腹泻尚未出现时即有高热,可达 40℃以上。以精神萎靡、惊厥、昏迷、嗜睡、呓语、四肢冷等神经、精神症状开始,进而表现为感染性休克、呼吸衰竭等不同变化。

2. **慢性菌痢** 病程在 2 个月以上,菌痢反复发作或迁延不愈者都列为慢性期,称为慢性菌痢。临床上可分为以下三型:

(1) 慢性迁延期:既往有菌痢史,常有不同程度的腹痛、腹胀,便秘与腹泻交替或经常腹泻。大便间歇或经常带有黏液或脓血,腹部有压痛。乙状结肠触诊明显柔韧感。

(2) 慢性潜伏型:有菌痢病史,临床症状已经消失 2 个月以上,但粪便培养有痢疾杆菌,临床不易发现。

(3) 慢性菌痢急性发作型:半年内有菌痢史,常由饮食不洁或生凉食物为诱因引起急性发作,腹痛、腹泻、发热、大便频繁、呈脓血便。一般病情较轻,恢复多不彻底。各型菌痢经做大便培养和大便常规检查,都可资助诊断。

【辨证分型】

1. **湿热痢** 腹痛,里急后重,下痢赤白,肛门灼热,小便短赤,舌红、苔黄腻,脉滑数。

2. **疫毒痢** 发病急骤,壮热口渴,头痛烦躁,甚则昏迷痉风或腹痛剧烈,里急后重。痢下鲜紫脓血,舌质红绛,苔黄燥,脉滑数。

3. **寒湿痢** 痢下赤白黏冻,白多赤少,或纯为白冻伴有腹痛,里急后重,饮食乏味,中脘满闷,头身重困,舌质淡,苔腻,脉濡缓。

4. **噤口痢** 下痢不能饮食,呕吐,不能食的叫"噤口痢",腹痛,食入即吐,或纳则胃痛,呕逆,或口干舌燥,干呕呃逆,舌苔黄腻,脉细数或滑数。

5. **虚寒痢** 常见腹部隐痛,下痢稀薄白色黏冻,食少神萎,清晨鸡鸣而泻,舌质淡、苔薄白,脉细弱。

6. **休息痢** 下痢时发时止,日久不愈,发作时便下脓血黏冻,舌质淡,脉弱或弦滑。

【治疗】

治疗原则:根据该病发生、发展过程,痢疾初起多属实证、热证,治宜清热化湿解毒,兼以调气行血,忌用收涩止泻;病程日久,多属虚证、寒证,治宜补虚治中;虚实夹杂、寒热错杂证,治宜攻补兼施,温清并用。

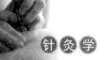

1. 毫针刺法

取穴：天枢、气海、下巨虚。

辨证加减：湿热痢者加曲池、水分；疫毒痢，加大椎、十宣放血；寒湿痢，灸气海，针阴陵泉；噤口痢，加中脘、内关；虚寒痢，加脾俞、肾俞；休息痢，加脾俞、胃俞，大肠俞。

方法：每次选用 4～8 穴，进针达一定深度，施以捻转提插手法，以天枢、气海之针感向四周放射，下巨虚向上下传导为宜。留针 1～2 小时，每隔 5～10 分钟行针 1 次。初始可每日 2～3 次。以后可每日 1 次。直至大便细菌培养连续 3 天转阴后停针。

2. 灸法

取穴：下脘、神阙、关元。

方法：隔盐灸 3 壮，每壮用艾绒 2 g，每日 1 次，连续 7～14 天。适用于慢性虚寒性菌痢患者。

3. 耳针疗法

取穴：直肠、大肠、小肠、皮质下、贲门。

方法：每次选 3～4 穴，中强度刺激，留针 30～40 分钟。每日 2～3 次，连续 5～7 天。慢性菌痢者亦可用王不留行籽按压以上耳穴，每天用手按压 5～10 次，两耳交替使用。

4. 水针疗法

取穴：参照毫针刺法。

方法：每次选 2～4 穴，用穿心莲注射液或黄连素注射液做以上穴位注射，每穴 1～2 ml，每日 1～2 次。穴位可交换使用。

5. 电针疗法

取穴：参照毫针刺法。

方法：每次选 2～4 穴，针后加用电针，采用疏波和疏密波，电流量用中等强度刺激，以病人能忍受为度，每日 1～2 次，留针 15～30 分钟，5 次为 1 个疗程。

【按语】

根据古代医家的实践经验与现代医疗单位的临床疗效来看，针灸治疗菌痢有良好的效果。研究显示：针灸治疗痢疾病有抗炎、灭菌、防毒、解毒、提高免疫功能、调整生理功能、纠正物质代谢及促进病体尽快康复等作用。临床资料表明，对于无症状的菌痢杆菌带菌者，针灸也有满意的效果，能使其粪便镜检与细菌培养转阴，这为临床医生治疗此类患者提供了新的手段。

为预防本病的发生应加强对饮食、水源、粪便的管理，发现病人应及时隔离。对有水、电解质及酸碱平衡紊乱者应予补液。对中毒型痢疾，应运用中西医结合的方法及时控制高热、惊厥，纠正循环与呼吸衰竭，采取积极的抢救措施。

思考题

1. 针灸急救多用于哪些病症？常用穴位有哪些？

2. 针灸止痛适用于哪些急性腹痛？在针灸止痛的同时需注意哪些问题？

第十章　内科常见疾病

教学目的与要求

　　世界卫生组织曾将针灸治疗的适应证定为43种,后又扩展到61种,但实际针灸治疗的病种远远超过此范围,其中包括大量的内科疾病。很多的内科疾病在其疾病的整个过程或某个阶段,可以采用针灸为主治疗或配合治疗。针灸用于呼吸系统疾病,主要有急、慢性气管炎,支气管哮喘和其他肺部疾患。针灸不仅对呼吸运动的频率和幅度,而且对支气管平滑肌运动、通气量、肺活量、气道阻力、呼吸肌和膈肌运动等均有一定的调整作用。针灸对循环系统的影响要从心血管和血液成分两方面来认识。在心血管方面针灸对心脏功能和血管舒缩功能的双向调节作用十分明显,同时,长期针灸治疗,对血液中各种有形成分、酶系统、无机盐都有广泛的影响。针灸对消化系统有良好的作用,可以治疗急、慢性胃肠炎,胃肠痉挛,胃下垂,胃及十二指肠溃疡,便秘和肝胆一系列病症,对胃肠道有着极为明显的双向调节作用。针灸对泌尿系统的作用,表现在对肾、膀胱、肺、三焦等脏腑功能的调节方面。在不同的状态下,既可以增强肾的泌尿功能,又可以抑制其功能。针刺同时可以缓解肾绞痛,能促进利尿和增强输尿管的蠕动;针刺对内分泌系统的功能有调整作用,可以通过下丘脑-垂体系统进行调节,也可通过各内分泌腺之间的反馈作用来实现。针灸治疗神经系统疾病的功能十分突出,表现在能够提高大脑皮层细胞的工作能力,促进脑细胞功能的恢复,调整神经系统的基本动力过程——兴奋和抑制,使病理过程中的兴奋或抑制状态中的神经系统机能恢复到或接近于正常机能水平。本章节还介绍了临床常见运动系统疾病的针灸治疗,该类疾病属于祖国医学"痹"证范畴,针灸疗法可以使经络疏通,对此有独特疗效。

　　本章节的学习十分重要,要求学生了解与掌握以下内容:

　　1.了解以下常见病的针灸辨证与常用的针灸治疗方法。

　　2.重点掌握面神经炎、坐骨神经痛、脑血管疾病、肩周炎、腰肌劳损的针灸治疗原则、配穴与刺激方法。

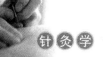

第一节　呼吸系统疾病

支气管炎

【概说】

支气管炎是指各种原因所致的气管、支气管黏膜炎症。临床上以咳嗽、咳痰、喘促等为主要症状。急性支气管炎常见于寒冷季节或气候突变季节，也可因急性上呼吸道感染迁延而来，可发生于任何年龄，慢性支气管炎好发于中老年人。本病属于中医学的"咳嗽"、"喘证"、"痰饮"等病证范畴。中医学认为本病急性者多因外感六淫，尤以风寒燥热为最。外邪从口鼻而入，或自皮毛而受，首先犯肺，以致肺卫失宣，清肃失常，聚而成痰，壅阻气道，以致咳嗽，咳痰等症。日久病情迁延成慢性，则多与肺、脾、肾三脏失调有关。肺虚则气无所主，升降失司，出现咳嗽痰多；肾虚则气失摄纳，出现喘咳短气；若肝病犯肺，肺热伤津，则见咳嗽阵作，甚则痰中带血。本病急性期多为实证，慢性者则以虚证或虚实夹杂者为多。

现代医学认为本病急性者主要致病因素有以下方面：① 感染因素：可由病毒、细菌直接感染，也可因急性上呼吸道感染的病毒或细菌蔓延而引起本病。② 物理、化学因素：过冷空气、粉尘、刺激性气体或烟雾（如二氧化硫、二氧化氮、氨气、氯气等）的吸入，对气管、支气管黏膜形成刺激。③ 过敏反应：常见的致敏原包括花粉、有机粉尘、真菌孢子等的吸入，或对细菌蛋白质的过敏，引起气管、支气管的过敏炎症反应。以上种种因素形成气管、支气管的急性炎症。本病慢性者病因较复杂，迄今未完全明了，目前认为其因素有以下种种：① 大气污染：大气中的刺激性烟雾或有害气体对支气管黏膜造成伤害，为细菌入侵创造条件。② 吸烟：吸烟使支气管纤毛运动受抑制，气管净化能力变弱，还可使支气管痉挛，将有利于细菌移植到支气管。③ 感染因素：主要病因为细菌和病毒。④ 过敏因素：过敏反应使支气管痉挛、组织损害和炎症反应，反复发生成为慢性支气管炎。⑤ 其他因素：如自主神经功能失常、老年人呼吸功能防御下降、某些营养因素如维生素 C、维生素 A 的缺乏、遗传作用等等。上述因素相互作用使气道上皮细胞的纤毛发生粘连、倒伏、脱失，上皮细胞变性；日久炎症由支气管壁向周围扩散，黏膜下层平滑肌束断裂，萎缩；病至晚期，气管周围纤维组织增生，造成管腔的僵硬或塌陷，进而发生阻塞性肺气肿和间质纤维化。

本病急性者起病较急，常可伴有发热、恶寒，流涕、头身酸痛等上呼吸道症状，而以咳嗽为主症。先为干咳或少量黏液性痰，随后转为黏液脓性或脓性痰，咳嗽加剧。咳嗽、咳痰可延及 2～3 周才消失，如迁延不愈则成慢性；慢性者呈反复发作性咳嗽、喘息；合并感染时可有脓痰、发热、呼吸困难等。一般于秋冬季加重，春季后减轻，严重者全年均有持续性咳嗽。病久不愈者可伴有肺气肿、肺心病。

【辨证分型】

（一）风寒束肺

咳嗽，痰白而稀，恶寒发热，头痛全身酸楚，舌苔薄白，脉浮。

（二）风热犯肺

发热，微恶风，咳嗽，痰黄，咳痰不爽，口干咽痛，舌红苔黄或薄白，脉浮数。

（三）燥热伤肺

干咳无痰，或痰少不易咯出，或痰中带血丝，鼻干咽燥，咳甚则胸痛，伴见恶寒发热等表证。舌红少津，苔薄黄，脉数。

（四）外寒内饮

咳嗽气喘，痰色白量多泡沫状，无汗恶寒，口干或口干而不欲饮，身体疼痛而沉重，舌淡红苔白滑，脉浮紧。

（五）痰热壅肺

喘咳，痰黄或白而黏稠，不易咯出，甚则痰中带血，发热或不发热，或胸闷烦热，口干口苦，咽痛，大便干燥，舌红苔黄或黄腻，脉滑数。

（六）脾虚痰湿

咳嗽持久，痰白而黏易咯，清晨或食后痰多；胸脘作闷，呕恶食少，体倦疲乏，大便时溏，舌苔白腻，脉濡缓或滑。

（七）肺肾两虚

咳喘反复发作，呼多吸少，动则愈甚，痰稀色白，畏寒肢冷，苔白而滑，脉沉细无力。

【治疗】

治疗原则：发作时宜祛邪豁痰、利气降逆；平时宜扶正固本，益肺健脾补肾。

1. 针刺疗法

取穴：肺俞、列缺、天突、太渊。

辨证加减：风寒束肺，加风池、合谷；风热犯肺，加大椎、曲池；燥热壅肺，加鱼际、外关；外寒内饮，加大杼、丰隆；痰热壅肺，加丰隆、大椎；脾虚痰湿，加脾俞、阴陵泉；肺肾两虚者加肾俞、气海。

方法：每次选用 5～7 穴，各穴施以中等或较强刺激，留针 20～30 分钟。可间歇行针，一般每日 1 次，咳喘甚则可每日 2 次或 2 次以上。5～10 次为 1 个疗程。

2. 灸法

取穴：肺俞、脾俞、肾俞、膏肓俞、关元、足三里。

方法：每次选 3～5 穴，用艾条作温和灸，每穴 5～7 分钟；亦可用大艾炷施无瘢痕灸，每穴 3～5 壮。每日或隔 1～2 日 1 次，10 次为 1 个疗程。适用于寒证、虚寒证。

3. 耳针疗法

取穴：发作期，用气管、肺、脾、肾、神门、肾上腺。

方法：选 4～5 穴，发作期予强刺激或通以脉冲电流，留针 0.5～1 小时，也可在耳针后加用王不留行籽按压以上耳穴，每日 1 次或 2 次，两耳交替；缓解期中等刺激，或用药籽按压，可每周 3 次，20 次为 1 个疗程。

4. 穴位注射疗法

取穴：天突、定喘、肺俞、脾俞、足三里。

方法：选用 3～4 穴。发作期：清开灵注射液或鱼腥草注射液任选 1 种，每次每穴 1.5 ml，每日 1 次或两次，10 次为 1 个疗程。缓解期：黄芪注射液、丹七注射液任选 1 种，每次每穴 1.5 ml，每日或隔日 1 次，20 次为 1 个疗程。

5. 穴位敷贴疗法

取穴：膏肓俞、百劳、膻中、肺俞、风门。

方法:细辛、白芥子、甘遂、延胡索各等份研细末,加黄酒调成糊状,制成蚕豆大小圆饼,在每年夏季三伏期间按时贴在上穴,贴药时间视病人耐受性而4~8小时不等,以皮肤感觉轻微灼热或刺痛感时取下,每次贴敷时间间隔10天左右,每年夏季贴3次,连续3年。主要适用于慢性支气管炎。

6. 皮肤针叩刺加拔罐法

取部:项后、背部第一胸椎至第二胸椎两侧足太阳膀胱经、喉前喉结两侧足阳明胃经。

方法:以梅花针叩刺以上部位至皮肤隐隐出血,加拔火罐10~15分钟。可每日1次或隔日1次。多适用于急性发作期。

7. 穴位埋线疗法

取穴:膻中、天突、肺俞、定喘、丰隆、足三里。

方法:采用0~1号羊肠线,刺入穴位后,待有酸胀感后将线送入穴位内。每两周1次,适用于缓解期。

【按语】

针灸治疗本病,具有止咳化痰、抗菌、消炎、抗病毒、抗过敏、消退炎症和提高机体免疫力的作用,可缩短疗程、控制发作和防止并发症。对于急性者,针刺、穴位注射、耳针常可迅速缓解咳嗽、咳痰症状;对于慢性者,则以多种方法综合运用效果为好。在选穴时应照顾到肺脾肾三脏功能,从本论治,坚持治疗,以利于病情的恢复。

平时应戒烟、消除及避免粉尘及刺激性气体的吸入,注意气候变化,在寒冷季节注意保暖,并忌食辛辣香燥、肥甘油腻之品,以免生湿助痰。并坚持锻炼身体,提高抗病能力。

第二节　循环系统疾病

1. 高血压病

【概说】

高血压病又称为原发性高血压。指静息血压高于140/90 mmHg,一般临床上只要有收缩压或舒张压一项超出上述标准,结合临床症状就可以作出诊断。本病属于中医学"眩晕"、"头痛"等范畴。中医学认为本病主要由情志失调、饮食失节及素体阴阳失衡所致。长期忧思恼怒或精神紧张,易致肝郁化火而肝阳上亢;恣食肥甘厚腻,脾胃受损,聚湿成痰,痰浊上扰;年高体虚或肾阴亏虚,阴不制阳,虚风上扰;病久阴损及阳,则成阴阳两虚之候。

现代医学认为,原发性高血压的发病机理尚未完全阐明,目前认为与遗传、饮食、肥胖、心理社会因素、年龄等有较密切关系。多种致病因素均可使全身小动脉痉挛,外周阻力增加,血压因此而升高,导致心、脑、肾等重要脏器严重损害。本病发病率城市高于农村,北方高于南方,40岁以后患病率明显增加。

根据起病缓急和进展情况,高血压可分为缓进型和急进型两类,临床上95%以上的病例为前者。早期仅在紧张、劳累时血压升高,可见头痛、头晕、头胀、失眠、乏力等,以后逐渐持久升高,伴有脑、心、肾等重要脏器的严重损害。临床上根据心、脑、肾等靶器官受累程度,分为3期:

第一期:有高血压,临床无心、脑、肾方面表现。

第二期:有高血压,并有下列1项者:左心室肥厚,眼底动脉普遍或局部狭窄;蛋白尿或血肌酐浓度轻度增高。

第三期:有高血压,并有下列1项者:① 脑出血或高血压脑病。临床可见头痛、头晕、头胀、暂时性失语或失明,甚则剧烈头痛、呕吐、抽搐、昏迷、偏瘫等。② 心力衰竭。临床可见气喘、咳嗽、咯血、尿少、水肿等。③ 肾衰竭。临床可见血尿、管型尿、蛋白尿、夜尿多等。④ 眼底出血或渗出,视盘水肿。

【辨证分型】

(一)肝火亢盛

头痛眩晕,急躁易怒,面红目赤,口苦咽干,便秘尿赤,舌红苔黄,脉弦数。

(二)痰浊上扰

头痛眩晕,头胀重,胸脘痞闷,纳呆疲乏,舌苔白腻,脉弦滑。

(三)阴虚阳亢

头晕目眩,头痛,耳鸣,头重脚轻,心烦失眠,腰膝酸软,肢麻或手足颤抖,舌质偏红,苔少,脉细弦等。

(四)阴阳两虚

头昏目眩,畏寒肢冷,下肢酸软,或虚烦、口干、颧红,舌质光而淡红,脉沉细。

【治疗】

治疗原则:肝阳亢盛型宜清肝泻火,平肝潜阳;痰浊上扰型宜化痰降浊;阴虚阳亢型宜滋阴潜阳,平肝降火;阴阳两虚型当滋肝养肾,补阴回阳。

1. 毫针刺法

取穴:风池、曲池、合谷、血海、丰隆、太冲。

辨证加减:肝阳上亢者可配行间、百会;痰浊上扰者可配丰隆、阴陵泉;阴虚阳亢者可配肝俞、肾俞、三阴交、太溪;阴阳两虚者配关元、照海、命门。失眠烦躁者可配神门;便秘者可配支沟;胸脘痞闷者可配内关、足三里;肢麻者可配阳陵泉。

方法:每次选用6～8穴,病情轻者,用轻或中度刺激,留针20～30分钟,中间行针1次。亦可用温针灸,每日或隔日1次,10次为1个疗程。重者适当延长留针时间,每隔3～5分钟行针1次,每日1～2次,20次为1个疗程。

2. 耳针疗法

取穴:神门、降压沟、耳尖、肝、肾、缘中、交感、皮质下。

方法:每次选用3～5穴,毫针用中等刺激,留针30分钟,每隔5～10分钟行针1次,每日或隔日1次;亦可用王不留行籽压迫以上耳穴,一日按压数次,2～3日更换1次。两耳交替,疗程同针刺法。

3. 灸法

取穴:心俞、厥阴俞、膏肓俞、肾俞、关元、气海、足三里。

方法:每次选用3～5穴,用大艾炷做无瘢痕灸,每穴灸5～7壮,也可用艾条灸。适用痰浊及阳虚患者。每日或隔日1次,20次为1个疗程。

4. 刺络拔罐法

取穴:委中、曲泽、尺泽。

方法：用三棱针或1次性采血针点刺穴位或穴位处的浅静脉,放血10～50 ml,后加拔火罐,每周1次。3次为1个疗程。适用于肝阳亢盛者。

5. 皮肤针疗法

部位：两侧胸锁乳突肌部、足太阳膀胱经颈部至腰部。

方法：在上述部位反复叩刺8～15遍,以皮肤潮红或隐隐出血为度。每2～3日1次,10次为1个疗程。

【按语】

针灸对降压与缓解由高血压引起的临床症状具有一定效果。一般收缩压和舒张压均有递降趋势,但以收缩压最为明显,血压越高,降压作用越明显。从证型上分,则具有明显肝阳上亢症状者临床改善最为明显。但需坚持治疗,以维持疗效。对于高血压脑病、高血压危象和急进型高血压患者,针灸仅适宜作应急处理或辅助治疗。

本病患者应保持心情愉快,避免过度紧张与劳累。经常坚持适度的体力劳动和体育锻炼。饮食宜清淡,少进高脂、高糖食物,限制钠盐的摄入,禁烟酒,不饮浓茶与咖啡,减轻体重。血压过高者应卧床休息,谨防摔跤诱发中风。

2. 心脏神经官能症

【概说】

心脏神经官能症是神经官能症的一种特殊类型,是由于中枢神经功能失调,影响植物神经功能,造成心血管功能紊乱所引起的一组综合征。临床以心血管系统功能失常为主要表现,一般无器质性心脏病证据,而有神经官能症的症状。也可与器质性心脏病同时存在,或在后者的基础上发生。在有心血管疾病症状的病人中,本病约占10%,多发生于青壮年,而以女性为多见。本病属中医学"心悸"、"怔忡"、"心痛"的范畴。中医学认为引起本病的因素有心胆气虚、心脾两虚、心肾不交、肝气郁结等。如平素心虚胆怯之人,由于突然惊恐,或遇险临危,使心悸神慌不能自主而渐至心悸;大怒伤肝,大恐伤肾,怒则气逆,恐则精却,阴亏于下,火逆于上,亦可扰动心神而致悸;思虑过度,暗伤心脾,气血不足,以至神无所附可致心悸;久病心阴亏耗,伤阴化火,心肾不交也可发为惊悸。故本病主要有虚实两方面,虚者为阴阳气血不足,使心失所养;实证则由痰浊血瘀阻滞,使气血运行不畅所致。

现代医学认为,本病的主要发病因素是中枢神经功能失调,如交感神经和迷走神经的功能活动受到干扰,致心血管功能紊乱。本病患者常具有一定神经官能症倾向,在受惊、疲劳、情绪激动时诱发。β-肾上腺能受体功能亢进也与本病的发生有一定关系。

本病症状繁杂,除心血管系统症状外,尚可有神经系统或其他系统的症状。心血管系统最常见的症状为心悸、心前区痛,气短或过度换气等;心前区可有一过性刺痛或持续性隐痛,发作可持续数小时或数天,在劳累、精神疲劳后加重;多数病人伴有易激动、多汗、颤抖、头晕、失眠等神经官能症症状。

【辨证分型】

（一）心胆气虚

心悸,善惊易恐,坐卧不安,少寐多梦,舌苔薄白或如常,脉象虚弦。

（二）阴虚火旺

心悸不宁,夜寐多梦,眩晕,心烦易怒,或遗精腰酸,舌红少苔或无苔,脉弦细而数。

（三）心脾两虚

心悸胆怯，多思善虑，少寐健忘，面色少华，头晕神疲，食欲不振，舌质淡，脉细弱。

（四）肝郁气结

心悸不宁，精神抑郁，善太息，胸胁胀痛，痛无定处，脘闷嗳气，腹胀纳呆，或呕吐，大便失常，女子月事不行，或见咽中异物感，苔薄腻，脉弦。

【治疗】

治疗原则：养心安神。

1. 针刺疗法

取穴：心俞、内关、神门。

辨证加减：心胆气虚，加胆俞、阳陵泉；阴虚火旺，加阴郄、太溪；心脾两虚，加脾俞、足三里；肝郁气结，加太冲、肝俞、丰隆。

方法：每次取 4～6 穴，轻或中等度刺激，留针 30～60 分钟，每隔 10～15 分钟间歇行针 1 次，虚寒者可加用温针灸。每日 1 次，10 次为 1 个疗程。

2. 灸法

取穴：心俞、膈俞、脾俞、肾俞、巨阙、关元、气海。

方法：每次选用 3～5 穴，用艾条悬灸，每穴灸 7～10 分钟，灸至皮肤潮红、热力内透为止，适用于气虚、阳虚者。亦可用艾炷施无瘢痕灸，每穴灸 5～7 壮。每日或隔日 1 次，10 次为 1 个疗程。

3. 耳针疗法

取穴：心、皮质下、交感、神门、肾上腺、枕。

方法：每次选 4～6 穴，针刺轻刺激，留针 30 分钟。亦可用王不留行籽压迫以上耳穴，1 日按压数次。两耳交替，每日或隔日 1 次，10 次为 1 疗程。

4. 穴位注射疗法

取穴：心俞、厥阴俞、膈俞或胸 4、5 夹脊。

方法：以丹七注射液或复方当归注射液 6～8 ml，按穴位注射常规，得气后每穴注入 0.5～1.5 ml，每日或隔日 1 次，5～10 次为 1 个疗程。

5. 皮肤针加拔罐疗法

取部：手厥阴心包经大陵至曲泽、脊柱两侧、颈部。

方法：以皮肤针先叩手臂部，后叩颈部，最后叩击脊柱两侧，叩至皮肤发红。背后加拔火罐 10～15 分钟。每日 1 次或隔日 1 次，7～10 次为 1 个疗程。

6. 头皮针疗法

取穴：感觉区（以躯干为主）、胸腔区。

方法：用 2 寸毫针，针尖迅速刺入皮肤后，快速捻转 1～2 分钟，留针 30 分钟。中间可间歇行针 1 次。每日 1 次，10～15 次为 1 个疗程。

【按语】

针灸对本病治疗效果良好，能显著改善患者的心悸、心前区疼痛等症状，如能多种方法配合，疗效且能巩固，是临床较为常用的治疗方法。但是对本病的诊断一定要慎重。需经各种检查确诊无器质性疾病才能作出本病的诊断。另本病患者思想顾虑多，病情易于反复，可在治疗的同时做一些心理疏导。

嘱患者平时要保持心情愉快,避免精神紧张和情绪过度激动,适度参加体育运动和活动。刺激宜轻,以病人感觉舒适,能够耐受为佳。

3. 高脂血症

【概说】

高脂血症是指由于脂肪代谢或运转异常使血浆中一种或几种脂质高于正常。可表现为高胆固醇血症、高甘油三酯血症,或两者兼有(混合性高脂血症)。脂质不溶或微溶于水,必须与蛋白质结合以脂蛋白形式存在,才能在血液循环中运转,因此,高脂血症常为高脂蛋白血症的反映。临床表现错综复杂,可以无任何主诉,也可见到因高血脂引发的症状。本病属中医学"虚劳"、"心悸"、"眩晕"等症范畴。中医学认为本病多由饮食不节、情志内伤引起。饮食不节,嗜食肥甘,则损伤脾胃,运化失司,滋湿生热;或情志不遂,忧郁易怒,则肝失疏泄,气滞血瘀,脉络失养而为病;日久痰湿、浊瘀之邪阻遏脉络,蒙闭清窍,可致百病丛生。

现代医学将本病分为原发性和继发性两大类。继发性者是由于一些原发性疾病引起血脂异常,在排除继发性后,可诊断为原发性。原发性高脂血症的主要致病因素是先天性基因缺陷,如脂蛋白酯酶受体基因缺陷引起的家族性高胆固醇血症。另一部分原因不明。继发性高脂血症主要致病因素有:① 糖尿病:该病患者特别是血糖控制不良者常有甘油三酯和低密度脂蛋白升高,尤以餐后明显。② 甲状腺功能减退症:表现为血胆固醇升高的同时伴有高甘油三酯血症。③ 肾病:可由肾病综合征时脂蛋白降解障碍和合成过多引起。另外肾衰竭、经常透析、肾移植术后的患者也常出现。④ 药物因素:降血压的药物可影响血浆脂蛋白的代谢,利尿剂可升高胆固醇和甘油三酯水平。大量运用糖皮质激素也可导致此种现象。⑤ 肝胆系疾病(如各种原因引起的胆管阻塞、胆汁性肝硬化)、胰腺炎、长期过量饮酒等。

本病通常是通过血液生化检查而出现,一般无特殊症状。可因本病继发动脉硬化、高血压病、冠心病、脑血管意外、糖尿病、肝、肾等各种疾病引起的症状。本病与冠心病和其他动脉粥样硬化的患病率和病死率密切相关。

【辨证分型】

(一)湿热内蕴

体型偏胖,头晕目眩,倦怠乏力,胸闷气短,动则易汗,脘腹胀满,肢体困重,大便干结或溏而不爽,小便黄,舌红、体胖、边有齿痕,苔腻,脉濡数或滑。

(二)气滞血瘀

平时心悸胸闷,甚则胸前刺痛、胀痛,善叹易怒,两胁胀满,纳呆腹胀,大便失调,舌苔欠泽或见瘀点,脉弦或细涩。

【治疗】

治疗原则:健脾理气,活血化瘀。

1. 针刺疗法

取穴:曲池、丰隆、阳陵泉、太冲。

辨证加减:湿热内蕴,加太白、足三里、阴陵泉;气滞血瘀,加膈俞、肝俞、血海。

方法:每次选用 3～5 穴,用中或较重刺激,留针 20～30 分钟。每日或隔日 1 次,10 次为 1 个疗程。

2. 刺血疗法

取穴:委中、曲泽。

方法:用三棱针点刺穴位或穴位处的浅静脉,让其流血 10～50 ml,每周 1 次。3 次为 1 个疗程。

3. 耳针疗法

取穴:神门、内分泌、皮质下、肾上腺、心、脑点、肝、胆。

方法:取以上耳穴,用王不留行籽贴压,每日按压多次,一周贴 2 次,10 次为 1 个疗程。

4. 穴位埋线疗法

取穴:丰隆、足三里、血海。

方法:可选用 2～4 穴,按埋线常规埋入适当长度"0"号羊肠线,每两周 1 次,可连续埋藏多次。

5. 穴位注射疗法

取穴:丰隆、足三里、膈俞、肝俞、三阴交。

方法:每次选用 3～4 穴,用复方丹参注射液或川芎嗪注射液 8～10 ml 注入上穴,每穴 2～3 ml,隔日 1 次,每 10 次为 1 个疗程。

6. 穴位激光照射疗法

取穴:内关。

方法:以波长为 6 328 A,输出功率为 2～3 m,光斑直径为 1～1.5 mm 的 C_{2-1} A 氦氖激光纤维光针直接置于内关穴上,两侧交替照射,每日 1 次,每次 15 分钟,10～20 次为 1 个疗程。

【按语】

针灸降血脂的作用已为医学界所公认,据大量临床报道,针灸有明显降低总胆固醇及甘油三酯的作用。本病多无特征性临床症状,而常见胸痛、惊悸、眩晕、头痛等临床表现。治疗时辨别证型,根据症情选用恰当的治疗方法。另外,对于继发性高脂血症,要注意治疗原发病,才能获得较好的临床疗效。

本病患者需控制饮食及增加体力活动,限制脂肪、胆固醇、糖类的进食量,多食蔬菜及清淡食物,并尽可能戒烟戒酒。

第三节　消化系统疾病

1. 急性胃肠炎

【概说】

急性胃肠炎是指急性单纯性胃炎伴发肠炎者,临床以急性发作上腹部疼痛、呕吐、腹泻为特征。本病以呕吐为主者,属中医学"呕吐"范畴;以腹泻为主者,则归入"泄泻"范畴。中医学认为本病多由感受时邪,致湿热或寒湿内侵,脾受湿困,升降失调;或饮食不节,误食腐败变质食物,损伤脾胃,致传导失职、清浊相混而成本病。

现代医学认为本病最常见的病因是不洁食物中的细菌或其他毒素所致,主要因素有: ① 细菌或病毒感染:进食了受细菌或病毒污染的家畜、家禽、奶品、粥饭,以及海产品如蟹、螺、海蜇及腌渍食物等。最常见的致病细菌是沙门菌属与嗜盐菌,病毒则有轮状病毒、诺沃克病毒、肠腺病毒、星状病毒等,其中以轮状病毒最为常见。② 饮食不节:过饮烈酒、浓茶、咖啡、含有浓烈香料的菜肴。③ 摄食过多、过冷、过烫,或由于粗糙食物刺激胃黏膜。④ 服用某种药物以致过敏反应或用量过大。本病的病理改病主要为胃肠黏膜的充血、水肿、黏液增多,甚至糜烂、出血。

本病临床症状轻重不一,起病较急,开始可觉上腹部疼痛不适,继则恶心呕吐,所吐之物多为未消化食物,或酸腐而臭。大多数伴有阵发性腹部绞痛,随即泻下黄色水样稀便,吐泻次数少则数次,多则十余次。严重者因呕吐、腹泻而出现脱水或酸中毒症状,甚至导致中毒性休克。

【辨证分型】

(一)湿热证

呕吐次数较多,呕吐物酸腐难闻,腹痛即泻,泻下急迫,粪色黄褐而臭秽,肛门灼热,心烦口渴,小便短赤,舌苔黄腻,脉滑数。

(二)寒湿证

突然起病,呕吐痰涎,腹痛肠鸣,泻下清稀,或兼恶寒头痛,肢痛身重,舌苔白腻,脉濡缓。

(三)食滞证

有饮食不节史,脘腹胀满,呕吐宿食酸腐,腹痛泻下,臭如败卵,泻后痛减,舌苔厚腻,脉沉弦。

(四)伤阴证

吐泻频作,发热烦渴,目眶凹陷,皮肤皱缩,尿少,舌质红干,脉细数。

(五)阳脱证

吐泻频剧,面色苍白,汗出如油,四肢厥冷,声低息微,舌淡润,脉微欲绝。

【治疗】

治疗原则:化湿通滞,健脾和胃。

1.针刺疗法

取穴:天枢、中脘、上巨虚。

辨证加减:湿热者加大椎、合谷、曲池;寒湿者加阴陵泉、关元;食滞者加内关、公孙、内庭、足三里;伤阴者加三阴交、太溪;阳脱者加关元、气海。

方法:每次选用 3～5 穴,实证、热证者施以泻法,虚证、寒证可用温针灸,留针 30～60 分钟。每隔 10 分钟行针 1 次,每日 1 次或 2 次。

2.灸法

取穴:天枢、中脘、上巨虚、足三里、关元、脾俞、胃俞、大肠俞。

方法:每次选 4～5 穴,以艾条悬灸。每穴 5～7 分钟,使热力内透。亦可用艾绒隔姜灸,艾炷黄豆大小,每穴 5～7 壮。阳脱者以神阙隔盐灸,以蚕豆大艾炷灸 3～5 壮,每日 1～2次。适用于本病属寒属虚者。

3. 穴位注射疗法

取穴：内关、中脘、足三里、脾俞、胃俞。

方法：每次选 2～4 穴，以维生素 B 类加注射用水至 5～10 ml，或以庆大霉素注射液 2 ml、654 - 2 注射液 1 ml 混合，每次每穴注入 0.5～1.5 ml。

4. 刺络放血疗法

取穴：双腘窝和肘窝部小静脉、双舌下静脉。

方法：用三棱针点刺放血数滴或数十滴，双舌下静脉点刺放血。

5. 耳针疗法

取穴：大肠、胃、脾、食道、神门、皮质下、交感。

方法：每次选 4 穴左右，中强刺激，可加用电针，留针半小时以上，每日 1 次。亦可针后再加用王不留行籽按压以上耳穴，每日自行按压数次。

6. 针刺拔罐疗法。

取穴：参照针刺疗法。

方法：针后以火罐拔于上穴，10～15 分钟，每日 1 次。

【按语】

本病针刺疗效较好，可明显止吐止泻，缩短疗程。一般在 3 天内可以治愈。但本病应去除病因，在护理方面需停止一切对胃肠有刺激的饮食或药物，酌情暂时禁食或给流质饮食，多饮水。有剧烈呕吐或腹泻，出现明显失水时，必须静脉补液予以纠正。

平时应注意饮食卫生，不吃腐败变质食物，不喝生水，养成饭前便后洗手的习惯。

2. 膈肌痉挛

【概述】

呃逆，古称为"哕"，是气逆上冲，喉中呃呃连声，声短而频，令人不能自制的病证。可偶然单独发生，也可见于他病之兼证。中医学认为本病皆由胃气上逆动膈而成。而引起胃气上逆的原因，则有饮食不节、情志不和、正气亏虚等方面。过食寒凉，寒气蕴蓄于胃或过食辛热，阳明腑实，气不顺行可动膈而致呃；恼怒抑郁，气机不利，津液失布，肝气挟痰上逆亦可动膈；重病久病之后，用药误伤正气，损伤胃阴，可使胃失和降而呃；病深及肾，肾气失于摄纳，引动冲气上乘，亦可使膈间之气不畅而引起呃逆之症。

现代医学认为本病是膈肌和部分呼吸肌在某些因素的作用下，产生连续的或间歇的痉挛收缩而导致的一种病证。正常人在吸入冷空气时往往见之，不属病理现象。但当某些疾病如胃神经官能症、胃炎、胃扩张、肝硬化晚期、脑血管疾患、尿毒症或其他原因所导致的长时间呃逆频频，无法自制，则属于病理现象，可参照本节方法治疗。

【辨证分型】

（一）胃寒证

呃逆声音沉缓有力，喜得热饮，中脘冷胀，手足欠温，饮食减少，小便清长，大便溏薄，舌苔白润，脉迟缓。

（二）胃火上逆

呃逆声音响亮，连续有力，喜得冷饮，口臭，烦渴，面赤，大便秘结，小便黄赤，舌苔黄，脉滑数。

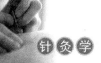

（三）气机郁滞

呃逆连声，常因情志波动而发作，睡眠时停止，醒觉时呃逆又作，伴有嗳气、胸闷、脘痞胁痛，苔薄白，脉弦。

（四）脾胃阳虚

呃逆声音低弱，气不持续，形体羸瘦，面色少华，手足欠温，食少困倦，舌淡苔白，脉象沉细弱。

（五）胃阴不足

呃声低微，短促而不得续，口咽干燥，饥不欲食，消瘦，颧红，舌绛少苔，脉象细数。

【治疗】

治疗原则：理气降逆止呃。

1. 针刺疗法

基本方：膈俞、天突、中脘、内关、足三里。

辨证加减：胃寒型加合谷、外关以温中散寒、和胃止呃；胃火上逆型，加曲池、内庭以清胃降气止呃；气机郁滞型加支沟、阳陵泉、行间以疏肝理气和胃；脾胃阳虚型加脾俞、胃俞、关元、气海以温中健脾；胃阴不足型，加照海、三阴交养阴和胃止呃。便秘者加大横、天枢、大肠俞；手足欠温者加肾俞、命门以温补脾肾；自汗者加阴郄、太渊；烦渴者加足窍阴。毫针刺以平补平泻，留针 30 分钟。证属阳虚或寒湿者，加用温针灸。

2. 指压法

取穴：天突、攒竹。

方法：令患者用力憋气，用拇指按压上穴，施力由轻到重，至患者自觉有酸胀感且能耐受为宜，每次按约 1 分钟。

3. 耳针疗法

取穴：膈、胃、肝、神门、交感。

方法：用揿针埋上穴 2～3 天，每日数次按压耳穴。或毫针针刺上述穴位，中强刺激，可加用电针，留针半小时左右，每日 1 次。亦可用王不留行药籽贴压。

4. 灸法

取穴：关元、中脘、足三里。

方法：用艾条温和灸 5～15 分钟，或艾炷隔姜片灸 5～7 壮。灸至局部发热或略烫，红晕而不造成烫伤，每天 1～2 次。中脘、足三里可用温灸器施灸，每次 10～20 分钟，也可用温和灸 10～15 分钟。适用于胃寒与脾胃阳虚者。

5. 穴位注射疗法

取穴：内关。

方法：用维生素 B_1、维生素 B_6 各 2 ml 混匀，注入上穴，每穴注入药液 1.5～2 ml。每日 1 次。

6. 眼针疗法

取穴：眼针 3、5、7 区。

方法：在距眼眶边缘约 0.2 寸穴区轻轻沿皮横向刺入，留针 20 分钟，每日 1 次或 2 次。

【按语】

针灸治疗呃逆方法多，且简便有效，治愈率甚高，疗程也短。各种治疗方法中以毫针、耳针、指压运用最多，推拿、灸法则以久呃不止，虚寒征象为宜。穴位注射常用于呃逆其他方法难以取效时。从临床来看，本病疗效与病程长短及病情虚实关系密切。一般病程短的实证疗效为好，病程长的疗效较差。久呃难止，在病重患者，往往是病情恶化的征象，需针对病因综合治疗。

本病在针刺的同时，须注意以下几个方面：

1. 呃逆常因寒冷刺激而发，故平素应避免寒冷刺激，尤其是食后不宜立即外出；不可过食生冷、寒凉食物及寒凉败胃之药；频繁发作者，以清淡易消化的食品为主，避免食用辛辣刺激性食物。

2. 饱食后呃逆不止，常与腑气不降、大便不通、浊气上逆有关，在止呃同时须保持大便通畅。

3. 慢性胃炎

【概说】

慢性胃炎系多种原因引起的胃黏膜慢性炎症，根据胃镜所见和活检组织学的改变，本病可分为慢性浅表性胃炎、慢性萎缩性胃炎和慢性肥厚性胃炎，而以前两者多见。其发病率男性稍多于女性，任何年龄都可以发病，但随年龄增长发病率亦见增高。本病属中医学"胃脘痛"、"胃痞"范畴。中医学认为本病或因饮食因素，如长期浓茶烈酒，嗜食辛辣，暴饮暴食，进食粗硬，均能损伤脾胃，湿滞中脘，日久化热，则气机阻塞不畅；或因情志所伤，如恼怒气郁伤肝，忧思伤脾，也可致气机阻滞；或由长期服用过寒、过热及对胃有刺激的药物；或久病、年老体虚、因病损伤脾阳等，均可影响胃的正常升降功能，而导致胃痛、胃痞塞等症。

现代医学认为本病的主要发病因素有：① 幽门螺杆菌（Hp）感染：Hp 能产生尿素酶及毒素等，损伤上皮细胞，导致强烈的炎症反应。② 自身免疫因素：壁细胞损伤后刺激机体的免疫系统产生相应的壁细胞抗体和内因子抗体，使胃酸分泌减少至缺失，以及维生素 B_{12} 吸收不良，导致恶性贫血。③ 十二指肠液反流：由于幽门括约肌松弛导致胆汁和胰液反流，使胃黏膜屏障功能损伤。④ 年龄因素：本病发病随年龄而增高。⑤ 饮食因素：长期饮食不规则，食物过烫、过粗，酗酒（慢性酒精中毒）、吸烟等可导致本病的发生。⑥ 药物因素：经常服用非甾体药物，如阿司匹林等药物损伤胃黏膜屏障。⑦ 继发于其他疾病：如慢性右心衰竭，肝硬化门脉高压以及尿毒症等致胃黏膜受损。浅表性胃炎主要的病理变化是炎症细胞浸润于胃黏膜的表浅层，浅表性胃炎进一步发展，可成为萎缩性胃炎。萎缩性胃炎伴中、重度不典型增生或大肠型肠化者，有少部分可转变成胃癌。

各型慢性胃炎，临床表现有所不同。慢性浅表性胃炎有饭后上腹部不适，饱胀，压迫感或灼热感，嗳气后较舒适；萎缩性胃炎则表现为终日胃部饱胀感，且与进食关系不大，易于腹泻，难以消化食物等。症状严重可见消瘦、体重下降、贫血、头晕等；肥厚性胃炎以上腹部疼痛为主，疼痛性质与发作规律近似十二指肠溃疡，进食碱性药物可使病情缓解。部分慢性胃炎病人可有上消化道出血。

【辨证分型】

（一）肝胃气滞

多见于慢性浅表性胃炎、或萎缩性胃炎的早期，常因为情志因素而诱发。胃部饱胀以进食以后明显或者胃部胀痛连及两胁，嗳气频作，可以伴有恶心想呕，口苦泛酸，大便排出不畅等症状,舌边尖红,苔薄白,脉弦。

（二）脾虚胃热

多见于慢性浅表性胃炎,或萎缩性胃炎活动期。表现为胃部不适或者烧灼疼痛,饥饿时疼痛更甚,饱时觉胃部胀满,口干口苦而不想喝水,食欲不振,大便有时稀有时秘结,舌淡,舌苔薄黄,脉弦细。

（三）脾胃虚弱

多见于萎缩性胃炎、或浅表性胃炎久病实证已转变为虚证者。表现为胃部稍胀或隐隐作痛,按之较舒适,喜进热食,食后腹胀,呕吐清水痰液,神疲乏力,大便溏,舌淡,苔白润,脉细弱。

（四）胃阴不足

多见于萎缩性胃炎,或其他胃炎经久不愈者。胃痛时间较久,胃部轻微烧灼疼痛,口干,食欲不振,大便干结,舌红少津,苔薄白稍干,脉细数。

（五）胃络瘀阻

疼痛经久屡发、持久,或如针刺,痛有定处而拒按,食后加剧,或伴黑便,甚有呕血,舌有青紫,脉细涩。

【治疗】

治疗原则:运脾和胃,调气止痛。

1. 针刺治疗

取穴:中脘、内关、足三里、第 6～12 胸椎夹脊。

辨证加减:肝胃气滞型加太冲、期门、肝俞;脾虚胃热者加梁门、内庭;脾胃虚弱者加脾俞、胃俞;胃阴不足者加用太溪、三阴交;胃络瘀阻者加膈俞、三阴交。

方法:每次选用 3～5 穴,上腹部穴位,直刺宜浅,斜刺可深。虚证刺激宜轻,证属虚寒者还可加用温针灸,实证可用中强刺激,留针 20～30 分钟。每日或隔日 1 次,10 次为 1 个疗程。

2. 穴位注射疗法

取穴:肝俞、脾俞、胃俞、中脘、足三里。

方法:用黄芪注射液或复方当归注射液等份混合。或以胎盘组织液、维生素 B 类注射液,任取 1 种,每次选用 3～5 穴,针刺得气后,每次每穴注入药物 1～3 ml,隔日 1 次,20 次为 1 个疗程。

3. 灸法

取穴:足三里、中脘、脾俞、胃俞、梁门,可据证型依照针刺疗法中加减。

方法:用艾条熏灸以上穴位,每穴 5～10 分钟,使局部和胃脘部发热为佳,亦可用艾炷灸,每穴灸 7～9 壮。或用隔药饼灸(内含健脾温阳理气的中药粉末),每日 1 次,10 次为 1 个疗程。对有虚寒征象者尤为适宜。

4. 电针疗法

取穴:同针刺疗法。

方法:针刺得气后加用电针,可根据疼痛程度,轻者选用疏密波,重者可用连续波。留针 20～30 分钟。每日或隔日 1 次,10 次为 1 个疗程。

5. 耳针疗法

取穴:胃、脾、十二指肠、交感、神门、皮质下。

方法:据症选用 4～5 穴,耳针常规操作,急性发作时较强刺激,留针 30～60 分钟,每日 1 次。缓解期可改用王不留行籽压迫以上耳穴,每 10 次为 1 个疗程。

6. 埋线疗法

取穴:梁门透关门、上脘透中脘、脾俞透胃俞、足三里、梁丘。

方法:每次选 1 组加用 1～2 个穴位,埋入"0"号适当长度的羊肠线。15～30 天埋 1 次,可连续埋植多次。

7. 芒针疗法

取穴:膈俞、肝俞、胆俞、脾俞、胃俞。

方法:用 28 号 8 寸长芒针,从膈俞以 15°角向肝俞、胆俞、脾俞、胃俞透入,同时行震颤法行针。急性发作期每日 1 次,缓解期隔日 1 次或每周 2 次。5 次为 1 个疗程。

8. 皮肤针加拔罐法

取穴:上腹部任脉、足阳明经、背部足太阳经膈俞至三焦俞。

方法:先阳后阴,自上而下依次轻轻叩打,至皮肤潮红为度,叩后加胸背部加拔火罐。隔日 1 次,10 次为 1 个疗程。

9. 火针疗法

取穴:① 肝俞、胃俞、中脘、下脘、足三里。② 膈俞、脾俞、上脘、建里、足三里。

方法:以上两组穴位交替使用。将细火针在酒精灯上烧红至白亮,速刺速出,随后用消毒干棉球按压针孔。隔日 1 次,3 次为 1 个疗程。

10. 头针疗法

取穴:头针穴位胃区。

方法:按头针法刺皮肤后,以小幅度、快频率捻转 2～3 分钟,留针 20～30 分钟。每日或隔日 1 次,10 次为 1 个疗程。

【按语】

针灸治疗本病有明显疗效,急性发作时可明显缓解症状,如坚持治疗,还有确切的远期疗效。从临床研究看,不仅可控制本病的临床症状,还可以逆转本病的病理改变,无明显的副作用,可作为本病的主要疗法之一。但针刺胃脘部时应注意针刺的深度和角度,以防刺中胃和横结肠。本病属慢性病,需坚持治疗。可用体针配合微针或多种方法综合使用,避免穴位疲劳,才可获得满意效果。另外,寻找致病因素,分型论治也十分重要。

本病的影响因素较多,其中情志因素起着重要作用,特别是慢性萎缩性胃炎病人会有不同程度的忧虑,担心与胃癌有关。这些精神症状会反过来影响治疗。医生需对病人说明实际情况,在注意观察、积极治疗的同时,树立病人的信心。本病尤需注意饮食调养,应避免刺激性食物,清淡饮食,戒酒戒烟,尽量避免使用对胃有刺激的药物。积极治疗上呼吸道及鼻咽等疾病,防止细菌带入胃中,并注意劳逸结合。

4. 肠易激综合征

【概说】

肠易激综合征是一种以平滑肌功能紊乱为主要表现的原发性功能性胃肠病,由一组无严格定义的症状如腹痛、腹胀、排便习惯改变和大便性状异常所组成的临床综合征,其缺乏明显的形态学及生化异常的依据。在西方国家,该病占普通人群的 11.6%～22%;约为胃肠门诊患病率的 20%～50%。我国的调查显示其比率与此相仿,但仅有极少数的人(1%～20%)就诊。本病以女性、教育程度低、体力活动少及精神忧郁者易患,男女发病率之比为1∶2.4,患者以中青年居多,50 岁以后首次发病少见。本病属中医学"腹痛"、"便秘"、"泄泻"范畴。中医学认为本病的发生与情志失调,思虑劳倦最为密切。郁怒忧愁过度,可致肝失条达,气机不畅,脉络不通而腹痛;肝气横逆乘脾犯胃,脾运失常而见泄泻;气机阻滞,肠道通降失常,传导失职故见大便秘结;肝脾不调,气滞湿浊多种因素相互作用,又有腹泻与便秘交替。总之,本病初病在脾、肝,病久则脾虚及肾,脾肾阳虚,脏腑失养,以致病情迁延难愈。

现代医学认为本病的确切病因尚不清楚,可能与多种因素有关,其主要致病因素有:① 精神心理因素:本病症状发作或加重均与情绪紧张有关,焦虑、抑郁、激动、恐惧等情绪不安因素刺激机体,影响了自主神经功能,从而引起结肠和小肠的运动功能改变及分泌功能的失调。② 胃肠动力学障碍:正常人结肠高幅收缩波主要出现在进食或排便前后,但腹泻型肠易激综合征高幅收缩波明显增加,但便秘型则相反。③ 肠道感染:约 1/3 的病人在患病前曾有急性胃肠道感染史,如痢疾、肠炎、受凉等。④ 内脏感觉异常:研究显示,该病患者对胃肠道充盈扩张、肠肌收缩等生理现象极为敏感,较易感到绞痛;其次对正常的肠蠕动较常人更容易感觉到。⑤ 遗传因素:本病有明显的家族聚集现象。⑥ 精神因素:焦虑、忧郁可诱发、加重本病的发生。⑦ 其他因素:饮食结构不当及饮食习惯改变,肠道菌群失调,以及疾病、药物、理化、季节等也对本病也有影响。以上各种因素导致胃肠功能紊乱,而产生一系列临床症状。

本病患者几乎均有不同程度的下腹和左下腹疼痛,多于排便或排气后缓解。腹泻一般每日 3～5 次,多者可达十数次。大便多呈稀糊状,有时也可腹泻与便秘交替出现。还可伴有腹胀、排便不尽感、排便窘迫感,相当部分患者可有失眠等精神症状。因本病病因不明,又缺乏客观的病理生理指标,无可靠、简单的诊断试验,其诊断需慎重,需注意与其他器质性和功能性消化道病变引起的该类症状鉴别。

【辨证分型】

(一)肝郁脾虚

腹痛、腹泻常发生于抑郁、恼怒、情绪紧张之时,泻后痛减,痛区多在少腹部,胸胁满闷,嗳气,矢气频作,纳谷欠佳,舌苔薄白,脉弦。

(二)脾胃虚弱

饮食稍有不慎(如进食生冷、粗糙、油腻食物)即易发生大便次数增多,便质稀薄或完谷不化,常夹有白色黏液,腹部隐痛,食欲不振,疲乏无力,舌淡苔白,脉细弱。

(三)大肠燥热

腹部胀满疼痛,大便秘结,或便如羊矢,日数次却排出不畅,可在左下腹触及索条状包块,汗多心烦,口苦咽干,舌苔黄腻,脉滑数。

(四)寒热错杂

腹痛腹泻,或腹痛腹泻交替出现,大便夹杂黏液,烦闷纳呆,舌红苔腻,脉弦滑。

【治疗】

治疗原则:调理肝脾气机,兼以温肾。

1. 针刺疗法

取穴:下脘、天枢、下巨虚。

辨证加减:肝郁脾虚,加肝俞、太冲、章门;脾胃虚弱,加脾俞、胃俞;大肠燥热,加大肠俞、大横;寒热错杂,加阳陵泉、行间、内庭。

方法:每次选用 3～5 穴,毫针刺以中等强度,留针 20～30 分钟,中间间歇行针。每日或隔日 1 次,10 次为 1 个疗程。

2. 电针疗法

取穴:参照以上取穴。

方法:针刺得气后加用电针,视症情轻重,轻者以疏密波,重者以连续波 15～20 分钟,每日或隔日 1 次,10 次为 1 个疗程。

3. 耳针疗法

取穴:腹、肝、大肠、小肠、神门、皮质下、交感。

方法:据症选用 4～5 穴,毫针刺以中等刺激,留针 30～60 分钟,每日 1 次。亦可改用王不留行籽压迫以上耳穴,每 10 次为 1 个疗程。

4. 灸法

取穴:天枢、足三里、中脘、脾俞、胃俞。

方法:用艾条熏灸以上穴位,每穴 5～10 分钟,使腹部发热为佳,每日 1 次,10 次为 1 个疗程。适用于久病脾胃虚弱者。

5. 皮肤针加拔罐法

取部:足太阳膀胱经肝俞至胃俞,手阳明经曲池至阳溪,足阳明胃经足三里到解溪。

方法:自上而下沿经依次轻轻叩打至皮肤潮红为度,叩后背部加拔火罐。隔日 1 次,10 次为 1 个疗程。

6. 穴位注射疗法

取穴:下脘、天枢、足三里、下巨虚。

方法:每次选用 4～6 穴,用黄芪注射液或红花注射液,每次每穴 2～3 ml,隔日 1 次。

7. 火罐疗法

取穴:便秘:大肠俞、小肠俞、大横;腹泻:神阙、天枢、大肠俞。

方法:按以上穴位,取大号(直径 6～8 cm)的火罐,用闪火法拔罐 15～20 分钟,可每日 1 次或隔日 1 次。

8. 穴位贴敷疗法

取穴:穴位同上。

方法:便秘者用大黄末 10 g,芒硝 40 g,以适量黄酒调成圆饼敷贴以上穴位,以胶布固定;泄泻者用蛇床子、吴茱萸各等份,研末姜汁调敷。胶布固定后可用热水袋热敷 10 分钟左右,待皮肤稍有灼热感揭去,每日或隔 1 次。

【按语】

针灸治疗肠易激综合征疗效显著,具有很好的调整肠胃功能的作用,但治疗疗程较长,须采用多种方法交配合或交替治疗,以免穴位疲劳,影响治疗效果。治疗时应调畅情志,避免过度紧张,饮食定时定量,对可疑不耐受的食物,应尽量避免。腹泻患者应食少渣、易消化、低脂肪、高蛋白食物;便秘患者可多食多纤维蔬菜、水果等,同时避免泻药及理化因素对肠道的刺激。

5. 胆囊炎

【概说】

胆囊炎是由多种原因引起的胆囊炎症性疾病,临床分为急性胆囊炎和慢性胆囊炎两类。以右上腹疼痛伴有寒战、高热、黄疸、恶心呕吐、厌食油腻为特征。其女性发病率要比男性高出 2～3 倍,尤其以中年、肥胖女性好发。本病属中医学"胁痛"、"腹痛"、"黄疸"范畴。中医学认为本病发病多因于外邪入侵,尤其是湿热毒邪内犯,加之情志抑郁,肝胆失于调达;或饮食不节,痰湿内生,终致肝胆疏泄不利,气阻络痹,胆管不利,而致胁痛、黄疸等症。其病位在胆,但与肝、脾密切相关。临床表现有虚有实,以实证为多见,也可兼夹转化,故慢性者病程迁延难愈证情变化多端。

现代医学认为,引起急性胆囊炎的主要原因是细菌感染、高度浓缩的胆汁刺激或反流入胆囊的胰液的化学刺激。慢性胆囊炎多由急性胆囊炎迁延而来,但大多数无急性发作史,多因结石、浓缩的胆汁或代谢障碍,导致胆固醇沉积于胆管黏膜上形成结石及慢性炎症。其病理变化主要为胆囊壁增厚,内壁粗糙、黏膜有溃疡面,囊腔或整个胆囊萎缩变小。

急性胆囊炎以持续的右上腹或中上腹疼痛为特征,进而局限于右肋下胆囊区。疼痛以饱餐或脂餐后诱发。可有恶心呕吐、寒战高热等,严重者可并发胆囊穿孔,继发腹膜炎,甚至感染性休克。慢性胆囊炎以反复发作的右上腹或中上腹疼痛为主,可向右肩背放射。可伴恶心呕吐、胆绞痛等症,多于食油腻后发作。B超对本病的诊断有重要价值。

【辨证分型】

(一)肝胆湿热

多见于急性胆囊炎和慢性胆囊炎急性发作时。右胁痛甚,痛引肩背,右上腹或胃脘部胀闷,口干口苦,恶心呕吐,目赤或目黄、身黄,小便黄赤,舌质红,苔黄腻,脉浮数或弦数。

(二)肝气郁结

慢性胆囊炎病人多见。右胁部胀痛或胃脘部隐痛不适,疼痛走窜不定,痛连肩背,每因情志变动而增减,饮食减少,嗳气频作,苔薄,脉弦。

(三)肝阴不足

见于慢性胆囊炎病史较长者。胁肋隐痛,其痛绵绵不休,口干咽燥,心中烦热,头晕目眩,舌红少苔,脉弦细而数。

(四)瘀血停滞

慢性胆囊炎病史偏长者。胁肋疼痛如刺,痛处不移,入夜更甚,或胁下积块,舌质紫暗,脉细涩。

【治疗】

治疗原则:疏肝利胆,理气止痛。

1. 针灸治疗

取穴:胆俞、日月、太冲、胆囊穴。

辨证加减:肝胆湿热,加阴陵泉、曲池、腓后点(腓骨小头后1寸);肝气郁结,加期门、阳陵泉;肝阴不足,加三阴交、蠡沟;瘀血阻络,加膈俞、肝俞。如急性期高热,可用大椎点刺出血;黄疸者加至阳;恶心呕吐加内庭、内关。

方法:每次选4～6穴,急性期或实证宜中强刺激,只针不灸,留针时间要长,中间可间歇行针,每日 1 次或 2 次;病程长,反复发作者,以中度刺激,留针 30 分钟,每日或隔日 1 次。

2. 电针疗法

取穴:上穴加用胸椎第 9～11 夹脊穴。

方法:每次选 4～6 穴,针后加用电针,急性期用连续波,频率每分钟 150～180 次,通电 40～60 分钟,每日 1～2 次;慢性期用连续波,频率每分钟 120 次,通电 20～30 分钟,每日或隔日 1 次。

3. 耳针疗法

取穴:肝、胆、交感、神门、耳尖、耳迷根、三焦、十二指肠。

方法:以上穴位每次选取 5～7 穴,急性者强刺激,或耳尖点刺出血,或加用电针,用连续波,频率每分钟 150～180 次,留针 30～60 分钟,每日 1～2 次;慢性者以耳针中等强度刺激或用王不留行籽压迫,每日 1 次,压籽者自行多次按压耳穴,两耳交替。3～5 天更换 1 次,10 次为 1 个疗程。

4. 穴位注射疗法

取穴:日月、支沟、胆囊穴、相应节段的夹脊穴。

方法:取以上穴位 2～4 穴,用 654-2 注射液 1 ml 加氯丙嗪 25 mg;或用 10% 葡萄糖液 10 ml,加维生素 B_{12} 注射液 1 ml,注射于以上穴位及相应节段的夹脊穴。刺夹脊穴时,取穴宜于胁肋痛点位置相平。针尖直刺达神经根附近,待有明显针感后,将针稍向上提再注入药液 1～2 ml。

5. 穴位埋线

取穴:上巨虚、大肠俞、天枢、足三里、三阴交。

方法:每次选用 2～4 个穴位,按埋线法操作常规,穴内埋入“0”号羊肠线 2 cm 左右。15～30 天埋 1 次,7 次为 1 个疗程。适用于慢性者。

6. 腕踝针

取穴:下$_1$(双)、下$_2$(双)。

方法:常规操作,留针 12 小时以上,每日 1 次。适用于慢性者。

7. 皮肤针疗法

取部:背部、天枢、足三里、解溪等。

方法:由上而下沿背部第一腰椎至骶骨两侧,距中线旁开 1.5 寸的足太阳膀胱经,天枢直下至耻骨联合及足三里直下至解溪的足阳明胃经,叩击 3～5 遍,至皮肤潮红为度,每日或隔日 1 次,7 次为 1 个疗程。适用于慢性者。

【按语】

针灸治疗急、慢性胆囊炎均有较好的临床效果。对急性单纯性胆囊炎的总有效率在 80%～90%,耳针、电针疗法尤以止痛为好,穴位注射则可控制急性感染。针灸对慢性胆囊炎,具有缓解疼痛,消除胆壁水肿的作用,临床尤以耳穴贴压常用。但慢性胆囊炎出现胆囊收缩功能丧失;或急性胆囊梗阻、嵌顿、化脓、胆囊壁穿孔以及急性重症胆囊炎需中西医综合治疗。

本病宜节制饮食,切忌肥甘滋腻之品,多食蔬菜、水果、豆制品等清淡食品。养成良好的大便习惯,纠正便秘,以利胆汁的排泄畅通,并预防和彻底治疗蛔虫病,以免蛔虫钻入胆管引起胆绞痛以及感染或形成结石等。

6. 慢性肠炎

【概说】

慢性肠炎是肠壁黏膜的慢性炎症,其病变过程极为缓慢且反复发作,缠绵难愈。多由急性肠炎转变而来,临床以腹泻为主要症状。本病属中医学"泄泻"范畴。中医学认为,本病的发病与肝、脾、肾的功能失调有关。急性肠炎久治未愈,耗伤脾气,运化失职,导致脾气虚弱;久泻不止,病程迁延,脾虚不复,病及于肾,导致肾阳亏虚;或肾阳素虚,不能助脾运化水谷,造成脾阳虚;情志失调,肝气横逆,肝木乘脾犯胃,脾胃受制,运化失常,亦能发生本病。本病的病位在大肠,但与脾胃及肝肾有密切的关系。

现代医学认为慢性肠炎的主要致病因素有:① 慢性肠道感染和炎症性疾病:如慢性菌痢、肠寄生虫病、局限性肠炎、慢性非特异性溃疡性结肠炎等致肠道蠕动加速,分泌增加和吸收功能障碍。② 精神因素:长期精神紧张会导致或加重本病的发生。③ 食物过敏:某些食物如鱼、虾、蟹类会诱发本病。

本病以腹泻为主要症状,每日腹泻3～5次,可持续数日或数月不愈,腹部压痛。病久者可伴见明显的营养不良。部分病人在慢性病变过程中,病情会突然变化,每日腹泻次数可达20～30次,呈脓血黏液便,并有高热、呕吐、恶心、脱水、电解质紊乱等严重症候。

【辨证分型】

(一)脾胃虚弱

泄泻日久,大便时时溏泻,完谷不化,稍进油腻之物,则大便次数增多,甚至水泻,腹胀满不适,面色萎黄,肢倦乏力,舌质淡,苔薄白,脉细弱。

(二)肝气乘脾

平时多胸胁胀满,嗳气食少,每因情志因素发生腹痛,泄泻后痛减。若反复发作则迁延不愈,泻后往往有不尽之感,少腹部胀痛或有刺痛感,按之觉痛,舌淡红,脉弦。

(三)肾阳虚衰

多在黎明之前脐腹作痛,肠鸣即泻后则安,伴形寒肢冷,腰膝酸软,舌质淡嫩,苔薄白而润,脉沉细弱。

【治疗】

治疗原则:培土健中止泻。

1. 针刺治疗

取穴:中脘、天枢、足三里。

辨证加减:脾胃虚弱,加脾俞、胃俞、气海;肝气乘脾,加肝俞、章门、阳陵泉;肾阳衰弱,加肾俞、命门、关元。

方法:每次选用4～6穴,除抑肝穴可用平补平泻法外,余均以毫针施以补法,可加用温针灸,留针20～30分钟。每日或隔日1次,10次为1个疗程。

2. 灸法

取穴:足三里、中脘、脾俞、胃俞、大肠俞、天枢。

方法:用两支艾条温和灸以上穴位15～20分钟,灸至局部发热或略烫,红晕而不造成烫伤为佳,每天1～2次。亦可用艾炷灸,以黄豆大艾炷,每穴灸3～5壮。还可将炒制食盐末匀铺于神阙穴,厚约0.3 cm,直径2～3 cm,置大艾炷直接灸3～5壮。适用于寒邪所致及阳虚者。肾阳虚者可用隔附子饼灸或隔姜灸。每日或隔日 1 次,不拘疗程。

3. 穴位注射疗法

取穴:天枢、脾俞、胃俞、中脘、足三里、上巨虚。

方法:用黄芪注射液或维生素 B 类注射液,每次选用 3～5 穴,针刺得气后,每次每穴注入药物 1～3 ml;亦可用普鲁卡因或庆大霉素 2～4 ml,每次每穴 0.5 ml,隔日 1 次,20 次为 1 个疗程。

4. 穴位敷药疗法

取穴:神阙、脾俞、大肠俞。

方法:复方吴茱萸膏——吴茱萸、干姜、丁香各 50 g,小茴香 75 g,肉桂、生硫黄各 30 g,山栀子 20 g,胡椒 5 g,荜茇 25 g。上药共为细末,密储备用。敷灸时取药末 25 g,加入等量面粉调成糊状,敷神阙、脾俞、大肠俞穴,上可加用热水袋热敷。每次 3～6 小时,每日或隔日 1 次。

5. 埋线疗法

取穴:天枢、大肠俞、关元。

方法:每次选用 2 个穴位,按埋线法操作常规,穴内埋入"0"号羊肠线。15～30 天埋 1 次,3 次为 1 个疗程。

6. 腕踝针疗法

取穴:下$_1$(双)、下$_2$(双)。

方法:常规操作,轻刺激,留针 20～30 分钟,每日 1 次。

7. 火针疗法

取穴:背俞穴、上巨虚、天枢。

方法:先在背部背俞穴处寻找阳性点点刺,再点刺上巨虚、天枢穴。实证以中粗火针,虚证以细火针。肝郁胁胀者加点太冲,浅刺期门;食积者加点内庭;刺痛有瘀者散刺痛处,加点膈俞;脾胃虚弱者加点脾俞、胃俞。阳虚者加点关元、命门。实证每日 1 次,虚证 2～3 日次。7 次为 1 个疗程。休息 3～5 天,继续治疗。

【按语】

大量临床与研究资料显示,针灸对于本病具有明显的消除肠道炎症、缓解肠痉挛及促进肠道水分吸收的作用,治疗效果良好。即便在急性发作期,也可完全取代药物。但由于该病病程长久,反复发作,必须坚持长期治疗,方能奏效。治疗中可将针灸合用或几种不同方法配合或交替使用,以提高疗效。对急性吐泻失水严重者,应及时补液,以纠正水、电解质平衡的紊乱。

平时应注意饮食卫生,避免生冷油腻之物。但本病的诊断与鉴别诊断十分重要,尤需排除肠道癌肿。

7. 慢性结肠炎

【概说】

慢性结肠炎又称非特异性溃疡性结肠炎,是一种病因不明的结肠和直肠炎性疾病。病变主要局限在大肠黏膜和黏膜下层。临床以腹泻、黏液脓血便、腹痛为主症,病情轻重不等,多呈反复发作慢性病程。本病可发生于任何年龄,多见于 20～40 岁,亦可见于儿童及老年。

男女发病率无明显差别。本病属中医学"痢疾"、"肠风"、"腹痛"范畴。中医学认为本病的病因在于感受湿热外邪或饮食不节、情志失调,导致湿热内侵,损伤脾胃,蕴结大肠,使得腑气不利,肠络受损,久之则脾病及肾,瘀阻肠间,而成虚实夹杂之症。其病位在大肠,并与脾胃及肝肾有密切的关系。病机以脾之运化失职,大肠传导失司为主。

现代医学对本病的病因尚未明了,多数学者认为属肠道免疫炎症性疾病。其主要致病因素有:① 感染因素:认为病原微生物乃至食物抗原可能是本病的非特异性促发因素。② 遗传因素:本病发病率在种族间有明显差异,欧美文献统计患者直系亲属中有 10%～20% 的人发病,提示本病可能与遗传因素有关。③ 免疫因素:一般认为本病亦为促发因素作用于易感者,激发肠黏膜亢进的免疫炎症反应。④ 精神因素:精神因素可以是诱发本病发作的诱因,也可以是本病反复发作的继发性表现。本病的病因和发病机制虽未明确,但研究的热点集中在感染、遗传及免疫三大因素的相互作用上。

慢性结肠炎多起病缓慢,病程呈慢性经过,以腹泻、黏液脓血便为特征。病变局限在直肠者,鲜血附于粪便表面;病变扩展至直肠以上者,鲜血混于粪便之中。腹痛则系左下腹或下腹的阵痛,亦可涉及全腹。少数急性起病者,病情严重,全身毒血症状明显,可伴有中毒性结肠扩张、肠穿孔、败血症等并发症。

【辨证分型】

(一)湿热下注

多见于本病初起或发作时,症见发热、腹痛、腹泻、或里急后重,粪便夹有脓血、黏冻,苔黄腻,脉滑数。

(二)肝旺脾虚

腹泻多于情绪紧张或激动后发生,腹痛即泻,泻后痛减,胸胁胀痛,脘闷纳呆,苔薄白,脉细弦。

(三)脾胃虚弱

病情反复发作,肠鸣腹泻,粪便中夹有不消化食物,纳呆胸闷,疲乏无力,苔白,舌淡,脉濡缓。

(四)肾阳虚衰

病程迁延日久,身体畏寒,面白无华,腰膝酸冷,肠鸣,五更泄泻,脉沉细无力。

【治疗】

治疗原则:温补脾肾,清肠化湿。

1. 针刺治疗

取穴:上巨虚、下脘、天枢、足三里。

辨证加减:湿热下注,加曲池、阴陵泉;肝旺脾虚,加阳陵泉、关冲;脾胃虚弱,加脾俞、胃俞、气海;肝气乘脾,加肝俞、章门、阳陵泉;肾阳衰弱,加肾俞、命门、关元。

方法:每次选用 4～6 穴,除抑肝穴可用平补平泻法外,余均以毫针施以补法,可加用温针灸。留针 20～30 分钟。每日或隔日 1 次,10 次为 1 个疗程。

2. 灸法

取穴:足三里、中脘、脾俞、大肠俞、天枢。

方法:以上穴位以黄豆大艾炷直接灸,或隔附子饼灸或隔姜灸,局部发烫即应更换艾炷,每穴灸 5～7 壮,每日或隔日 1 次,10 次为 1 个疗程。亦可每次选 3～5 穴,用艾条悬灸,灸至局部皮肤潮红为度。适用于无热象者。

3. 穴位注射疗法

取穴:脾俞、大肠俞、足三里、上巨虚。

方法:选用 4～6 穴,用黄芪注射液 4 ml 或维生素 B_{12} 500 μg 注射液混合,针刺得气后,每次每穴注入药物 1～3 ml,隔日 1 次,7 次为 1 个疗程。

4. 耳针疗法

取穴:大肠、小肠、直肠下段、三焦、胃、脾、交感、皮质下、神门。

方法:以上穴位每次选取 5～7 穴,行中等强度刺激,留针 30～60 分钟,每日 1 次,10 次为 1 疗程。亦可用王不留行籽贴压,两耳交替。

5. 穴位激光疗法

取穴:神阙、天枢、大肠俞。

方法:用 HNZSQ－2 型氦氖激光照射器,直接照射神阙、天枢穴,各 10 分钟,再以特制空芯针针刺大肠俞,得气后将 JG－10 型氦氖激光针分别通过针芯导入大肠俞深部照射。每穴 10 分钟,每日 1 次,4 次为 1 个疗程。

6. 埋线疗法

取穴:天枢、大肠俞、上巨虚、足三里。

方法:每次选用 2～4 个穴位,按埋线法操作常规,穴内埋入“0”号羊肠线。15～30 天埋 1 次,10 次为 1 个疗程。

【按语】

针灸治疗本病方法多,是目前治疗本病治愈率较高的疗法。研究显示,针灸、推拿可起到改善微循环状态、减轻炎症、增强免疫功能的作用。但其诊断必须明确,在慢性病症临床表现的基础上,严格肠镜判断标准,并注意溃疡的发病部位和病变特点。本病病程较长,病情常反复发作,必须坚持长期治疗,可将针灸合用或几种不同针法并施,以提高疗效。

平时应注意饮食卫生,及时防治消化道传染病,避免生冷油腻之品,注意保暖,切勿受凉受湿,保持乐观精神,以免病情反复或加重。

8. 肠 麻 痹

【概说】

肠麻痹是指由于某些原因引起部分或全部肠壁肌肉活动受到抑制,使肠蠕动减弱或消失的病症,临床以高度腹胀、无矢气为特征。本病属中医学“腹胀”范畴。中医学认为本病是由于脏腑不和,气机失畅,腑气不通,气聚作胀,或术后脏腑功能未复,气机逆乱而成。其病位在肠,病变有虚有实,而以实证多见。

现代医学认为本病的发生是由于腹壁受某种刺激或电解质紊乱,使肠管处于麻痹状态,失去其蠕动能力,不能使肠内容物向下运行。如腹部手术后、急性弥漫性腹膜炎、腹膜后出血或感染、低血钾等,有时亦可引起本病;各种绞痛,如泌尿系结石、胆石及卵巢囊肿蒂扭转等所致的绞痛,也可引起反射性肠麻痹。

本病临床表现为腹部持续性胀痛不适,定向不明,全腹均匀膨胀,无排便排气。X 线检查有助于明确诊断。

【辨证分型】

（一）肝郁气滞

神志焦虑，纳呆，无食欲，腹部撑胀作痛，按之如鼓，便秘，无矢气，苔腻，脉弦。

（二）中气不足

腹部胀满不适，按之濡软，神疲乏力，少气懒言，无矢气，舌淡，苔薄白，脉细弱。

【治疗】

治疗原则：理气通肠。

1. 针刺疗法

取穴：大肠俞、天枢、中脘、上巨虚、内庭。

辨证加减：肝郁气滞，加支沟、阳陵泉；中气不足，加气海、关元、脾俞。

方法：每次选用 3～5 穴，用毫针刺施以泻法，亦可用温针灸。留针 30～60 分钟。每日 1 次或 2 次。

2. 电针疗法

取穴：参照针刺疗法。

方法：上穴针刺得气后，加电针以连续波，频率每分钟 120 次左右，电流量以病人能耐受为度，留针 30～60 分钟，每日 1 次或 2 次。

3. 灸法

取穴：足三里、天枢、中脘、气海、关元。

方法：每次选 4～5 穴，以艾条悬灸，每穴 5～7 分钟。使热力内透，腹部温热四散为度。每日 1 次或 2 次。

4. 耳针疗法

取穴：大肠、胃、脾、肝、皮质下、交感。

方法：取 4～5 穴，用中等或中强刺激，可加用电针，留针 30～60 分钟，可 1 日两次。亦可用王不留行籽按压以上耳穴，每日自行按压数次。

5. 按摩疗法

取部：腹部。

方法：将红花油或活络油涂在脐周围皮肤，徐缓柔和地以脐为中心顺时针旋转按摩 20 分钟，至腹部感觉烘热为度。

【按语】

针灸治疗本病效果良好，可起到调整肠道功能，加快肠蠕动的作用。有时在针刺过程中就可听到较强的肠鸣音，而有矢气排出、腹痛减轻的效果。治疗时，可多法联用，如用针刺、推拿、艾灸及耳针等综合治疗。但本病诊断必须明确，并积极针对病因治疗。

为预防本病的发生，术后病人如情况允许，应尽早活动，促进肠道蠕动。

9. 习惯性便秘

【概说】

习惯性便秘是指经常性的大便秘结，难以排出，临床上也称为功能性便秘或单纯性便秘。一般指排便间隔经常超过 48 小时以上，且多伴大便困难者。但排便习惯因人而异，时间稍长未必即为便秘。本病属中医学"秘结"、"大便不通"范畴。中医学认为本病多由脏腑功能失调,津液不足所致。其偏实者多为阳盛之体,饮酒过多或偏嗜辛热厚味,以致肠胃积热,腑气不通;或情志不畅,气机郁阻,肠腑传导失职;虚证则多由思虑伤脾,饮食过于精细,安逸少劳,气血运行不畅;或病后、年老体衰等。另外,气血亏耗,或下焦阳气不足阴寒凝结肠道,腑气受阻亦可导致本病发生。

现代医学认为本病主要致病因素有:① 进食过少,或食物过精、缺少纤维,使得对结肠运动的刺激亦减少。② 排便习惯受到干扰:如外出、精神紧张、恐惧、居住改变等未能及时排便,肠黏膜应激力减弱,排便反射消失等原因,导致粪便在肠腔内滞过久,致使所含水分被过量吸收,粪质干燥而难以排出。③ 滥用泻药:长期应用泻药形成对药物的依赖,影响肠道排便反射的敏感性,亦可使生理排便能力减弱。

本病临床表现为经常性大便燥结,排出困难,或虽有便意,但不易排尽,病人常有腹痛、腹胀、恶心、食欲减少、乏力、头晕、失眠等症,也有无其他兼证者,但长期便秘多有致痔疮或肛裂者。

【辨证分型】

（一）热结

大便干结,小便短赤,面红而热,或兼有腹胀、腹痛,口干口臭,舌红苔黄或黄燥,脉滑数。

（二）气滞

大便秘结,欲便不能,嗳气频作,胸胁痞满,甚则腹中胀痛,纳食减少,苔薄腻,脉弦。

（三）气虚

虽有便意,临厕努挣乏力,挣则汗出短气,便后疲乏,大便并不干硬,神疲气怯,舌淡嫩,苔薄,脉虚。

（四）血虚

大便秘结,面色无华,头晕目眩,心悸,唇舌淡,脉细涩。

（五）阳虚

大便艰涩,排出困难,小便清长,面色青白,四肢不温,喜热怕冷,腹中冷痛,或腰脊酸冷,舌淡苔白,脉沉迟。

【治疗】

治疗原则:疏通腑气,润肠通便。

1. 针刺治疗

取穴:大肠俞、天枢、支沟、上巨虚。

辨证加减:热结者,加合谷、曲池;气滞者,加阳陵泉、行间;气虚者,加百会、关元;血虚加脾俞、胃俞、三阴交;阳虚加神阙、气海、关元。

方法:每次选4～6穴,实证用中强刺激,只针不灸;虚证刺激宜轻,针后加灸。留针20～30分钟。每日或隔日1次,10次为1个疗程。

2. 电针疗法

取穴:参照针刺疗法。

方法:每次选4～6穴,针后加用电针,实证用连续波,虚证用疏密波,电流强度以病者能耐受为宜。通电15～20分钟,每日1次,10次为1个疗程。

3. 耳针疗法

取穴:大肠、直肠下段、三焦、脾、交感。

方法：以上穴位，毫针行中等强度刺激，留针 30～60 分钟，每日 1 次，10 次为 1 个疗程。热秘者可加用耳尖放血。虚秘者用王不留行籽贴压，3～4 天更换 1 次，两耳交替。

4. 穴位注射疗法

取穴：足三里、承山。

方法：用黄芪注射液 4 ml 或维生素 B$_{12}$ 注射液 2 ml，针刺得气后，每次每穴注入药物 1～2 ml。

5. 穴位埋线疗法

取穴：上巨虚、大肠俞、天枢、足三里、三阴交。

方法：每次选用 2～4 个穴位，按埋线法操作常规，穴内埋入"0"号羊肠线 2 cm 左右。15～30 天埋 1 次，10 次为 1 个疗程。

6. 皮肤针疗法

取部：背部、天枢、足三里、解溪等。

方法：由上而下沿背部第一腰椎至骶骨两侧，距中线旁开 1.5 寸的足太阳膀胱经，天枢直下至耻骨联合，以及足三里直下至解溪的足阳明胃经，往返叩击 3～5 遍，至皮肤潮红为度，每日或隔日一次。7 次为 1 个疗程。

7. 灸法

取穴：足三里、天枢、中脘、气海、关元。

方法：每次选 4～5 穴，以艾条悬灸，每穴 5～7 分钟。使热力内透，腹部温热四散为度。每日 1 次或 2 次。

8. 火罐疗法

取穴：小肠俞、肾俞、大肠俞、天枢、气海、关元。

方法：取 3～4 穴，用闪火法拔罐 5～10 分钟，背、腹部穴位交替使用，每日 1 次或隔日 1 次；亦可在腹部或背部涂上润滑油，走罐 3～5 次。隔日 1 次。

【按语】

针灸治疗本病临床报导很多，效果较好，但需坚持治疗。本病首要在于消除病因。饮食上要避免过度煎炒、辛辣，忌酒，宜多食粗粮、蔬菜，多饮水，避免多坐少动。保持情绪稳定，以及养成定时如厕的习惯。泄泻不可滥用止泻药，便秘时亦不可对通便药产生依赖。保持良好的生活习惯，有利于便秘的改善。

第四节　泌尿、生殖系统疾病

1. 泌尿系结石

【概说】

泌尿系结石是泌尿系统各部位结石的总称，临床常称为尿石症，是泌尿系统常见的疾病，常分为上尿路（肾、输尿管）结石和下尿路（膀胱、尿道）结石，在我国以上尿路结石较多。临床以下腹部绞痛、小便涩痛、血尿为特征。好发于 20～50 岁年龄段，男女发病率之比约为 3∶1。本病属于中医学"石淋"、"砂淋"、"血淋"、"腰痛"、"癃闭"等范畴。中医学认为本病可因外感湿热之邪滞留于下焦而得;也可由平日多食肥甘酒热之品,脾胃运化失常,积湿生热,下注膀胱而成;还可因情志不畅,肝失疏泄,气郁化火,侵及膀胱引起;气滞常致血瘀,故结石常夹瘀滞。更可由肾气虚弱,无以化气行水,影响膀胱气化而成。故初病多属热属实,久则虚实夹杂。日久则致阴阳两伤,脾肾俱虚。另外,由于结石位置不同,病机转归也有所不同。结石位于肾者多从寒化,位于输尿管、膀胱或尿道时则易从热化,即或有肾虚,也多见热证、实证,形成肾虚而兼膀胱湿热征象。如此虚实夹杂,更使疾病缠绵难愈。

现代医学认为形成尿路结石的因素很多,其中80％以上原因不明,可能与以下因素有关。① 尿路狭窄,尿流缓慢:如先天性肾盂、输尿管交界处狭窄、多种尿路畸形、多囊肾、巨输尿管症等都易发生。② 尿路感染:如葡萄球菌、变形杆菌、大肠杆菌等为尿分解菌,均可产生尿毒分解酶,提高尿pH值,容易形成磷酸镁结石、碳酸磷灰结石和碳酸氢氨石。③ 内分泌代谢疾病:如甲状腺功能亢进所致的钙代谢异常、肠大部分切除或肠吻合短路所致的草酸代谢异常、高尿酸血症与痛风所致的尿酸代谢异常等。④ 长期卧床:使骨骼废用而脱钙,而致大量钙、磷进入血液。⑤ 饮食习惯:饮水过少,尿液浓缩及过食荷叶、菠菜、巧克力、乳制品、豆制品及动物内脏等,致尿酸排泄增加。⑥ 药物的影响:如长期使用磺胺类药物、维生素C、维生素D、肾上腺皮质激素等均易形成结石。

本病的临床表现取决于结石的移动、大小,梗阻程度,有无继发感染和肾功能受损程度等。如结石固定不动,或膀胱结石,但无梗阻感染者,大多无任何症状。如果结石移动,而不形成梗阻时,仅为腰腹部钝痛或隐痛。一旦引起尿路梗阻,就可出现肾绞痛。输尿管中下段结石的肾绞痛可放射到小腹及尿道。绞痛时可出现恶心、呕吐、冷汗、面色苍白、呼吸急促等症状,多呈阵发性,历时数分钟至数小时。在肾绞痛同时可出现血尿。合并尿路感染者,可出现尿频、尿急、尿痛等症状。双侧肾结石梗阻、双侧输尿管结石梗阻、膀胱大结石梗阻,均可出现梗阻性无尿。

【辨证分型】

(一)湿热下注

腰腹疼痛如绞,牵引少腹或连及外阴,可伴尿频、尿急、尿痛,小便黄赤或排尿中断,大便干燥,口渴喜饮,舌红苔黄腻,脉弦滑或滑。

(二)气滞血瘀

腰酸隐痛,钝痛,痛引少腹、睾丸及下腰部,或尿时小便突然中断,疼痛如绞,反复发作,甚则尿血,舌质暗,或有瘀斑,苔薄白,脉弦。

(三)肾阴不足

腰膝酸软,五心烦热,失眠多梦,遗精早泄,尿频、尿急,尿痛不甚,尿后余沥,舌红苔薄,脉细数。

(四)肾阳虚衰

腰酸乏力,萎靡不振,手足不温,甚则阳痿,尿频、尿急淋漓不尽,舌质淡或边有齿痕,苔薄白,脉细无力。

【治疗】

治疗原则:清热通淋排石。

1. 针刺疗法

取穴:膀胱俞、三焦俞、中极、委阳、水道。

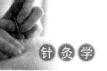

辨证加减：湿热下注，加阴陵泉、内庭；气滞血瘀，加膈俞、血海、京门；肾阴不足，加三阴交、太溪、复溜；肾阳虚衰，加关元、肾俞、命门。

方法：每次取4～6穴，实证者针刺以中等或较强刺激，留针30分钟，每隔10分钟行针1次，热甚或血瘀者可在曲池、血海、委阳等穴点刺出血，每日1次或2次。慢性者以轻或中等度刺激，症属虚寒者加用温针灸。每日或隔日治疗1次，10次为1个疗程。

2. 电针疗法

取穴：参照针刺疗法。

方法：针刺得气后选取同侧1～2组穴位针柄上加用电针，急性者用连续波，频率每分钟150～180次，每日治疗1次或2次；慢性者用疏密波或连续波，频率每分钟120次左右。每日或隔日治疗1次，10次为1个疗程。

3. 耳针疗法

取穴：肾、输尿管、三焦、膀胱、尿道、神门、外生殖器、皮质下、腰、骶。

方法：毫针用中等或较强刺激，可加用电针，每日针1次，两耳交替。必要时耳尖点刺出血1～2滴；亦可在针刺后用王不留行籽贴在相应穴位上，1周更换2～3次，每天病人可自行按摩埋针或穴贴处数次。

4. 穴位注射疗法

取穴：参照针刺疗法。

方法：用清开灵或鱼腥草注射液6～8 ml，按穴位注射常规，得气后注入穴位，每穴1.5～2 ml，亦可用0.5%～1%普鲁卡因加入维生素B类注射液混合后注入穴位，每日或隔日1次，5～10次为1个疗程。

5. 皮肤针加罐疗法

取部：膀胱经背部第一、二侧线及腰骶部。

方法：用皮肤针叩刺背腰部，可叩至皮肤少量出血点后加拔中至大号火罐10分钟左右。每日或隔日1次，10次为1个疗程。

【按语】

针灸治疗泌尿道结石，以中下段（输尿管以下）结石疗效较好。临床观察结果表明，针灸不仅能解除结石所致的泌尿系绞痛，而且还能促使一些直径小于1 cm、表面光滑的小结石排出，故具有镇痛和排石两种作用。其机理在于针刺可使输尿管蠕动增强，尿流量增加，也可使输尿管的蠕动增强，加速排石。在治疗时机方面，除在规定时间治疗外，如在绞痛发作时排石，机会最多。而治疗后的不时疼痛，常为排石先兆，应予以注意，并加紧治疗。但对于输尿管上段及肾盂内的结石、直径超过1 cm以上的结石、表面粗糙甚至有棱有角的结石或结石日久粘连者，则难以排出。因此如结石较大、在泌尿道呈嵌顿状态者，应及早施行体外震波碎石或外科手术取石。对于绞痛发作频繁、持续不能缓解并伴见感染、肾积水和肾功能损害者，应及时配合中西药物综合治疗。

本病患者平时应注意以下几点：

① 多饮水，尤其是夏季和夜间。最好使每日的尿量保持在2 500 ml左右，以便稀释尿液，防止尿液过度浓缩。

② 注意饮食，可根据结石的种类和尿液的酸碱度调摄饮食。草酸钙结石忌食菠菜、芹菜、甜菜、榨菜、土豆、番茄、海带、苹果、杨梅、豆制品、牛奶、巧克力、浓（红）茶等富含草酸的

食品;尿酸盐结石应限制蛋白质的摄入量,如忌食高嘌呤类食物,诸如菠菜、菜花、龙须菜、扁豆、豌豆和其他豆制品、肉松、牛肉、鸭(鹅肉),动物内脏如脑、肝、心、肾等,以及鱼类、虾类、淡菜、蛤蟹、浓茶;咖啡、可可、酒以及含有酒类的饮料等;磷酸盐类结石应摄取低钙、镁、磷饮食,可适当多吃肉类、猪油、植物油、水果,忌豆制品、肉松、口蘑、花生米、芝麻酱、淡菜、海带、紫菜、虾皮等。因泌尿道结石以草酸钙结右最多,所以,凡没有明确结石种类的,均可按草酸钙结石的禁忌选择低草酸饮食,忌肥甘厚味、辛辣煎炸之品。

③ 应该尽量多做各种跑跳运动,诸如跳绳、跑步、跳高、跳远、打球、登山、爬楼梯等。年轻体强者可以跑快些、跳高些、跳快些,年老体弱者采取慢跑、慢跳、轻跳。输尿管上段、中段结石作单腿跳跃动作,结石在左侧,用左腿跳跃,结石在右侧,用右腿跳跃。此外,乘车颠簸,在床上连续翻身,并轻叩病侧腰部,无论年龄大小、体质强弱,均可采用,有利于泌尿系各部位结石下移,排出体外。

④ 平时应积极预防和控制尿路感染,消除各种梗阻因素。积极治疗能够诱发结石的一些原发病,如甲状腺功能亢进、甲状旁腺功能亢进(增生、腺癌、癌)、多发性骨髓瘤、类肉瘤病等。

2. 尿 潴 留

【概说】

尿潴留是指尿液充满膀胱而不能排出的病症。临床以小便不通、小腹胀满而痛为主要表现,按其致病原因可分为机械性(器质性)和动力性(功能性)两类。可急性发作,亦可缓慢进展。男性多见于中老年有前列腺增生肥大者,女性则多见于分娩之后。本病属于中医学"癃闭"的范畴,尤其与"闭"证相合。中医学认为本病其病位在膀胱,而与肾和三焦的气化功能关系密切。三焦为水液升降出入之通路,如三焦气化功能失常,则水液通行不畅,而发为小便癃闭。三焦的气化,又与肺、脾、肝、肾息息相关。肺为水之上源,主肃降,通调水道,下输膀胱,若肺失其职,则水道通调不利,水液不能下输膀胱;中焦之气不化责之于脾,脾主中州,运化水湿,若脾气虚弱,为湿所困,则清阳不升,浊阴难降,小便也因之不利;下焦之气不化当责之于肝、肾两脏,肝主疏泄,肾主化液,若肝气郁结,失于疏泄,则气机不畅;肾阴亏虚,则无以化生水液,输于膀胱,肾阳不足,则命门火衰,不能温煦膀胱,使膀胱气化无权,癃闭自然形成。

现代医学认为引起尿潴留主要有以下因素:① 机械性梗阻:可分为上尿路梗阻和下尿路梗阻。而以下尿路梗阻常见:如前列腺增生、前列腺癌、膀胱结石、膀胱憩室、膀胱颈挛缩、膀胱输尿管反流、尿道结石、异物、肿瘤、憩室等疾病是下尿道梗阻的常见病因。邻近器官的病变如直肠癌等也可引起尿潴留。② 神经原性尿潴留:如上运动神经元病变如脑血管疾病、帕金森病、脑肿瘤、多发性硬化症、老年性痴呆等排尿的感觉消失,不能自行控制排尿;下运动神经元病变如糖尿病、脊髓痨等骶反射弧被阻断,膀胱的充盈感消失,致使逼尿肌过度伸张,肌无力,存有大量的残余尿;病变影响至膀胱的运动与感觉神经,阻断排尿中枢的反射弧也可引起急性尿潴留,如手术麻醉后膀胱的过度膨胀、会阴部手术、疼痛、炎症等所致的括约肌痉挛等。③ 药物因素:如中枢神经抑制剂、抗胆碱能药物最易造成本病。抗高血压药物、抗心律不齐药物、钙通道阻断剂、抗组胺药及某些抗抑郁药也可引起尿潴留。④ 精神因素:多见于女性,原因大多不明,常于情绪波动或精神受刺激后突然发生尿潴留。总之,正常排尿需靠膀胱的逼尿肌收缩,膀胱与尿道通畅无阻及支配神经的功能正常三者协同完成。若其中任何一个环节出错,就将导致尿潴留的发生。

本病临床表现为排尿困难,排尿困难的程度可由尿流缓慢无力、尿线变细、尿线中断、尿滴沥以至尿潴留。体检常见尿潴留患者下腹部耻骨上区可扪到胀满的膀胱,膀胱张力过大时,扪之可类似肿瘤。腹部 B 超及 CT 均可协诊。

【辨证分型】

(一)湿热蕴结

小便点滴不通,小腹胀痛,口干口苦,渴不欲饮,舌红苔腻,脉滑数。

(二)肝郁气滞

情志抑郁,小便不通,胁肋胀痛,心烦易怒,苔薄黄,脉弦数。

(三)尿路瘀阻

小便点滴而出,小腹及尿道刺痛并向腰部放射,舌暗红或有瘀点,苔腻而根部尤厚,脉涩不利。

(四)中气不足

小腹坠胀,神疲乏力,面色萎黄,纳食欠佳,苔薄黄,脉沉细。

(五)肾阳亏损

小便不通,排尿无力,面色㿠白,头晕耳鸣,腰膝酸软,舌淡苔白,脉沉细无力。

【治疗】

治疗原则:通利膀胱。

1. 针刺疗法

取穴:膀胱俞、中极、三阴交、委阳。

辨证加减:湿热下注者加曲池、阴陵泉;肝郁气滞者加合谷、太冲、大敦;尿路瘀阻者加曲骨、京门、次髎;中气不足者加气海、脾俞、足三里;肾阳虚损者加关元、肾俞、命门。

方法:每次取 4～6 穴,针刺中等度或较强刺激,以针感能到达会阴并引起小腹收缩为好,但需根据膀胱膨胀程度决定针刺方向,不能直刺者,须向下或向两侧斜刺。留针 30 分钟,每隔 10 分钟行针 1 次,亦可加用温针。每日可针刺 1 次或 2 次。

2. 电针疗法

取穴:参照针刺疗法。

方法:针刺得气后加用电针,用连续波,频率每分钟 150～180 次,每日治疗 1 或 2 次。

3. 耳针疗法

取穴:肾、输尿管、三焦、膀胱、尿道、神门、肺。

方法:毫针用中等或较强刺激,可加用电针,每日针 1 或 2 次,两耳交替。亦可在针刺后用王不留行籽贴在相应穴位上,病人可自行按摩穴贴处数次。

4. 灸法

取穴:参照针刺疗法。

方法:选用 4～6 穴,用艾条悬灸,每穴灸 7～10 分钟,每日灸 1～2 次。适用于虚证、寒证者。

5. 皮肤针加罐疗法

取部:膀胱经背部第一、二侧线及腰骶部、小腿内侧阴陵泉至三阴交。

方法:用皮肤针以上部位局部潮红发热点后,加拔中至大号火罐 10 分钟左右。每日2~3次。

6. 腕踝针疗法

取穴:下 1(双)。

方法:常规操作,中强刺激,留针 6 小时以上。

【按语】

针灸对各种原因引起的尿潴留都有一定的效果,对产后尿潴留、腹腔及肛门直肠手术后尿潴留,全身麻醉、硬膜外麻醉及腰椎麻醉所致的尿潴留,以及一些内科病合并的尿潴留,一般能迅速收效且疗效显著,可以避免导尿的痛苦和泌尿道感染;对梗阻性以及脊髓病变或其他中枢性疾患引起的尿潴留,针灸效果较差。对于严重的中枢神经疾患、严重外伤致脊髓完全横贯损伤或膀胱及尿道损伤,针灸治疗 1~2 次后仍不能排尿者,应立即施行导尿术。

采用针灸治疗本病,在注重局部取穴的同时,根据证型选择相应的穴位与方法,有助于提高疗效。如病属湿热、肝气郁滞者,以针刺、耳针、电针为宜;而属虚证者,则宜灸法,或推拿,或指压等。

本病患者应消除精神紧张,放松思想情绪,生活起居应有规律,戒烟忌酒,禁食辛辣。并勿负重,勿疾行,小腹忌受重压。多做腹肌的收缩与松弛练习,产后或术后应尽早下床活动,可避免发生尿潴留或减轻尿潴留的程度。

3. 尿 失 禁

【概说】

尿失禁是指由于脑、脊髓或周围神经病变引起膀胱储尿功能障碍而造成的不自主的排尿状态,多见于脑血管病、脑炎、脑外伤、癫痫发作、脊髓病变等。尿失禁可分为压力性尿失禁、紧迫性尿失禁、反射性尿失禁、充溢性尿失禁和功能性尿失禁五种类型。本病相当于中医学的"小便数"、"尿频"范畴,又称"失溲"。中医学认为小便不禁而自出,一般多与脾、肾、膀胱三脏有关。脾气虚弱,肾气亏损,或膀胱气化失司,均可致膀胱开合失常而致本病的发生。

现代医学认为,尿道括约肌平时呈收缩状态,维持一定的尿道压力,以阻止膀胱内尿液滴出。排尿时通过逼尿肌的松弛,在协调共济功能的作用下完成排尿动作。一旦因器质性或功能性疾病如尿道上裂、膀胱外翻、输尿管口异位、尿道阻力降低、括约肌松弛或损伤等影响正常排尿时,即可导致尿不自主排出。临床尤多见于肥胖中年经产妇女及绝经妇女,因尿道及盆底肌肉松弛或萎缩,支持不足而出现尿失禁。

本病一般表现为小便频数,不能自控;或持续滴尿,咳嗽、喷嚏或大哭、大笑、提取重物、上楼梯或跑跳时,尿液不自主滴出。重度尿失禁者,常可引起会阴部湿疹,皮炎。不少患者并发子宫脱垂、膀胱尿道膨出。

【辨证分型】

(一)肺脾气虚

遗尿或小便频数而不禁,或于咳嗽及谈笑时发生小便失禁,少腹时时坠胀,舌质淡苔白,脉虚软无力。

（二）肾气不足

神疲畏寒,形体衰弱,头晕腰酸,小便淋漓不能自禁,肢凉,下肢无力,舌质淡苔白,脉沉细。

（三）肾阴亏损

咳嗽时尿液自溢,夜尿频数,头晕目眩,腰膝酸软,五心烦热,烦躁易怒,舌红苔薄,脉细数。

【治疗】

治疗原则:固摄膀胱。

1. 针刺疗法

取穴:膀胱俞、中极、关元、三阴交、委阳。

辨证加减:肺脾气虚者加肺俞、脾俞;肾气不足者加气海、肾俞、足三里;肾阴亏损者加太溪、列缺。

方法:每次取4～6穴,宜针刺轻或中等度刺激,以针感能到达会阴并引起小腹收缩为好,留针30分钟,每隔15分钟行针1次,亦可加用温针。每日或隔日针刺1次,10次为1个疗程。

2. 灸法

取穴:参照针刺疗法。

方法:选用上穴,用艾条悬灸,每穴灸5分钟左右,每日灸1～2次。或用黄豆大艾炷隔附子置于穴上,每穴3～5壮,灸至皮肤潮红,热力内透为止。每日灸1～2次。10次为1个疗程。适用于虚证、寒证者。

3. 电针疗法

取穴:① 会阳、膀胱俞、八髎;② 中极、关元、三阴交。

方法:取以上一组穴位,针刺得气后加用电针,用疏密波,频率每分钟60次左右,每日治疗1次。两组穴位交替。10次为1个疗程。

4. 耳针疗法

取穴:肾、膀胱、尿道区、皮质下、交感、神门、敏感点。

方法:每次选3～4穴,毫针刺之宜轻刺激,留针30分钟,每日1次。亦可用王不留行籽耳压法治疗,每日自行按压数次。每日1次,10次为1个疗程。

5. 头针疗法

取穴:足运感区、生殖区。

方法:用30号1.5寸毫针,沿皮刺入0.5～1寸,快速捻转1分钟,留针20分钟,中间捻转1次;亦可接电针仪治疗,用连续波,频率每分钟150次以上。每日1次,10次为1个疗程。

6.穴位注射疗法

取穴:参照针刺疗法。

方法:用黄芪注射液6～8 ml,按穴位注射常规,得气后注入上穴,每穴1.5～2 ml,每日或隔日1次,5～10次为1个疗程。

【按语】

针灸对治疗本病有较好疗效,尤其是压力性尿失禁和功能性尿失禁,针刺、推拿后可有明显增强膀胱约束能力,控制与减少症状发生的作用。对于中枢性尿失禁者,可采用头针或耳针留针等方法保持对大脑皮层持续性的兴奋性作用。本病以虚证多见,故病程较长,临证时,一般以温补摄提为主,多选取背俞穴与补益脾肾的穴位。多种方法交替或配合使用,可保持对穴位的敏感性,提高临床疗效。

本病患者易影响心理健康,造成精神抑郁,加重病情,因此应保持精神乐观,增强治疗疾病的信心。同时应避免过度劳累,尽量减少增加腹压的动作和活动。另外饮食应合理,少食寒冷性食品及有刺激性的食物。养成定时排便的习惯,并可自行按摩,促进排尿功能恢复。

4. 慢性前列腺炎

【概说】

慢性前列腺炎是男性前列腺感染或非感染所致的前列腺慢性炎症性疾病。急性期以尿频、尿急、尿痛的尿路刺激症状为主,慢性期则以尿频和排尿不畅、会阴部坠胀疼痛为主要特征。属于中医学"淋证"、"白淫"、"白浊"范畴。中医学认为本病急性期主要由湿热蕴结下焦而致。如外感湿毒,邪传于内,下注膀胱,蕴结不散,气血凝滞,膀胱气化不利而发病;或饮食不节,如平素过度饮酒,过食辛辣及肥甘厚味,使脾胃运化失常,湿热内生,阻滞下焦,致水道不利;或房事不节,或房事过度、恣情纵欲,或手淫过度及不当性行为,或射精前中断性行为,使精液欲泄不遂或逆行射精,以致肾精耗损,阴虚火旺,相火妄动,遂生内热,影响膀胱之气化而发本病。日久湿热之邪伤及肝肾之阴或伤及脾肾之阳,导致肾亏于下,封藏失职,湿热下注,精关不固,瘀血内阻,迁延难愈。而成本虚标实,虚实夹杂之症。

慢性前列腺炎最为多见,又分为细菌性和非细菌性两种。多发于中壮年及老年人。慢性细菌性前列腺炎为细菌感染引起,最为常见的是大肠杆菌等革兰阴性杆菌感染,其中前列腺内尿液逆流是造成细菌感染的重要原因,但也有从淋巴扩散和血源感染者。

慢性非细菌性前列腺炎病因较为复杂,常因饮酒、嗜食辛辣刺激性食物,或感受寒湿、房事不当等多种因素造成前列腺反复过度充血而致。上述原因造成前列腺小管阻塞,被膜平滑肌收缩乏力,腺泡分泌功能减退和盆底肌群功能紊乱以及前列腺液分泌受到干扰或破坏,尿液逆流加重,导致前列腺炎。前列腺肥大性改变,可能与老年人性激素平衡失调有关。

慢性前列腺炎,轻者可无明显症状,重者可有尿频,尿道有痒感或烧灼感,排尿不适,尿痛,尿细,排尿时间延长,尿后淋漓不尽(有尿未排净之感),排尿后或大便过程中用力时,尿道口流出少量白色分泌物(前列腺液),偶有血尿或血精。会阴部坠胀不适,可牵及膀胱区、腹股沟、睾丸、精索、腰骶部隐痛或抽痛,伴发遗精、早泄、阳痿、性欲下降、不育等性功能障碍,以及头痛、眩晕、心悸、失眠、多梦、全身乏力、情绪低落等神经精神症状。肛门指检可触及前列腺轻度肿大或正常,表面光整,一般不存在结节,质地偏硬,中央沟存在或变浅。

【辨证分型】

(一)肝肾阴虚

尿后余沥不尽,或伴尿浊,眩晕,耳鸣,失眠,多梦,遗精,阳痿,腰膝酸软,舌红少苔,脉沉细而数。

(二)脾肾阳虚

小便淋漓难尽,夜尿多,面色㿠白,肢冷,肢软无力,水肿,便溏,滑精,阳痿,舌淡苔白,脉细无力。

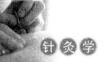

【治疗】

1. 毫针刺法

取穴：中极、次髎、三阴交、横骨、阴陵泉。

辨证加减：肝肾阴虚加关元、复溜、太溪、肾俞、肝俞；脾肾阳虚加命门、脾俞、肾俞、足三里；血尿加血海、秩边；遗精、滑精加精宫、关元、大赫；水肿加水分、水道、足三里；尿潴留加委中、委阳。

方法：每次选用 4～6 穴，在排空小便的情况下，中极、关元、曲骨等下腹部穴位直刺1.5～2 寸，使针感达会阴部；次髎、秩边宜向膀胱区方向深刺 3～4 寸，使针感传到下腹乃至会阴部位；其他腧穴常规针刺。针以中等刺激，脾肾阳虚者可加用温针灸。肝肾阴虚者只针不灸。

2. 耳针疗法

取穴：艇角、尿道、膀胱、肝、神门、盆腔、肾上腺。

方法：每次选用 3～5 穴，中等刺激，留针 40 分钟。每日 1 次，亦可在针刺后用王不留行籽贴在相应穴位上，病人可自行按摩穴贴处数次。10 次为 1 个疗程。

3. 灸法

取穴：气海、中极、关元、太溪、三阴交、肾俞、足三里。

方法：艾条温和灸，每次每穴 3～5 分钟。每日 1 次。适用于脾肾阳虚证患者。

4. 穴位注射疗法

取穴：参照针刺疗法。

方法：每次选用 2～4 穴，以黄芪注射液或复方当归注射液 6～8 ml，按穴位注射常规，得气后注入穴位，每穴 1.5～2 ml，注入穴位，每日或隔日 1 次，10～15 次为 1 个疗程。

5. 皮肤针疗法

取穴：下腹部阴交至曲骨、腹股沟、腰骶部第 2 腰椎至第 2 骶椎夹脊。

方法：常规操作，中等刺激，以皮肤潮红为度。每日或隔日 1 次。叩刺后可加拔火罐 5～10 分钟。

【按语】

本病性质与轻重不一，预后也不一样。一般来说，细菌性前列腺炎的预后不满意。由于药物难以透过前列腺包膜，能进入前列腺的药量及浓度远远达不到治疗的需要，因此，药物对本病疗效较差。针刺疗法能够直接透达病灶，疏经通络，行气活血，清热利湿，解毒消炎，可使炎症消退，症状减轻，病情好转，功能改善，有一定疗效（平均有效率可达 90%）。必要时中西药结合治疗，治疗时间较长。

本病需注意生活起居与治疗结合。需起居有常，劳逸结合，节房事，不纵欲，戒手淫，避免过度劳累和感受寒凉；饮食应清淡而富于营养，多吃新鲜蔬菜、水果，多饮水，戒烟忌酒，禁食辛辣油荤之物，保持大便通畅；适当锻炼身体，促使气血和畅，不宜久坐不动，也不宜多骑自行车。另可温热水坐浴，每次 20 分钟，每日 2 次。也可配合前列腺按摩，每周 1～2 次，有助于增进局部血液循环，排出炎性物，但应注意用力适中，切勿用力过大、过猛。

第五节 精神、神经系统疾病

1. 癔 病

【概说】

癔病或称歇斯底里,一般指由精神刺激或不良暗示引起的一类神经障碍。多数突然发病,临床表现为短暂的精神失常或感觉、运动障碍,但无器质性病变基础。本病多发生于神经类型抑制性较弱的人。患者一般表现出夸张、情绪反应较幼稚的性格,易受暗示,心胸狭窄,好表现自己和以自我为中心的倾向。好发于青年期,女性多于男性,又以文化程度较低者多见。

中医学认为,精神因素为本病的直接诱发因素,且与症状的表现有密切关系。七情过度,精神创伤而致的气乱、气逆乃本病基本病理变化。

现代医学认为,本病是由大脑皮层功能与下层相应关系的失调而产生。当皮层功能紊乱,失去对皮层下调节抑制的作用,使皮层下功能异常活跃起来,这时患者会出现兴奋、抽搐、感觉过敏症状;当皮层处于抑制状态,并且抑制扩散使皮层下中枢活动受阻,则产生瘫痪、感觉缺失等症状;皮层对植物神经系统的调节紊乱时,则产生一系列植物神经功能失调的症状。因此,癔病的临床表现颇为复杂。

本病临床表现多种多样,主要包括精神症状、运动症状与感觉症状三方面。

精神症状在兴奋性表现为哭笑无常,大吵大闹倒地翻滚,手舞足蹈等装模作样的戏剧性表演;抑制时表现为突然倒地,屏气或过度喘气,或昏睡状态,或不言不语,双眼紧闭,全身木僵或手足不规则地舞动。

运动症状如出现癔病性瘫痪,以单瘫或截瘫为多,常突然发生。如治疗或暗示不当,则可固定下来,长期肢体不能动弹或卧床不起。瘫痪肢体腱反射正常或增强,肌张力正常,无锥体束征,一般无肌肉萎缩。有的表现为运动增多,如不规则的抽搐或类似舞蹈样动作。言语障碍以失音最为多见,可突然发生,但声带检查活动良好。有的还可出现眨眼、摇头等奇异动作。

感觉症状如轻微触摸即可出现剧痛,过敏范围与神经分布不相符合。有的突然失明、耳聋,喉头似有异物梗阻等。自主神经功能障碍表现为顽固性呕吐、呃逆、厌食等。

【辨证分型】

(一)厥证(风痰阻滞)

突然昏倒,不省人事,四肢厥冷或呼吸气粗,喉中痰声,口吐白沫,或面色苍白,呼吸微弱,舌苔腻,脉滑。

(二)脏躁(血虚肝急)

精神忧郁,烦躁不宁,悲伤欲哭,或哭笑无常,或手舞足蹈,坐卧不安,周身疲惫,频频哈欠,大便秘结,舌淡红,苔薄白,脉弦。

(三)郁证、梅核气、百合病(肝郁气滞)

精神抑郁,情绪不宁,胸闷胁痛,腹胀嗳气,或感觉喉头有物阻塞,吞咽不下,吐咯不出,

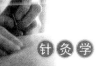

或突然失语,或两目失明,舌苔薄,脉弦细。

【治疗】

治疗原则:宽胸理气,豁痰开窍,安神定志。

1. 毫针刺法

取穴:内关、神门、百会、人中、丰隆、太冲。

辨证加减:厥证加十二井、灸大敦、气海;脏躁加支沟、太溪、照海;郁证加太冲;百合病加肺俞、心俞、劳宫、太渊;癔病性失语加人迎、风池、风府、通里;癔病性失明加睛明、太阳、光明;癔病性耳聋加听宫、翳风;梅核气加太冲、丰隆、天突、膻中。

方法:每次选用 4~6 穴,各穴施以轻或中等刺激,留针 20~30 分钟。可间歇行针,一般每日 1 次,5 次为 1 个疗程。

2. 电针疗法

取穴:参照毫针刺法。

方法:每次选 3~4 对腧穴,行针得气后,接上电针仪上的电极。病情轻者可用疏密波,重者可用连续波,强度以病人能耐受为宜。留针 20 分钟。一般每日或隔日 1 次,5 次为 1 个疗程。

3. 耳针疗法

取穴:神门、皮质下、心、肝、肾、交感、缘中。

方法:选 4~5 穴,发作期予中等或较强刺激,留针 30 分钟至 1 小时,也可在耳针后加用王不留行籽按压以上耳穴,每日 1 次或 2 次;缓解期中等刺激,或用药籽按压。可每天 1 次或 2 次,5 次为 1 个疗程。

4. 穴位注射疗法

取穴:参照毫针刺法。

方法:随证选取 1~2 穴,用维生素 B_1、维生素 B_{12} 注射液混合,每穴 1~2 ml,每天或隔天 1 次。

5. 刺血疗法

取穴:十二井穴、金津、玉液。

方法:对癔病急性发作者,宜用三棱针点刺。每日 1 次。

【按语】

针灸对本病有较好的疗效。如对癔病性失语、瘫痪、痉挛、震颤等,常可针到病除。但对癔病首次发作者,必须详细检查,排除器质疾病。治疗时应保持环境安静,避免各种不良刺激。操作时务必使患者产生一定的针感,力求首次治疗产生一定的效果,以建立患者战胜疾病的信心。为巩固疗效,癔病治愈后,要帮助病人建立较正常的生活、作息,避免重复的精神刺激,以免复发。

2. 神经衰弱

【概说】

神经衰弱是指由于精神忧虑或创伤,长期繁重的脑力劳动,以及睡眠不足等原因引起的精神活动能力减弱,是一种常见的神经官能症。临床表现复杂,以失眠、头痛、四肢乏力、健忘、情绪异常为主要表现。

本病以失眠为主要症状,故在中医学中常称为"不寐"。在头痛、健忘中也可以见到有关本病的论述。本病多因思虑忧愁、操劳太过,损伤心脾,气血虚弱,心神失养;或体弱久病,耗伤肾阴,阴虚火旺,心肾不交;或情志不调,郁怒不解,扰乱心神;或因饮食所伤,食滞肠胃,酿成痰热,上扰心神;或因抑郁恼怒,肝火上扰,心神不宁等。虚证多为心神失养,实证则为邪扰心神。

现代医学认为,本病是大脑皮层兴奋与抑制相互制约、相互转化、相互平衡的关系失常所引起的疾病。

本病临床表现为容易兴奋,但又易于疲劳。以各种表现的睡眠障碍最为多见,如入睡困难,多梦易醒,头昏脑胀,耳鸣,健忘,注意力不集中等。还常伴见头痛重压感,腰背酸痛,胸闷气短,多汗,厌食,腹胀,尿频,遗精,早泄,月经不调等症。

【辨证分型】

(一)心肾不交

心烦不寐,或稍寐即醒,五心烦热,口干津少,健忘,头晕耳鸣,腰膝酸软,舌红少苔,脉细数。

(二)心脾两虚

不寐,多梦易醒,醒后难以入睡,心悸健忘,饮食无味,或腹胀便溏,倦怠乏力,面色萎黄无华,舌淡,苔薄白,脉细弱。

(三)肝火上扰

不寐,多梦易惊,急躁易怒,胸胁胀满,喜叹息,小便黄赤,大便秘结,舌红,苔黄,脉弦数。

(四)胃腑不和

不寐,胸闷,恶心,厌食,痰多,头重,脘痞嗳气,或胀痛,舌苔黄腻或白腻,脉滑。

【治疗】

治疗原则:宁心安神。

1. 毫针刺法

取穴:神门、内关、三阴交、百会、安眠。

随症加减:心肾不交加太溪、肾俞;心脾两虚加足三里、脾俞;肝火上扰加太冲、行间、风池;胃腑不和加内庭、丰隆。

方法:每次选用4~6穴,各穴施以轻或中等刺激,留针20~30分钟。可间歇行针。一般每日1次,5~10次为1个疗程。

2. 耳针疗法

取穴:皮质下、神门、心、肾、肝、脾、胃、枕。

方法:选4~5穴,轻或中等刺激,留针30分钟至1小时。也可在耳针后加用王不留行籽按压以上耳穴,每日1次或隔日1次,10次为1个疗程。

3. 灸法

取穴:双侧涌泉穴、百会穴。

方法:睡前30分钟至1小时,用艾条温和灸,每次15~20分钟。

4. 穴位注射疗法

取穴:心俞、脾俞、肾俞、足三里。

方法:每次选用1~2对腧穴,用黄芪注射液、当归注射液各2 ml混合后穴位注射。每次每穴 1～2 ml,隔日 1 次,5 次为 1 个疗程。

【按语】

针灸治疗本病有较好的疗效。失眠是本病的常见症状,治疗中若能使睡眠改善,其余症状常随之缓解。如果患者以失眠为主症,一般在下午或晚间针灸可提高疗效。针灸治疗的同时,还当详细了解发病的原因,帮助患者消除不良情绪,引导患者分析发病原因,认识疾病的本质,增强战胜疾病的信心。治疗同时应鼓励患者加强体质锻炼,保持心情舒畅,调理饮食起居,以巩固疗效。

3. 面肌痉挛

【概说】

面肌痉挛又称面部肌肉抽搐,是一种阵发性、不规则的半侧面部肌肉不自主抽搐,病因未明。有人认为是因面神经通路上受到某些病理刺激或面神经病理变化处纤维短路异常兴奋;少数见于面神经炎的后期,常因过多过强的局部刺激所致。中医学称本病为"面风",认为其多因外感风寒,阻滞经络,不得疏泄,使气血运行不畅,筋脉不利而拘急,或因肝血亏损,血虚生风,肝阴不足,筋脉失养所致。

本病发病缓慢,开始表现为眼轮匝肌轻微地跳动,以极缓慢的速度扩散至半侧面部,呈阵发性、痉挛性发作,每次抽搐持续数秒至数分钟,程度不等,不能自行控制。每因工作疲劳,精神紧张,过度刺激而诱发。入睡时停止,多为一侧。神经系统检查无阳性体征发现。

【辨证分型】

(一)外感风寒

怕风畏寒,头痛面痛,颜面肌肉抽搐,吹风受凉则加剧,舌质淡,苔薄白,脉浮弦。

(二)肝血亏损

面色苍白,头晕目眩,神疲困倦,气短懒言,颜面肌肉抽搐,烦劳思虑则加剧,舌淡红,苔薄白,脉弦细。

【治疗】

治疗原则:外感风寒者,应疏散风寒,活血通络;肝血亏损者,宜滋阴养肝,活血息风。

1. 针刺疗法

取穴:风池、合谷、四白、颧髎、下关、地仓、太阳。

随症加减:外感风寒,加列缺、外关;肝血亏损,加太冲、太溪、血海、三阴交。

方法:每次选用 4～6 穴,各穴施以轻或中等刺激,留针 30～40 分钟,重者可留针 1 小时以上。可间歇行针。一般每日 1 次,10 次为 1 个疗程。

2. 耳针疗法

取穴:面颊、眼、缘中、肝、脾、耳中、风溪、神门。

方法:选 4～5 穴,轻或中等刺激,留针 30 分钟至 1 小时。也可在耳针后加用王不留行籽按压以上耳穴,每日 1 次或隔日 1 次,10 次为 1 个疗程。

3. 皮内针疗法

取穴:选用面部的四白、颧髎、地仓、下关、颊车。

方法:每次 3～5 穴,以皮内针刺入穴位皮内,胶布固定。埋针 1～3 天取下,换穴再埋,可反复埋针多次。

4. 穴位注射疗法

取穴:参照毫针刺法。

方法:随证选取 3～5 穴,用 2% 利多卡因 2 ml,地西泮注射液 1 ml,维生素 B_{12} 注射液 1 ml 混合后按穴位注射常规注入。每穴 1～2 ml,隔天 1 次,5 次为 1 个疗程。

【按语】

本病早期出现症状,若能及早针治者多可痊愈;若病久体虚未能及时治疗者,则属于顽症痼疾,必须以针灸、耳压或其他方法综合处理,且病情易于反复。平时应避免七情过激,注意生活节奏,饮食以清淡为宜。针灸取效后,应维持治疗一段时间以巩固疗效。

4. 肋间神经痛

【概说】

肋间神经痛是指一个或几个肋间神经支配区发生经常性疼痛,并有发作性加剧特征。中医学将此病归属于"胁痛"或"胁肋痛"。可分虚实辨治。实证多因肝郁气滞、湿热内蕴或闪挫跌仆引起;虚证多由病久体虚,精血亏损,血不养肝所致。

现代医学将本病分为原发性和继发性两类。本病原发性者较少见,主要为感染性和中毒性神经根炎;继发性者多为邻近器官和组织的病变、胸腔器官病变、胸段脊髓瘤、炎症等引发。

本病主要表现为肋间神经分布区内经常性疼痛,疼痛为刀割样或针刺样,时有阵发性加剧,甚者可向肩、背部放射,疼痛可呈束带状,呼吸、咳嗽时常可加重。继发性肋间神经痛可随原发病变出现相应症状。

【辨证分型】

(一)肝郁气滞

胁肋作痛,痛无定处,或左或右,常因情绪波动而发作,伴有胸闷,嗳气泛酸,善怒少寐等,舌苔薄白,脉弦。

(二)肝胆湿热

胁痛偏右侧,如刺如灼,急性发作时伴有恶寒发热,口苦心烦,恶心呕吐,舌苔厚腻或黄腻,脉弦数。

(三)瘀血内停

胁痛较剧,痛有定处,入夜更甚,胁下癥积痞块,舌质紫暗或有瘀斑,脉弦或细涩。

(四)肝阴不足

胁痛日久,隐隐作痛,遇劳则甚,口干咽燥,心中烦热,头晕目眩,舌红少苔,脉细数。

【治疗】

治疗原则:疏肝养血,理气止痛。

1. 针刺疗法

取穴:期门、日月、太冲、外关、阳陵泉、内关。

随症加减:肝郁气滞加肝俞、丘墟;肝胆湿热加行间、侠溪、阴陵泉;瘀血内停加膈俞、肝俞、三阴交;肝阴不足加曲泉、太溪、三阴交。

方法:每次选用 4～6 穴,各穴施以轻或中等刺激,留针 30～40 分钟,重者可留针 1 小时以上。可间歇行针。一般每日 1 次,5～10 次为 1 个疗程。

2. 电针疗法

取穴：参照针刺疗法。

方法：针刺得气后加用电针，用连续波，频率每分钟 150～180 次，每日治疗 1～2 次。症情重者可每日 2 次。5～10 次为 1 个疗程。

3. 耳针疗法

取穴：肝、胰胆、神门、胸、三焦、皮质下。

随症加减：肝胆湿热加耳尖、内分泌；瘀血内停加耳中；久病体虚加脾。

方法：选 4～5 穴，轻或中等刺激，留针 30 分钟至 1 小时。也可在耳针后加用王不留行籽按压以上耳穴，每日 1 次或隔日 1 次，10 次为 1 个疗程。

4. 皮肤针疗法

取部：病变疼痛区域、华佗夹脊穴、膀胱经背部循行线。

方法：沿疼痛区域叩刺，以局部潮红微出血为度，隔日 1 次。也可在叩刺后加拔火罐。

5. 穴位注射疗法

取穴：参照毫针刺法，或相应节段的夹脊穴。

方法：随证选取 3～5 穴，用维生素 B_{12} 注射液 1 ml、维生素 B_1 注射液 2 ml 混合后按穴位注射常规注入。如疼痛剧烈者，可加用 2% 利多卡因 2 ml 混合后按穴位注射常规注入。每穴 1～2 ml，隔天 1 次，5 次为 1 个疗程。

【按语】

针灸治疗原发性肋间神经痛疗效较好，一般能很快止痛，尤以多种方法配合疗效更佳。继发性肋间神经痛尚需查明原因，进行病因治疗。同时，在治疗期间应注意劳逸有度，饮食合理。

5. 脑血管疾病

【概说】

脑血管疾病是指由于各种脑血管病所引起的脑部病变，临床以偏瘫、失语、昏迷等急性或亚急性脑及肢体瘫痪为特征，为中老年常见的一种急性病变。本病中医学称为"中风"，中医学认为本病多因平素气血亏虚，心、肝、肾三脏阴阳失调，加之饮食因素，如嗜酒与多食肥美；忧思恼怒、房劳不节、劳累太过等多种原因，以致阴亏于下，肝阳内动，气血逆乱，痰火上蒙清窍，横窜经络，故见猝然昏仆、肢体瘫痪等症。

现代医学根据本病的性质，可以分为出血性和缺血性两类。前者包括脑出血与蛛网膜下腔出血，后者包括脑血栓形成与脑梗死。本病的发生与许多全身性血管病变、局部脑血管病变及血液系统病变有关，其病因可以是单一的，亦可由多种病因联合所致。许多因素如高血压、心脏病、糖尿病、吸烟和酗酒、高脂血症与本病的发生密切相关。多种因素相互作用，导致动脉壁变性或破裂而引起脑出血，在脑动脉内膜病变的基础上产生管腔狭窄和闭塞而成为脑梗死，并产生一系列临床症状。

脑出血患者，初起有剧烈的头痛、眩晕、呕吐和偏瘫，意识由模糊而进入昏迷状态，面色潮红，呼吸深带鼾声，口角歪斜，血压增高。病情严重者呈深度昏迷，呼吸不规则，血压降低，四肢运动完全丧失，伴见消化道出血，体温急剧升高等。出血不严重者昏迷数日至数周后，意识状态逐渐好转，瘫痪肢体功能逐渐恢复。

脑梗死常于休息或睡眠时发生。起病相对缓慢，呈进行性进展。1～3 日达到高峰，但也可表现为完全性突然卒中。全脑病状轻，多无明显头痛、呕吐，一般不出现意识障碍，生命体征及下丘脑自主神经功能多无异常。瘫痪的发生与发展，根据病变的部位与轻重不同而异。

【辨证分型】

中医临床治疗上现在也分为急性期、恢复期和后遗症期，而在急性期病变根据起病的缓急、病情的轻重分为中经络，中脏腑。

（一）急性期

1. 中经络　突然一侧肢体麻木，口眼歪斜，半身不遂，舌强语謇，但神志尚清，舌质红，苔白腻或黄腻，脉弦滑或弦数。

2. 中脏腑　病位较深，病情急重，突然昏倒，神志不清，痰涎壅盛，喎僻不遂。根据病因病机的不同分为闭证和脱证。① 闭证：神志不清，牙关紧闭，两手紧握，面赤气粗，吼中痰鸣，二便秘塞，脉弦滑数。② 脱症：昏沉不醒，目合口张，手撒遗尿，鼻鼾息微，四肢逆冷，脉沉细弱。

（二）恢复期

中风急性期经治疗后病情趋向稳定，仍有神志有时欠清，心烦不安，或沉睡嗜卧，倦怠懒言，肢体瘫痪，失语，吞咽困难等。

（三）后遗症期

一侧肢体不能自主活动，常伴有麻木、疼痛或感觉迟钝等。其软弱无力者为软瘫；拘急强硬，伸屈不利者为痉挛性瘫痪。或有吞咽困难，饮水呛咳。或有语言不清，或只能发单声，或完全不能说话，舌欠灵活或偏歪、流涎。

【治疗】

治疗原则：

急性期：中经络，疏通经络，活血祛风。中脏腑，闭证宜开窍泄热，平肝降逆；脱证须回阳固脱，醒脑开窍。

恢复期：益气活血。

后遗症期：活血通络。

1. 毫针刺法

（1）中经络

取穴：肩髃、曲池、外关、合谷、环跳、阳陵泉、足三里、昆仑、太冲。

随症加减：口角歪斜者加地仓、颊车；语言不利者加廉泉。

方法：每次选用 4～6 穴，以中等或较强刺激，留针 20～30 分钟。可间歇行针。虚寒可加用温针灸，痰浊者或有热象者以曲池、太冲点刺出血，一般每日 1 次，5～10 次为 1 个疗程。

（2）中脏腑

取穴：闭证取水沟、涌泉、太冲、合谷、曲池、丰隆、劳宫、十宣、十二井穴。脱证取关元、神阙、足三里、气海、涌泉。

方法：闭证取 4～6 穴。水沟向上斜刺，进针可稍深；十宣、十二井穴用粗针点刺出血，均以中等或强刺激，可每日 1～2 次；关元、神阙用隔盐、隔姜大艾炷灸，或直接用艾条温和灸，不计时间和壮数，可 1 日数次。

（3）恢复期

取穴：太溪、行间、三阴交、内关、足三里、神门。

方法：每次选用 4～6 穴，以中等刺激，留针 20～30 分钟，可间歇行针。虚寒者可加用温针灸，一般每日 1 次，5～10 次为 1 个疗程。

（4）后遗症期

取穴：上肢瘫痪：肩髃、肩髎、曲池、手三里、外关、合谷、内关。

下肢瘫痪：环跳、风市、委中、阳陵泉、足三里、悬钟、昆仑、三阴交、太冲。

口眼歪斜：地仓、颊车、下关、迎香。

吞咽困难、失语：廉泉、风池、合谷、丰隆。

方法：每次选用 4～6 穴，以轻或中等刺激，留针 20～30 分钟。可间歇行针。虚寒者可加用温针灸，一般每日或隔日 1 次，10 次为 1 个疗程。

2. 电针疗法

取穴：参照毫针刺法。

方法：每次选 3～4 对腧穴，行针得气后，接上电针仪上的电极，病情轻者可用疏密波，病情重者可用连续波，强度以病人能耐受为宜。留针 20 分钟。一般每日或隔日 1 次，5～10 次为 1 个疗程。

3. 耳针疗法

取穴：皮质下、脑点、肝、三焦、心，相应的肢体、腰骶椎。

方法：每次选 4～5 穴，急性期毫针用中、重度刺激，可加用电针，留针 30 分钟至 1 小时，每日 1 次。或以耳尖点刺放血。中经络及后遗症期用王不留行籽按压以上耳穴，隔日 1 次，10 次为 1 个疗程。

4. 头皮针疗法

取穴：根据病变的部位选择对侧顶颞后斜线、顶颞前斜线、颞前线等。

方法：用 1.5 寸或 2 寸长毫针，刺入帽状腱膜后，快速捻针 1 分钟后，加用电针，中等或较强刺激，留针 20～30 分钟。可在捻针同时要求患者做功能活动。隔日 1 次，5 次为 1 个疗程。适用于中经络或后遗症期。

5. 眼针疗法

取穴：上焦区、下焦区、心区、肝区、肾区。

方法：选用 1 寸毫针，按眼针操作常规对准穴位刺入皮内，再慢慢推进，深度约 10 mm，有微痛、酸胀得气感即可。每日 1 次，10 次为 1 个疗程。

【按语】

针灸是治疗本病的有效方法。脑梗死患者、无意识障碍及颅内压高者，在急性期即可进行针灸治疗。有研究显示，早期采用或配合针灸治疗，可起到控制病情和减少残废发生率及减轻其程度的疗效。一般 3 个月以内疗效较好，6 个月以内者尚可，6 个月以上者疗效差。病程长者，不宜强刺激，以免损伤神经。如反复刺激同一穴位，可降低穴位的敏感性。可采用患侧和健侧交替针刺的方法。对于重症昏迷患者的抢救，还应注意患者全身状况，中西医综合治疗。本病患者平时应注意血脂、血压与血液黏稠度的变化，生活要有规律。不可偏食油腻肥甘饮食。禁忌烟酒等刺激性物品，少用盐。在针灸治疗的同时，应鼓励患者积极主动的进行康复锻炼，防止肌肉、骨骼和关节的失用性萎缩。

6. 头　痛

【概说】

头痛是病人的一种自觉症状,一般泛指头颅上半部,即眉毛以上至枕下部这段范围内的疼痛,面部疼痛不在其内。中医学认为病情浅而近者名"头痛",深而远者为"头风"。中医学认为,本病或除与外感六淫有关外,更与禀赋、摄生、情志、劳倦、饮食等多种因素有关。或因内伤七情,肝失条达,郁而化火,上扰清窍;或因脾不健运,痰浊内生,上蒙清窍,清阳不升及跌仆瘀阻等均可引起气血逆乱,瘀阻经络,脑失所养而发生头痛。

临床上根据不同的原因,一般可分为血管性头痛、颅内高压或低压性头痛、紧张性头痛、外伤性头痛及头面五官疾患引起的头痛等。颅外各种结构如头皮、肌肉、帽状腱膜、骨膜、血管、末梢神经等对疼痛较为敏感。其中颅外动脉、肌肉和末梢神经敏感性最高,是造成头痛的主要结构;颅内对疼痛最敏感的结构是硬脑膜、血管和颅神经。上述的各种疼痛敏感组织发生变化时,就会出现各种形式不同及部位不同的头痛。遗传因素、内分泌代谢因素及情绪紧张、睡眠障碍、疲劳等都与头痛的发生,尤其是血管神经性头痛的发生有一定关系。

头痛的症状依据其原发病而各有不同。血管神经性头痛的典型发作包括颅内动脉收缩期和颅外动脉扩张期。颅内动脉暂时性收缩可引起脑部缺血,患者出现疲乏、呵欠频作、忧郁感,或出现幻觉,面唇肢体麻刺感等,经数分钟或半小时则进入颅外动脉扩张期。患者颞动脉扩张,搏动幅度增加,出现头痛,性质呈搏动性钻痛、钝痛或刺痛,头痛部位可在额颞部、额眶部或整个侧头部。头痛剧烈时常伴有恶心、呕吐、眩晕等症状。患者面色苍白,闭目畏光,每次发作约数小时,有的达 1～2 日,常于呕吐、睡眠后疼痛减轻或消失。

【辨证分型】

（一）风寒头痛

头痛恶寒,痛连项背,受寒头痛加重,伴有形寒畏风,鼻塞流清涕,舌苔薄白,脉浮或浮紧。

（二）风热头痛

头部胀痛,发热恶风,面红目赤,口渴引饮,鼻流浊涕或便秘溲黄,舌红苔黄,脉浮数。

（三）风湿头痛

头痛如裹,好发于长夏梅雨季节,肢体困重,胸闷纳呆,小便不利,大便溏薄,舌质淡,苔白腻,脉濡数。

（四）肝阳头痛

头胀痛,眩晕、烦躁易怒,常因情绪紧张而诱发,睡眠不安,面红口苦,舌红,苔薄黄,脉弦。

（五）痰浊头痛

头痛昏重,兼见眩晕,形体肥胖,胸脘痞闷,呕吐痰涎,便溏,舌淡,苔白腻,脉濡缓。

（六）气血亏虚

头痛头晕,其势绵绵,遇劳则甚,休息痛减,面色不华,神疲乏力,气短懒言,舌淡苔白,脉沉细弱。

（七）肾气不足

头痛脑空,眩晕疲乏,腰酸腿软,耳鸣、耳聋。偏阴虚者,舌红少苔,脉细数,偏阳虚者,舌淡苔白,脉沉弱。

（八）瘀血阻滞

头痛如刺,痛处固定,经久不愈,或有外伤与手术史,舌质紫暗,边有瘀点,脉细涩。

【治疗】

治疗原则:通络止痛。按"以痛为腧"及循经取穴的理论,采取远近配穴为主治疗。

1. 毫针疗法

取穴:太阳、百会、头维、风池、印堂、合谷、足三里、太冲。

辨证加减:风寒头痛加列缺、外关、风府;风热头痛加曲池、大椎;风湿头痛加阴陵泉、偏历;肝阳头痛加太冲、太溪;痰浊头痛加丰隆、中脘;气血亏虚加气海、足三里、血海;肾气不足加肾俞、关元、太溪;瘀血阻滞加血海、三阴交、膈俞。

治疗头痛还可以根据部位,循经取穴。前额痛:上星、印堂、合谷、足三里;巅顶头痛:百会、太冲、涌泉;偏头痛:太阳、外关、悬钟;后头痛:天柱、后溪、昆仑。

方法:每次选用4～6穴,以轻或中等刺激,留针20～30分钟。可间歇行针。虚寒者可加用温针灸,湿热者可在曲池、太冲点刺出血。急性发作者每日1次或2次,缓解期可隔日1次,5～10次为1个疗程。

2. 耳针疗法

取穴:相应区(额、颞、枕)、神门、皮质下;前额痛加胃,巅顶头痛加肝,偏头痛加胰胆,后头痛加膀胱。

方法:每次选4～5穴,急性期毫针用中度刺激,可加用电针,留针30分钟至1小时,每日1次或2次。热者以耳尖点刺放血。也可在耳针后加用王不留行籽按压以上耳穴。缓解期可隔日1次,10次为1个疗程。

3. 皮内针疗法

取穴:头维、太阳、合谷、列缺、足三里。

方法:每次可取头部1穴、四肢1穴,用揿针刺入,胶布固定,留置1～2日。

4. 刺血疗法

取穴:选用太阳、后溪或头部暴露、曲张的静脉。

方法:用三棱针或一次性采血针点刺出血少许,可在局部加拔火罐。每3天1次,3次为1个疗程。

5. 穴位注射疗法

取穴:痛点、风池穴。

方法:用当归红花注射液或天麻注射液作穴位注射,每穴注0.5～1 ml,注意刺入风池穴的深度不要超过0.5寸。

【按语】

临床采用针灸治疗头痛时,首先要了解起病的缓急,区分头痛的性质后方可进行针灸治疗。一般急性起病多为炎症,如流行性脑膜炎,或头部外伤及血管性病变,这些都需要应用中西医结合应急处理。慢性头痛,若痛处固定,治疗效果不显著,应进一步明确诊断,防止误诊。对于器质性病变,如鼻咽癌、颅内肿瘤等引起的头痛,在已明确诊断情况下配合化疗,同时也可以用针灸止痛。

本病治疗过程中应注意劳逸有度,避免焦虑、紧张情绪,在治疗同时可做心理疏导。痰浊头痛宜饮食清淡,勿进肥厚油腻食品,以免助湿生痰。

7.三叉神经痛

【概说】

三叉神经痛是指面部三叉神经分布区内出现阵发性剧烈疼痛。临床上以第二支、第三支发病为多见。发病年龄在中年以后,女性患者居多。多发生在一侧,亦有少数患者两侧俱痛。本病属中医学"面痛"、"眉棱骨痛"范畴。中医学认为本病多因风寒或风热等外邪侵袭手足三阳之络,导致经络闭阻,不痛则痛。另外,情志郁结,肝郁化火,上犯面部也致疼痛。如日久气血亏损,脉络瘀滞,则疼痛反复发作,经年不愈。

现代医学将本病按其病因分为原发性和继发性两种。原发性三叉神经痛可能与受寒、缺血有关。继发性三叉神经痛系因三叉神经及其通路附近的炎症、血管病、骨质压迫、外伤瘢痕、肿瘤等刺激或压迫三叉神经而引起。

本病疼痛多局限于三叉神经分布区,可长期固定在三叉神经的某一支。通常发生在第二、三支,也可两支同时受累,多为单侧。疼痛以面颊、上颌、下颌或舌部最为敏感,轻微刺激可一触即发,故有"触发点"、"扳机点"之称。疼痛可为短暂发作性剧痛,呈闪电、烧灼、刀割样。严重者伴同侧反射性抽搐,口角牵向对侧。并可伴面红、皮温增高、结膜充血等。原发性疼痛时间短暂,但反复发作,无任何神经系统阳性体征;继发性疼痛者疼痛常为持续性,并有神经系统体征。

【辨证分型】

主症:面部肌肉疼痛,痛势剧烈,突然发作,时间短暂,范围局限。伴有面肌抽搐,泪涕俱下。可因吹风、洗脸、说话、吃饭等刺激而诱发,经久难愈。

兼症:风寒型:面部有受寒病史,遇寒加重,得温痛减,舌淡苔白,脉浮紧。风热型:痛时面色潮红,目赤,出汗,遇热更剧,得寒则舒,口干、溲赤,舌红苔黄,脉弦数。肝郁化火型:面红目赤,心烦易怒,胸胁胀闷,口干而苦,舌红苔黄,脉弦数。气虚血瘀型:面色晦滞,毛发脱落,畏风自汗,少气懒言,舌淡苔白,或有瘀点,或见紫气,脉象细弱。

【治疗】

治疗原则:祛风化痰,通络止痛。

1.毫针刺法

取穴:第一支:鱼腰、阳白、下关、合谷、内庭。

第二支:四白、颧髎、下关、合谷、内庭。

第三支:夹承浆、下关、合谷、内庭。

随症加减:风寒型加外关、列缺;风热型加曲池、丰隆;肝郁化火型加太冲、行间;气虚血瘀型加三阴交、血海、关元、足三里。

方法:每次选用4~6穴,以轻或中等刺激,留针20~30分钟。可间歇行针。5~10次为1个疗程。

2.耳针疗法

取穴:面颊、神门、皮质下、缘中、口、眼、肝。

方法:每次选4~5穴,毫针用中度刺激,可加用电针,留针30分钟至1小时,每日1次或隔日1次。可在耳针后加用王不留行籽按压以上耳穴。10次为1个疗程。

3. 皮内针疗法

取穴:面部触发点。

方法:常规消毒后将皮内针埋入皮下,用胶布固定。3 天左右取下,换附近另一点再埋针。

4. 穴位注射疗法

取穴:疼痛部位,第一支取鱼腰,第二支取四白,第三支取承浆或下关。

方法:用山莨菪碱注射液 10 ml、维生素 B_{12} 注射液 0.1 mg 混合,每次在上穴注射药水 0.5~1 ml,每日或隔日 1 次,10 次为 1 个疗程。

【按语】

对原发性三叉神经痛,早期针灸疗效比较好,后期反复发作较难根治。对继发性三叉神经痛要特别警惕肿瘤的压迫。对于肿瘤的压迫的三叉神经痛,或放疗期间、放疗后出现的三叉神经痛,在治疗原发病的同时,也可以配合针灸止痛,仍可以取得一定的止痛效果。少数患者,病程较长,正气虚,可采用久留针的方法以望扶正祛邪。

本病患者饮食宜清淡,起居要有规律,避免精神紧张与恼怒忧思。

8. 枕神经痛

【概说】

枕神经痛是指枕大神经、枕小神经支配的枕区和上颈部的疼痛。常由于感受风寒或颈椎病等引起,其他如脊柱结核、脊髓肿瘤、肌炎、各种感染等也可引发。疼痛部位在枕区和上颈部。枕大神经痛点位于乳突与第一颈椎间的风池穴,枕小神经压痛点位于胸锁乳突肌的后上缘翳明穴处。本病属中医学的"太阳头痛",或"后头痛"。中医学认为本病或因感受风寒暑热之邪,留滞于头部经络,气血瘀阻而致头痛;或因年老体弱,肝肾亏虚,筋骨失养,筋脉不畅而痛;或因外伤,气血运行不畅,或久病不愈,血脉瘀阻,不通则痛。

【辨证分型】

(一)外感风寒

恶寒发热,鼻塞流涕,头顶疼痛,舌淡苔白、脉浮紧。

(二)外感风热

头痛、发热、恶风、咳嗽咽干、口渴多饮、便秘尿赤,舌红苔黄,脉浮数。

(三)肝肾亏虚

头痛隐隐,头晕目眩,腰酸耳鸣,舌红少苔,脉细数。

(四)气滞血瘀

头痛如刺,经久不愈,痛处固定,舌质紫暗,脉细或涩。

【治疗】

治疗原则:疏通经脉,通络止痛。以手足太阳、少阳经脉为主。

1. 毫针刺法

取穴:风池、天柱、翳明、后溪、外关。

随证加减:外感风寒加风门、列缺;外感风热加大椎、合谷;肝肾亏虚加肝俞、肾俞、太溪、太冲;气滞血瘀加血海、三阴交。

方法:每次选用 4~6 穴,以轻或中等刺激,留针 20~30 分钟。可间歇行针。10 次为

1 个疗程。

2．耳针疗法

取穴：枕、风溪、神门、皮质下、交感、颈椎、膀胱、胰胆。

方法：每次选 4～5 穴，毫针用中度刺激，可加用电针，留针 30 分钟至 1 小时，每日 1 次或隔日 1 次。可在耳针后加用王不留行籽按压以上耳穴。10 次为 1 个疗程。

3．穴位注射疗法

取穴：痛点、完骨穴、风池穴。

方法：用维生素 B 类注射液，如维生素 B_1 和维生素 B_{12} 注射液混合注入以上穴位；也可以当归红花注射液、天麻注射液做穴位注射，每穴注 0.5～1 ml，注意掌握风池穴刺入的深度不要超过 0.5 寸。

【按语】

针灸及耳针疗法等对枕神经痛有较好的止痛效果，尤以感受风寒、风热、外伤或颈椎压迫引起的疼痛效果好。个别人会复发，复发后再以上法处理仍能见效。

9．周围性面神经炎

【概说】

周围性面神经炎是茎乳孔内急性非化脓性炎症，临床表现为面部病侧肌肉运动障碍，表现为口眼歪斜等症。本病可发生于任何年龄，而以 20～40 岁多见，男性略多，常发生于一侧。任何季节均可发病，而春、秋两季发病较高。中医学称其为"口眼㖞斜"，认为本病多因脉络空虚，风寒之邪乘虚侵袭阳明、少阳脉络，以至经气阻滞，经脉失养，肌肉纵缓不收而致。

现代医学对本病的确切病因尚不十分明了。一部分病人因局部受到风吹着凉而起病，可能为局部营养神经的血管痉挛使神经组织缺血、水肿，受到压迫而致病。亦可因病毒、细菌感染，神经轴突变性或髓鞘脱失，也有因炎症粘连、骨质增生、肿瘤压迫等引起。

本病起病迅速，表现为一侧面部表情肌突然瘫痪，数小时或 3～5 天达到高峰。部分患者起病前有同侧耳部的轻微疼痛，后发现一侧面颊动作不灵、口角歪斜。病侧面部表情动作：前额皱纹消失，眼裂扩大，鼻唇沟变浅，口角下垂，示齿时歪向健侧。病侧不能蹙额、皱眉、闭目，患侧鼻唇沟平坦，鼓腮或吹口哨时漏气等。部分病人初起有耳后痛，严重者可见舌前 2/3 味觉减退、消失，听觉过敏等。如因带状疱疹所致者，病侧乳突部以及外耳道或鼓膜中可出现疱疹。轻症患者，一般 14～20 天后开始恢复；大部分患者在 1～2 个月后可完全恢复；也有少部分患者不完全恢复或不恢复。其病程和预后决定于面神经是生理性阻滞还是神经变性，若为神经变性，则可能预后不佳，常可遗留瘫痪肌的挛缩、面肌痉挛或连带运动。

【治疗】

治疗原则：祛风散寒通络，以手足阳明经为主，手足少阳经为辅助。早期用泻法，祛寒可加灸，后期用补法。

1．毫针刺法

取穴：地仓、阳白、四白、太阳、下关、翳风、合谷。

随症加减：恶寒发热加曲池、大椎；露睛流泪加鱼腰、攒竹；味觉减退或消失者加廉泉；听觉过敏等加听宫；正气虚弱者加足三里。

方法：每次选用 4～6 穴，以轻或中等刺激，留针 20～30 分钟。可间歇行针。每日或隔

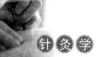

日 1 次,10 次为 1 个疗程。

2. 耳针疗法

取穴:眼、口、面颊、肝、内分泌、肾上腺、风溪。

方法:每次选 4～5 穴,毫针用中度刺激,可加用电针,留针 30 分钟至 1 小时,每日 1 次或隔日 1 次。可在耳针后加用王不留行籽按压以上耳穴。10 次为 1 个疗程。

3. 皮肤针疗法

取部:面部、颊部。

方法:初期在面部做散刺,轻叩,以皮肤潮红为度,每次约 5 分钟,每日 1 次。如果面瘫在 1 个月以上,面部有板滞感者,可用皮肤针叩刺颊部至微出血,间日 1 次。

4. 放血疗法

取穴:少商、商阳。

方法:点刺出血。

5. 灸法

取穴:翳风、颊车、天容。

方法:用艾条温和灸法施于上穴 10～15 分钟。每日 1 次。适用于风邪或风邪夹寒者。

6. 激光疗法

取穴:同针刺穴位。

方法:采用小功率氦-氖激光或半导体激光照射,每穴照射 5 分钟。每周 3 次。

7. 穴位注射疗法

取穴:参照毫针刺法。

方法:选 2～3 穴,以维生素 B_1 注射液 2 ml、维生素 B_{12} 注射液 1 ml 混合,每穴注入 0.5～1 ml,每日或隔日 1 次,10 次为 1 个疗程。

【按语】

本病属于风邪中经络,病位表浅,容易治疗。一般发病后若能及时治疗且方法正确者,经 3～4 周,治愈者达 70% 左右。治疗早期应避免过强、过多刺激,同时应避免风吹。必要时可戴口罩、眼罩,避免感染。后期病情趋向痊愈时,最好不要使用电刺激,以免引起面肌痉挛。

平时应避免风寒,病变时可适当热敷。用眼罩或眼药保护暴露的眼球,防止炎症。可自行按摩以提高疗效。

10. 坐骨神经痛

【概说】

坐骨神经痛是指在坐骨神经通路及其分布区内的疼痛,如腰骶部、臀部、大腿后侧、小腿后侧产生的疼痛,为多种疾病引起的一种症状。属中医学"痹证"与"腰痛"范畴,可由正气不足、风寒湿外感、闪挫劳损等病因,痹阻经络,使之不通则痛。临床各种病因常交错与相互转化。

现代医学将本病按其致病原因分为原发性和继发性两大类。原发性坐骨神经痛即坐骨神经炎,多与风湿、感染、受寒与遇湿有关;继发性坐骨神经痛是因坐骨神经通路遭受邻近组织病变的影响所致。按其受损的部位分为根性坐骨神经痛和干性坐骨神经痛。根性者主要是椎管内和脊椎病变,如腰椎间盘突出、脊椎肿瘤血管畸形、腰骶段椎管内肿瘤等;干性者常为椎管外病变,常为腰骶丛和神经干邻近病变,如骶髂关节、骨盆内病变、子宫附件炎等。

本病的主症多为一侧腰部、臀部、大腿后侧,小腿后和外侧以及足部发生烧灼样或针刺样阵发性或持续性疼痛,弯腰或活动时加重。根性坐骨神经痛在咳嗽、喷嚏和屏气用力时疼痛加剧并呈放射痛。腰椎棘突和横突的压痛最为明显,而沿坐骨神经通路各点的压痛则较轻微或无疼痛。干性坐骨神经痛时,可在沿坐骨神经通路上按压到明显痛点。体格检查十分重要。

【辨证分型】

(一)气滞血瘀

多有外伤或用力不当史,疼痛剧烈,痛处拒按,动则为甚,卧则痛减,舌质紫暗或有瘀点,脉弦涩。

(二)寒湿阻络

腰腿冷痛重着,遇冷痛剧,得暖则舒,夜间尤甚,舌质淡,苔白厚,脉沉迟。

(三)肝肾亏虚

腰腿酸软,肢体乏力,遇劳痛增,卧则痛减,舌质淡,苔白,脉沉迟。

【治疗】

治疗原则:舒经、通络、止痛。取足太阳、足少阳经穴为主。

1. 毫针刺法

取穴:大肠俞、阿是穴、环跳、阳陵泉、委中、承山、悬钟、昆仑。

随证加减:外伤瘀血加委中放血、腰骶部拔火罐;寒湿者加腰阳关,多灸;肝肾亏虚者加命门、肾俞。

方法:每次选用4~6穴,以轻或中等刺激,留针20~30分钟。可间歇行针。每日或隔日1次,10次为1个疗程。亦可以上穴施以温针灸,每穴2~3壮,每日1次。10次为1个疗程。

2. 电针疗法

取穴:参照毫针刺法。

方法:每次选3~4对腧穴,行针得气后,接上电针仪上的电极,病情轻者可用疏密波,病情重者可用连续波,强度以病人能耐受为宜。留针20分钟。一般每日或隔日1次,5~10次为1个疗程。

3. 耳针疗法

取穴:坐骨神经、臀、神门、腰骶椎、肝、肾、耳中、肾上腺、内分泌。急性坐骨神经炎加耳尖放血。

方法:每次选4~5穴,毫针用中度刺激,可加用电针,留针30分钟至1小时,每日1次或隔日1次。可在耳针后加用王不留行籽按压以上耳穴。10次为1个疗程。

4. 皮内针疗法

取穴:秩边、环跳、阳陵泉、委中、悬钟。

方法:用皮内针刺入皮下,以胶布固定,留置3~5天,疼痛时令患者按压埋针处。

5. 火罐疗法

取穴:环跳、秩边、殷门、委中、承筋、承山。

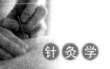
方法:可在针灸完毕后,用火罐分别拔于上穴,每次留罐 5～10 分钟,每日 1～2 次。

6. 穴位注射疗法

取穴:参照毫针刺法。

方法:选 2～3 穴,以维生素 B₁ 注射液 2 ml、维生素 B₁₂ 注射液 1 ml 及复方当归注射液 2 ml 混合,每穴注入 1～2 ml,每日或隔日 1 次,10 次为 1 个疗程。

【按语】

针灸对各种原因所致的坐骨神经痛均有改善血液循环、柔肌消炎、缓解疼痛的作用。急性期患者应卧床 2～3 周,腰腿部注意保暖,睡硬板床。对肿瘤压迫者,局部不宜施行针灸。

11. 股外侧皮神经炎

【概说】

股外侧皮神经炎是指大腿外侧皮肤感觉麻木、蚁走感或疼痛,又称感觉异常性股痛。多为慢性或亚急性起病,成年人多发,常为一侧,病因不明,多数人认为可能与股部受寒、姿势不当的久站、妊娠、腰椎病、盆腔病、肥胖、糖尿病及股部外伤、腹腔手术有关。

本病属中医"痹证"范围,也称"皮痹"或"着痹",中医认为是由于正气内虚,风寒湿邪乘虚入侵足少阳、阳明两经之间皮部而致。由于湿邪黏滞,着而不移,致股外侧皮肤蚁走刺痛;或因外伤,造成气滞血瘀,经脉痹阻不通而肌肤麻木不仁。

现代医学认为本病的主要因素有退化性腰椎病、盆腔内压迫性疾病对皮神经的影响,其他如感染、受凉、糖尿病、吸烟、嗜酒等也对本病的发生有影响。

本病主要表现为股外侧出现针刺样疼痛、麻木、僵强、刺痒与烧灼感。轻者阵发性出现,重者呈持续性痛过敏。行走、站立时可使症状加重。

【辨证分型】

(一)风湿痹阻

发病前有明显股部受寒或坐卧湿地史。症见股外侧皮肤灼热,刺痛或蚁走感,局部皮色不变,也不影响运动功能,舌淡红,苔白腻,脉弦缓。

(二)外伤血瘀

多有外伤史,或股部手术创伤史。症见股外侧皮肤麻木,有蚁走感,局部疼痛或感觉缺损等,也可有肿胀和压痛,舌暗红,苔薄白,脉弦涩。

(三)气血两虚

多为素体虚弱或久病不愈患者。症见股外侧皮肤麻木,有蚁走感,温痛感与触觉迟钝或缺失,行走或站立时加重。或伴头晕、心悸、神疲困倦、腰膝酸软,舌淡,苔白,脉细弱。

【治疗】

治疗原则:以祛风除湿,通经活络为主。瘀血阻络者兼活血祛瘀,气血两虚者兼补益气血。

1. 毫针刺法

取穴:肾俞、风市、伏兔、环跳、阳陵泉。

随证加减:风湿痹阻加血海、阴陵泉;外伤血瘀加血海、委中;气血两虚加足三里、关元、气海。

方法:每次选用 4～6 穴,以轻或中等刺激,留针 20～30 分钟。可间歇行针。每日或隔

日 1 次,5～10 次为 1 个疗程。亦可以上穴施以温针灸,每穴 2 壮,每日 1 次。10 次为 1 个
疗程。

2. 耳针疗法

取穴:腰骶椎、髋、膝、胰胆、神门、皮质下、内分泌、风溪、肝、心、脾、肾。

方法:每次选 4～5 穴,毫针用中度刺激,可加用电针,留针 30 分钟至 1 小时,每日 1 次
或隔日 1 次。可在耳针后加用王不留行籽按压以上耳穴。10 次为 1 个疗程。

3. 梅花针加拔火罐

取穴:大腿前、外侧足少阳胆经与足阳明经循行区的感觉异常区。

方法:用梅花针叩刺打至局部皮肤潮红少量渗血,再加拔火罐。隔日 1 次或每周 2 次,3
次为 1 个疗程。

4. 隔姜灸

取穴:大腿前、外侧足少阳胆经与足阳明经循行区的感觉异常区。

方法:用隔姜灸 3～5 壮至局部皮肤潮红。隔日 1 次,5 次为 1 个疗程。

5. 穴位注射疗法

取穴:参照毫针刺法。

方法:选 2～3 穴,以维生素 B_1 注射液 2 ml、维生素 B_{12} 注射液 1 ml,每穴注入 0.5～
1 ml,每日或隔日 1 次,10 次为 1 个疗程。

【按语】

本病针灸疗效较好。如皮肤针叩刺、拔罐配合穴位注射,可产生疼痛及麻木范围日渐缩
小的明显疗效。病程长与病势顽固者,宜多种方法配合使用。对继发于肿瘤与糖尿病者,应
注意治疗其原发病。

本病急性期宜保暖避寒,多补充维生素。

第六节　内分泌疾病

1. 肥 胖 症

【概说】

肥胖症是指体内脂肪堆积过多和(或)分布异常,体重增加为特征的一种病变。可分为
单纯性肥胖和继发性肥胖两大类。单纯性肥胖指系无明显内分泌与代谢原因引起的病症,
临床上一般所称的肥胖病即是指单纯性肥胖。患者实际体重超过标准体重 20%,且往往伴
有食欲异常、睡眠异常、出汗、口干、大便异常等症状。中医学认为,血实气虚,阴偏盛、阳偏
亏,气血阴阳失调是肥胖的基本病理改变,卫气失常则是导致肥胖的重要因素,最终则均与
脾胃功能失常有关。脾胃俱旺,能食而肥;但脾胃俱虚,中焦生化不足,水谷精气化为痰浊也
可致肥胖。

正常成人的能量摄入和机体的能量消耗长期维持在平衡状态,脂肪量亦维持一定水平,
使体重保持相对稳定。如果某些原因,如神经精神、内分泌、体质遗传、饮食等因素,使摄入
的能量超过了消耗所需的能量,即摄入能量过多或消耗能量过少,两者丧失了平衡,多余的

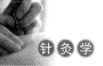

能量除了以肝、肌糖原形式储存以外,脂肪就成为多余能量的主要储存形式。长期的能量代谢障碍,便可引起肥胖病。肥胖病以有无内分泌代谢因素而区分为单纯性和继发性肥胖。无明显内分泌代谢因素引起的肥胖为单纯性肥胖,按发病年龄及脂肪组织病理又可分为体质性肥胖、获得性肥胖。体质性肥胖与遗传有关,且营养过度,自幼年起即有肥胖,全身脂肪细胞增生肥大;获得性肥胖多自青年以后由于营养过度、活动减少等因素而发病,脂肪细胞仅有肥大而无增生。

肥胖病理表现为脂肪积蓄于皮下、大网膜、肠系膜、肾周围,形成脂肪库。腹部隆起,横膈上升,心肺受压,而会影响血液循环及换气。心脏周围有大量的脂肪影响心脏舒张功能。脂肪在心脏内沉积可形成脂肪心,血管壁内脂质沉着形成脂纹、脂块。脂肪蓄于肝内还可形成脂肪肝。肥胖可伴有多种并发症,如高血压、糖尿病、冠心病、动脉硬化、脑血管意外、胆石症、痛风、关节炎、皮肤病等。

【辨证分型】

(一)胃肠腑热

食欲旺盛,消谷善饥,口干喜饮,怕热多汗,急躁易怒,大便秘结,小便短赤,舌质红,苔黄腻,脉滑有力或滑数。

(二)脾胃气虚

面唇少华,食欲不振,纳食不香,食后饱胀,神疲乏力,心悸气短,嗜睡懒言,大便稀溏,小便正常或尿少水肿,舌淡边有齿痕,苔薄白,脉细缓无力或沉迟。

(三)真元不足

喜静恶动,胃纳正常或偏少,气短而喘,动则汗出,头晕、腰酸,或午后潮热,口渴饮少,或腰冷肢肿。女性多伴月经不调,不孕;男子阳痿。舌质淡嫩而边有齿痕,苔少,脉沉细无力。

【治疗】

治疗原则:实证宜清胃通便;虚证宜温补脾肾,运化痰湿。

1. 毫针刺法

取穴:曲池、上巨虚、内庭、阴陵泉、三阴交。

辨证加减:胃肠腑热型加合谷、足三里、丰隆;脾胃气虚型加脾俞、胃俞、足三里、太白;真元不足型加中脘、关元、肾俞、三焦俞。便秘加天枢、支沟、阳陵泉;汗出量多加中脘、上脘、足三里;嗜睡加照海、申脉、天枢;腹胀加小肠俞、下巨虚、腕骨;心悸气短加神门、内关;口渴多饮加足三里、承浆、太溪;下肢水肿加商丘、水分、三焦俞。

方法:根据肥胖病人的体质情况,酌情采用不同的补泻手法。胃肠腑热型患者均用泻法,脾胃气虚或真元不足型患者用补法或平补平泻法。开始针刺时取穴以每次 4～5 穴为宜,以后可逐渐增加至每次 10 多穴,以利于保持针刺的疗效。四肢除末端穴外,均要求深刺。一般隔日针刺 1 次,15 次为 1 个疗程。

2. 耳针疗法

取穴:饥点、口、食道、肺、胃、内分泌、胰、胆。

方法:以上诸穴可用毫针刺,亦可用耳穴埋针或耳穴压丸治疗。术前先探求(或用耳穴探测仪测出)敏感点,然后进行针刺,或埋针,与将贴有王不留行籽的胶布一起固定于耳穴。毫针法用 0.5 寸的针快速针刺,留针 30 分钟,隔日 1 次,10～12 次为 1 个疗程;埋针或压丸法均要求病人每天在饥时、食前、睡前自行按压 3 次,每穴每次按压 2～3 分钟,双耳交替。

埋针法每 2～3 天更换 1 次,埋贴时间不宜过长,以免感染。压丸法 5 天更换 1 次,均以治疗 1 个月为 1 个疗程。

3. 电针疗法

取穴:参照毫针刺法。

方法:每次选 3～4 对腧穴,行针得气后,接上电针仪上的电极,可用连续波,强度以病人能耐受为宜。留针 30 分钟。一般隔日 1 次,15 次为 1 个疗程。

4. 穴位埋线疗法

取穴:上巨虚、大肠俞、天枢、足三里、关元、中脘、滑肉门、外陵。

方法:按埋线法操作常规,上述穴内埋入"0"号羊肠线 2 cm 左右。15 天埋 1 次,6 次为 1 个疗程。

【按语】

针灸对单纯性肥胖有良好的治疗作用。研究表明,针灸能够调整肥胖患者的神经和内分泌的功能。一方面能够抑制肥胖患者亢进的食欲,减少其进食量;同时,抑制患者亢进的胃肠道消化吸收功能,减少机体对营养物质的吸收,从而减少能量的摄入;另一方面,针灸可以促进能量代谢,增加能量的消耗,促进体脂的动员及脂肪的分解,最终实现减肥效应。针灸治疗一般疗程越长疗效越高,故要求病人能够坚持治疗多个疗程,针灸取效的时间因人而异。病人取得针刺减肥效果达到预定的体重范围后,要求病人能坚持巩固治疗 1～2 个疗程,以防体重回升。平时饮食注意清淡,少食甜食及厚味,多以素食为主。忌睡前进食,宜戒酒,并禁饮咖啡,夏季宜少食甜冷饮;并配合运动减肥,如健美操、跳舞、跑步、旅游、爬山等以增加耗能,帮助脂肪的代谢消耗;此外,生活要有规律,切忌睡眠过多,并保持精神愉快。

2. 糖 尿 病

【概说】

糖尿病是一种病因与发病机理尚未十分明了的内分泌代谢疾病,为临床的常见病和多发病。WHO1985 年将其分为胰岛素依赖型(1 型)和非胰岛素依赖型(2 型),后者约占所有糖尿病患者的 90%。其临床主要表现为高血糖和糖尿,可出现多尿、多饮、多食、疲乏、消瘦等症候群,严重时会发生酮症酸中毒。本病属中医学"消渴证"的范畴。中医学认为,本病多因过食肥甘厚味,以致脾胃受损,内蕴积热,消谷伤津;或因情志失调,五志过极,郁而化火,消灼津液;或房室不节,纵欲过度,耗伤肾精,肾精气虚,则下焦生热,热则肾燥,肾中燥热;或因大病过后,气阴两损,血液亏虚,阴阳不济以致燥热、郁热内生。故病因复杂,证情多变。其病变脏腑主要在肺、胃、肾,又以肾为关键,临床上根据患者的症状不同,病变轻重程度不同可分为上、中、下三消。上消偏属肺燥,中消偏于胃热,下消多为肾虚,亦可肺燥、胃热、肾虚三焦同病。病初以燥热为主要表现,病变较长则阴虚燥热互见,病久则以阴虚为主。如病变迁延日久,燥热阴虚可阴损及阳,见气阴两虚或阴阳两虚之证。

现代医学认为,胰岛素分泌不足或相对不足,以及胰高血糖素不适当地分泌过多是本病的基本发病原理。胰岛素分泌不足的原因尚不完全了解,可能是多源性的,如遗传因素、病毒感染、自身免疫原因、拮抗胰岛素的激素因素以及某些诱发因素等。糖尿病有许多并发症,其病理改变为全身多脏器和各组织的。多数病人可发生糖尿病性的微血管病变,常见于视网膜、肾、心肌、神经及皮肤等组织,表现为毛细血管基底膜增厚;还可表现为大、中血管的病变,主要为动脉粥样硬化和高血压等;也可引起末梢神经病变。此外,肝脏常见脂肪沉积和变性的病理改变。糖代谢紊乱表现为高血糖症及糖尿,蛋白质代谢紊乱表现为低蛋白质血症,多见于合并肾脏病变。脂肪代谢紊乱表现为成年型早期轻症血脂增高、晚期降低,除高脂血症外,还有高酮血症,并可发展为酮症酸中毒。糖尿病易诱发冠心病、缺血性脑血管病、肾病、眼底病、肢端坏疽以及神经病变等严重并发症。

本病是慢性进行性疾病,通常有一段时间的无症状期,而仅在体检时偶然发现。症状期主要表现为多尿、多饮、烦渴、多食而形体消瘦,疲乏无力,以后随其并发症不同而出现皮肤瘙痒、四肢酸痛、麻木、腰痛、性欲减退、阳痿不育、月经不调、便秘、视力障碍等多种临床症状。

【辨证分型】

(一)上消

烦渴多饮,口干舌燥,小便颇多且甜,舌边尖红、苔薄黄,脉洪数。

(二)中消

多食善饥,嘈杂,烦热,汗多,形体消瘦,或大便秘结,尿黄且甜,苔黄而燥,脉滑数。

(三)下消

小便频数量多,尿浊如脂膏且甜,渴而多饮,头痛,视物模糊,颧红,虚烦,多梦遗精,腰酸腿软,或皮肤干燥,全身瘙痒,舌红,脉细数。

(四)阴虚及阳

面色发黑,耳轮焦干,畏寒肢冷,性欲减退,舌质淡暗,苔白,脉沉细无力。

【治疗】

治疗原则:调补五脏,滋养肾阴,清热润燥。

1. 针刺疗法

取穴:胰俞、膈俞、肺俞、脾俞、肾俞、足三里、三阴交、地机、尺泽、阳池、曲池、太溪。

辨证加减:上消配太渊、少府;中消配胃俞、内庭;下消配肝俞、太冲。烦渴、口干舌燥加廉泉、承浆或金津、玉液;多食善饥加合谷、上巨虚、丰隆、中脘;便秘加天枢、腹结、阳陵泉、大敦;多尿、盗汗加复溜、关元;腹泻、身倦加阴陵泉、上巨虚、气海、中脘;阴虚及阳、阴阳两虚者加关元、命门;合并视物模糊者加光明、头维、攒竹;头晕加上星;上肢疼痛或麻木加曲池、合谷;下肢疼痛或麻木加风市、阴市、阳陵泉、解溪。

方法:每次选取7~8穴。胰俞为经外奇穴,是治疗糖尿病的有效穴,宜斜向脊柱针刺0.5~0.8寸,针用补法;以上各穴均宜采用补法或平补平泻法,留针20~30分钟,每日或隔日1次,10次为1个疗程。

2. 灸法

取穴:胰俞、肺俞、脾俞、肾俞、足三里、中脘、关元、曲池。

方法:上述各穴,以艾炷如麦粒大小,每穴灸5~7壮。每周3次,10次为1个疗程。

3. 耳针疗法

取穴:胰胆、内分泌、肾、三焦、脾。

方法:每次取3~4穴。常规消毒后,用毫针轻刺激,得气后留针20分钟,隔日1次,10为1个疗程。或用耳穴压丸法,两耳交替使用,3~7天换1次。

4. 皮肤针疗法

取穴:胸6~12夹脊、腰1~5夹脊、足三里、中脘、三阴交。

方法:以轻刺激或 5～10 分钟,隔日 1 次,15 次为 1 个疗程。

5.穴位注射疗法

取穴:心俞、肺俞、脾俞、胃俞、肾俞、三焦俞或相应华佗夹脊穴、曲池、足三里、三阴交、关元、太溪。

方法:以当归或黄芪注射液或以生理盐水,每次选取 2～4 穴,每穴注射为 0.5～2 ml,每日或隔日 1 次,10 次为 1 个疗程。

【按语】

古代很早就有对消渴病针灸治疗的记载,近代的研究表明,针刺可使糖尿病人自主神经的紧张度下降,使机体产生自身调节,促进胰岛素分泌增加,从而达到降低血糖的作用。本病针灸治疗时间要长,需达 3～4 个月,切勿过早停治。

针灸治疗本病时,病人还需要控制饮食,多食粗粮和蔬菜,节制肥甘厚味和面食,严禁烟酒。平时保持精神的调养,避免过度劳累,节制性欲,注意保暖,防止感冒。可适当参加体育锻炼,如选择打太极拳、球类、慢跑及练气功等。糖尿病病人抵抗力较弱,极易引起感染,故针刺时必须注意严格消毒,灸时应严防烫伤。如果病人病情危重,出现呼吸困难、昏迷、四肢厥冷、脉微欲绝等征象时,不宜针灸治疗,应立即进行抢救。

第七节　运动系统疾病

1. 颈 椎 病

【概说】

颈椎病是指由于颈部骨骼、软骨、韧带的退行性变累及周围的脊髓、神经根、血管及软组织,而引起的一组综合征。为中老年人的常见病和多发病,男性发病率高于女性。

颈椎具有活动频繁,负重较大,结构薄弱,加上椎管发育性狭窄等特殊性,其下段的胸椎又相对固定。故成为脊椎受损的好发部位,尤其是下部颈椎(C_4、C_5、C_6)长期劳损和年龄增长等病理、生理变化,易造成颈椎间盘进行性的退行性改变。随着椎间盘的髓核逐渐失去弹性、萎缩,纤维环膨出、椎间隙变窄,后关节囊、韧带开始松弛,造成椎间关系不稳,以致椎体和椎间关节发生病理性活动(半脱位)及创伤。久之,则在椎体后缘、后关节、钩状突(钩椎关节)等部位出现反应性的骨质增生及黄韧带钙化,增厚,使椎间孔和椎管狭窄,进而压迫相应的脊神经根和椎动脉、脊髓等,从而出现一系列的临床症状和体征。

颈椎病由于病理改变的部位和程度不同,被累及的组织各异而产生不同的临床症状。根据其累及组织的不同,临床通常将其分为颈型、神经根型、脊髓型、椎动脉型、交感型及混合型六种类型。其各型颈椎病之疼痛特征与临床表现如下:

1.颈型颈椎病　俗称"落枕"。多因睡眠时头颈部位置不当、受寒或颈部骤然扭转等原因诱发。临床表现为颈项部疼痛,常在清晨睡醒后出现或起床时发觉抬头困难、活动受限。一般呈持续性酸痛或钻痛,头颈部呈强迫体位,活动时疼痛加剧。可累及颈项部、肩部和上背部,严重者涉及后头和上肢,但无根性之区域放射性痛,常伴有颈部僵硬感。病程较长,可持续数月乃至数年。慢性病程患者主诉头部转动时发出异响。

2. 神经根型颈椎病　临床发病率仅次于颈型。临床表现为颈部脊神经根性痛。其性质呈钻痛或刀割样痛,也可以是持续性隐痛或酸痛,并向肩、臂、前臂乃至手指部放射,多局限于一侧。当咳嗽、喷嚏或上肢伸展以及颈部过屈、过伸时均可诱发或加剧疼痛。部分患者常诉说伴有一侧(患侧)上肢沉重无力,部分手指麻木或蚁走感。检查时在相应的颈椎横突尖部(胸锁乳突肌后缘)有明显的局限性压痛,深压时出现向肩、臂、前臂放射痛。

3. 椎动脉型颈椎病　主要表现为椎-基底动脉供血不足的一系列症状,其中最常见的是头痛、眩晕和视觉障碍。头痛常呈发作性,持续数分钟、数小时乃至更长。多呈跳痛(搏动性痛)或灼痛,而且局限于一侧颈枕部或枕顶部,同时伴有酸胀异感。疼痛每于早晨起床后、转动头颈部或乘车颠簸时发生或加剧。疼痛剧烈时常合并有植物神经功能紊乱的症状,如恶心、呕吐、出汗、流涎以及心慌、闷气、血压改变等现象。常伴有发作性、旋转性眩晕,当变换体位、头部过度旋转、屈伸时诱发或加剧。可伴有耳鸣和听力减退以及视感障碍等。

4. 交感型颈椎病　当颈椎退行性改变直接压迫或间接反射性刺激到颈椎旁的交感神经,使其受累则病变范围广泛,包括患侧头部、上肢及上半部躯干等一系列临床复杂症状,如疼痛、感觉异常、瞳孔散大、视力模糊、平衡失调、头晕、头痛、呼吸短促、心悸、恶心、呕吐、心前区痛等。

5. 脊髓型颈椎病　该症发病缓慢,可持续数年乃至十几年,或因颈部挫伤而诱发急性发作。其主要特征为缓慢的、进行性的双下肢麻木、发冷、疼痛和乏力;步态不稳、易跌跤。病发初期,常呈间歇性症状,每当走路过多或劳累后出现。随着病程的发展,症状可逐渐加重并转为持续性。上述症状多为双侧下肢,单侧脊髓受压较为少见。

6. 混合型颈椎病　由于颈椎或颈椎旁两种或两种以上的组织同时受累。因此,除颈型颈椎病之外,既有神经根型又伴有交感型(或其他两型),只不过为其中某一型的症状表现更为突出者,称之为混合型颈椎病。该型颈椎病在临床最为多见。

以上各型颈椎病可借助摄片、CT、MR 等协助诊断。

【辨证分型】

(一)风寒痹阻

颈项、肩臂疼痛,甚至放射到前臂,手指麻木,疼痛与气候有关,遇寒痛增,得温痛减,苔薄白,脉弦紧.

(二)劳伤瘀阻

多有外伤史或久坐垂首等职业颈部过劳史,颈部僵痛,劳累后加重,舌有紫气瘀点,脉涩者。

(三)肝肾亏虚

颈部酸痛同时伴有头晕目花,耳鸣耳聋,腰膝酸软,遗精遗尿,舌红少苔,脉细数。

【治疗】

治疗原则:调补肝肾,温经活血。

1. 毫针刺法

取穴:相应病变颈椎夹脊穴、大椎、肩井、外关、腕骨。

辨证加减:风寒痹阻加风池、合谷、外关穴;劳伤瘀阻加天柱、膈俞、后溪穴;肝肾精亏加肝俞、肾俞、血海、足三里。心悸恶心者加内关;头晕眼花者加太阳。

方法:根据病变部位选取相应5~8穴,可取俯卧位或正坐微低头。夹脊穴可以45°角向颈椎方向斜刺,留针 20～30 分钟。可间歇行针,一般每日或隔日 1 次,5～10 次为 1 个疗程。

2. 灸法

取穴:相应病变颈椎夹脊穴、大椎、天柱、肩中俞、肩井。适用于寒证、虚寒证。

方法:每次选 3～5 穴,用艾条做温和灸,每穴 5～7 分钟;亦可用大艾炷施无瘢痕灸,每穴 3～5 壮。每日或隔 1～2 日 1 次,10 次为 1 个疗程。

3. 耳针疗法

取穴:颈椎、神门、皮质下、肝、肾。肩臂痛加锁骨、肩、肘;头痛加枕、额;眩晕耳鸣加枕、内耳。

方法:患侧所选耳穴上严格消毒后,在敏感点以 30 号 1 寸毫针刺入 0.2～0.3 寸,每穴得气后留针 10～15 分钟,留针过程中间歇行针 2～3 次,适当配合颈部活动。每周 2～3 次,10 次为 1 个疗程。或以揿针型皮内针或王不留行籽贴压耳穴,每穴按压 3～5 次。

4. 电针疗法

取穴:参照毫针刺法。

方法:每次选用 4～6 个穴位,交替取穴,以颈项部为主穴。根据病痛扩散部位,循经选取远部穴位为配穴。选疏密波,电流频率为每分钟 200～300 次,强度以病人能忍受为度。每次治疗 10～15 分钟。隔日 1 次,10 次为 1 个疗程。

5. 刺络拔罐疗法

取穴:参照灸法。

方法:在颈项部穴位上用一次性采血针点刺 1～2 点后,再拔火罐 5 分钟左右,使局部出血少许。每周 1 次,3 次为 1 个疗程。

6. 皮肤针疗法

方法:按毫针刺法选穴或在颈项病变部用皮肤针循经叩刺后,再拔火罐 5 分钟左右,使局部出血少许。每周 1～2 次,7～10 次为 1 个疗程。

7. 穴位注射疗法

取穴:参照毫针刺法。

方法:选用 3～4 穴。复方当归注射液、丹七注射液任选 1 种,每次每穴 1.5 ml;亦可用弥可保注射液在病变颈椎旁或神经干进行注射。维生素 B$_{12}$注射液每日 1 次或隔日 1 次,7～10 次为 1 个疗程。

8. 小针刀疗法

方法:患者坐位,先在患者颈部寻找阳性压痛点及索状物即为进针刀点。常规消毒皮肤,铺无菌洞巾,戴无菌手套,小针刀刀口线与神经、血管平行,针刀与骨面垂直。进针至骨面后,先纵行、后横行剥离,结节者切开剥离后出针刀,术后伤口用创可贴包扎,48 小时后去除。1 周后未愈者,可再做 1 次。进针过程中以病人针感酸胀为好,如有触电感应将针刀提起或调转方向。进针刀勿过深,不可滑过横突骨面下,以免损伤神经和血管。

【按语】

针灸治疗颈椎病可根据不同类型与证型结合而相应取穴。多以病变局部配合循经远道取穴。毫针配合电针可增强止痛效果,病久虚寒可加灸法协同增效。久痛入络者用刺络拔罐或梅花针叩刺拔罐活血止痛。耳针平时按压可起防治作用,同时配合颈部活动可松解筋肉,缓解疼痛。穴位注射可根据疼痛或神经受压情况选用相应药物和穴位,止痛效果与缓解神经受压较为明显。从临床上看,针灸治疗颈椎病,其疗效以颈型、神经根型、混合型为优,交感型、椎动脉型次之,脊髓型较差。本病原因在于颈椎退行性变,针灸缓解疼痛、改善症状较为明显,但不能根除,常易复发。可根据具体证型采取多种针刺方法并用,或必要时配合其他方法综合治疗。

平时要注意劳逸结合,长期伏案或低头工作者,要注意颈部保健,工作1～2小时后要活动颈部,或自我按摩,放松颈部肌肉。平时或工间休息时可做颈部保健操,注意颈部保暖,以避免外邪的侵袭。采用正确的睡眠姿势,枕头高低适中,枕于颈项部。尽量减少颈部过度疲劳。保持良好的情绪,树立起战胜疾病的勇气。

2. 肩关节周围炎

【概说】

肩关节周围炎简称肩周炎,又称肩凝症(冻结肩)。因多发生于50岁左右的中年人,又有"五十肩"之称。肩周炎主要是指发生在盂肱关节周围组织的病变,包括关节囊、滑液囊、韧带以及肩部内外两层肌肉。由于这些组织的病变而引起肩关节周围疼痛、肩关节活动受限等多种临床征候群。其致病机制复杂,大致可因肩关节周围结缔组织、肌筋膜的退行性病变或肩关节周围的肌肉长期、持续紧张,使局部充血,产生水肿、渗出、增厚等炎性改变。如得不到及时有效地治疗,久之则组织粘连,腱袖钙化,最终导致肩关节活动功能的丧失。

肩周炎发病缓慢,以逐渐出现肩关节疼痛与关节的活动限制为特征。疼痛表现为钝痛,酸痛,部位深邃,有时按压时反而减轻。夜间疼痛加重,常因此影响睡眠或从梦中痛醒。平时患者多呈自卫姿态以保护患肢,偶尔过度活动可引起剧烈的锐痛。患者常因肩关节活动受限而限制上肢外展、上举和外旋。严重者不能完成梳头、穿脱衣、系腰带等动作,以致影响日常生活和劳动。病程长者,可出现冈上肌、冈下肌和三角肌等肌肉有明显萎缩。病程需数月甚至数年之久。但大部分肩周炎患者预后良好。

【辨证分型】

(一)气滞筋痹

发病初期局部疼痛,昼轻夜重,上臂活动尚可。寒盛者,疼痛较剧,痛有定处,遇寒痛增,得热则减,苔薄白,脉弦紧;湿盛者,肩部酸痛重着,稍见肿胀,痛有定处,两手沉重,肌肤麻木,苔白腻,脉濡缓。

(二)血瘀筋结

多见于病变中期或有外伤史者。局部疼痛或肿痛,夜间疼痛加重,上臂活动受限,动后疼痛加剧,呈弥散性疼痛,舌有紫气,脉涩或弦。

(三)血虚筋痿

病变后期,肩部疼痛有所减弱,上臂活动明显受限,肩部肌肉萎缩,舌淡苔白,脉细。

【治疗】

治疗原则:初、中期行气通络止痛;后期养血调血柔筋。

1. 毫针刺法

取穴:局部:阿是穴、肩髎、肩髃、肩内陵、肩前部。远端取穴:条口透承山。肩外部痛加阳陵泉透阴陵泉;肩侧部痛加养老或中渚;颈痛加天柱或天窗;上臂痛加曲池;举臂困难加巨骨。

方法:每次选7～8穴,局部阿是穴或相应穴位多采用直刺。疼痛急性期宜浅刺,手法轻柔,不必强刺激;疼痛不甚、功能障碍明显者可深刺,较强刺激。也可在同一部位数针同刺,以加强刺激。血虚寒凝者可加用温针灸。远端取穴时可采取卧位,患侧尽量靠床边,便于患肢运动。可采取提插或捻转诱发经气感传,同时令患者活动肩部。一般每日或隔日治疗1次,7～10次为1个疗程。

2.灸法

取穴:参照毫针刺法。

方法:局部选3～5穴,用艾条做温和灸,每穴5～7分钟;亦可用大艾炷施无瘢痕灸,每穴3～5壮。每日或隔1～2日1次,10次为1个疗程。适用于寒证、虚寒证者。

3.小针刀疗法

方法:在肩部痛点明显处,通常为喙突处、肩峰下、冈上肌、大小圆肌抵止端和结节间沟处,用碘伏或毫针针刺做好标记。常规消毒皮肤,铺无菌洞巾,戴无菌手套,小针刀在该处做切开剥离或纵行疏通剥离法,每次做2～3个痛点。术后伤口用创可贴包扎,48小时后去除。1周后未愈者,可再做1次。对松解粘连、缓解痉挛、僵硬,可收到立竿见影的效果,但只限于病变痛处局限之病例。

4.电针疗法

取穴:参照毫针刺法。

方法:每次选用4～6个穴位,交替取穴,以肩部为主穴。根据病痛扩散部位,循经选取远部穴位为配穴。选疏密波,电流频率为每分钟200～300次,强度以病人能忍受为度。每次治疗10～15分钟。隔日1次,10次为1个疗程。

5.耳针疗法

取穴:肩、锁骨、神门、皮质下、肾。

方法:患侧所选耳穴上严格消毒后,在敏感点以30号1寸毫针刺入0.2～0.3寸,每穴得气后留针10～15分钟,留针过程中间歇行针2～3次,适当配合肩部活动。每周2～3次,10次为1个疗程。或以钦针型皮内针埋针,或王不留行籽贴压耳穴,每穴按压3～5次。

6.穴位注射疗法

取穴:可参照毫针刺法。

方法:在穴点注射10%葡萄糖注射液或维生素 B_1 注射液或当归注射液0.5 ml,隔日注射1次,10次为1个疗程。如压痛点广泛,可选2～3处压痛点最明显处注射,每周治疗2次,4次为1个疗程。

7.刺络拔罐疗法

取穴:参照毫针刺法。

方法:如肩部瘀肿疼痛明显且部位较为表浅者,可选准痛点用一次性采血针点刺1～2点后,再拔火罐5分钟左右,使局部出血,去瘀通络,症状改善更为明显。每周1次,3次为1个疗程。

【按语】

针灸治疗肩周炎效果良好,一般病程越短疗效越为明显。对初、中期患者以毫针、温针、耳针与电针效果为好;中、后期患者,病程较长,功能障碍明显者,小针刀疗效较为明显,也可采用刺络拔罐与艾灸。根据情况可采用1～2种疗法或几种方法同时运用。肩周炎后期病变组织产生粘连而致功能障碍,故止痛的同时应加强运动锻炼,避免后遗症的发生。

本病是肩关节周围软组织的退行性、炎症性病变,常因过劳、寒冷、外伤等诱发。故平时要注意肩部保暖,避免风寒的侵袭,并适当进行肩部活动,预防本病的发生。治疗期间注意保暖,应坚持肩关节功能锻炼。保持心情愉快,注意劳逸结合。

3. 腰椎间盘脱出症

【概说】

腰椎间盘脱出症也称腰椎间盘突出症,是指椎间盘发生退行性改变,在某种诱因下纤维环破裂、髓核组织从破裂的纤维环处向后或后外侧突出,刺激或压迫其周围的神经根、血管或脊髓等组织所引起的一组临床症状。其中有 $50\% \sim 85\%$ 的病例可引起坐骨神经痛。

椎间盘的主要功能是承担和传送压力,吸收脊椎震荡,缓冲外力,以维持脊柱的稳定,保持脊柱应有的弹性。髓核是椎间盘的主要部分,纤维环与软骨板有保护和固定髓核的作用。椎间盘组织本身缺乏血供,修复能力极差,加之负重大、活动多,一般在 20 岁以后,就开始发生退行性改变,纤维环的韧性及弹性均逐渐减低。此时如遇外伤,尤其是积累性劳损伤,则成为纤维环破裂的诱因。也有少数病例并无外伤史,而是在着凉后,肌肉和韧带的紧张性增强,使椎间盘的内压增加,促进已萎缩的纤维环发生破裂。

本病多见于 25～50 岁男性,男女之发病率比为(6～12)∶1,此与男性的社会劳动频率、强度有关。一般多为突然急性发病。常有外伤、过度劳动史,但反复地轻微外伤也可引起缓慢发病。后者常表现为劳累后出现症状,经休息后自行缓解或自愈,再劳累又复发,如此时轻时重,呈间歇性病程。

绝大多数腰椎间盘突出症患者有腰背疼痛,既有先腰痛后腿痛者,也有先腿痛而后腰痛者。患者腰部疼痛范围较大,主要在下腰部和腰骶部。多因转身或弯腰等动作而诱发,休息后好转。下肢痛表现为典型的根性神经痛。大部分发生在腰背痛后,也可与腰背痛症状同时出现。痛呈放射性,由臀部开始,逐渐放射至大腿后外侧、小腿外侧,直至足跟、足背、足趾,影响站立和行走。当咳嗽、喷嚏或活动时疼痛加剧。多数病例在椎间盘脱出的椎间隙旁有明显的压痛点,按压此处可引起或加重放射性疼痛。病程久者,常有小腿后外侧、足背、足跟、足掌的麻木和发凉。

本症的具体临床表现因椎间盘突出的范围和压迫的位置而有不同。腰 3、4 椎间盘突出时(约占 5%),腰 4 神经根受累。疼痛由腰背部向骶髂、臀部、大腿前外侧、小腿前侧传导。伸膝无力,主要出现小腿前内侧皮肤麻木;腰 4、5 椎间盘突出时(约占 45%),腰 5 神经根受累,疼痛由下腰部向腰骶、髂部、臀部、大腿和小腿后外侧放射,患者行走时姿态拘谨,腰椎凸向一侧,一侧骶棘肌痉挛。病变部位棘突旁压痛,并向下肢放射,趾背伸无力,麻木部位多出现在小腿外侧部、足背皮肤和足趾。腰 5、骶 1 椎间盘突出(约占 50%)时,骶 1 神经根受累,疼痛由腰部、臀部沿大腿、小腿外侧放射至足跟外侧,多出现小腿和足外侧三个足趾感觉麻木,跟腱反射减弱或消失,脊柱多不侧弯,棘突旁压痛也不典型,甚至根本没有压痛。巨大椎间盘突出至椎管时,压迫马尾神经可出现双下肢放射痛,会阴区麻木、大小便无力。女性有假性尿失禁,男性可出现阳痿。CT、MR 检查,对确诊本症有极大的实用价值。

【辨证分型】

(一)气滞血瘀

多有腰部受伤史,伤口即腰部、腰腿痛如针刺,痛有定处,咳嗽加剧,日轻夜重。腰部板硬,俯仰转侧受限,腰部痛处拒按,按则窜至膝部,舌质紫,或有瘀斑,脉弦紧或沉涩。

（二）寒湿痹阻

多无明显受伤史,渐感腰部重着冷痛,痛有定处,转侧不利,静卧痛不减,受寒后及阴雨天加重,患肢发凉,舌淡,苔白或白腻,脉紧或濡缓。

【治疗】

治疗原则:温经通络,活血止痛。

1. 毫针刺法

取穴:腰部夹脊穴、肾俞、大肠俞、环跳、秩边、八髎、承扶、委中、阳陵泉、承山、绝骨、昆仑。

辨证加减:气滞血瘀者加血海、膈俞;寒湿痹阻型可在针刺后加用温针灸。伴足下垂者加足三里、上巨虚、解溪;伴马鞍区麻木者加腰俞、会阴;伴排尿无力者加关元、中极;伴排便无力者,加长强。

方法:每次选5～8穴。针刺中等刺激或较强刺激,要求针感明显,并向下肢远端放射为佳。但出现触电样放射感后,不宜在局部反复提插以免损伤坐骨神经。留针30～40分钟。每日1次,7次为1个疗程。

2. 电针疗法

取穴:同上。

方法:依上法选针刺后,加用电针。根据病痛扩散部位,循经选取远部穴位为配穴。选疏密波,电流频率为每分钟200～300次,强度以病人能忍受为度。每次治疗10～15分钟。每日或隔日治疗1次,10次为1个疗程。

3. 穴位注射疗法

取穴:腰部夹脊穴、大肠俞、环跳、秩边、承扶。

方法:每次选2～4穴。用复方当归注射液2～4 ml、维生素B_1注射液100 mg、维生素B_{12}注射液500 ug混合注射上穴,每穴注射2～3 ml。最好将药物分层注射,以利促进药物吸收。环跳穴注射时,如出现触电样感觉时,需将针提起再作注射。隔日注射1次,5～7次为1个疗程。

4. 耳针疗法

取穴:臀、坐骨神经、神门、腰椎、骶椎、膝。

方法:用毫针刺以中等刺激,可间歇行针;亦可通以脉冲电流,频率用连续波,留针30～60分钟。还可在针后用王不留行药籽贴压,1日数次按压耳穴。两耳交替,每日或隔日1次。10次为1个疗程。

5. 刺络拔罐法

取穴:腰部夹脊穴、阿是穴、委中。

方法:每次选用2～4穴,用一次性采血针或三棱针点刺后,再拔以火罐5～10分钟,使其出血1～2 ml,擦尽血迹并局部消毒。每周1～2次。

【按语】

腰椎间盘突出症的治疗方法大体可分为非手术疗法、手术治疗和介于两者之间的经皮穿刺吸引术等。非手术疗法包括卧床休息、牵引疗法、针灸推拿、各种药物的内服及外用等。针灸是治疗本病重要的非手术治疗方法之一,通过循经取穴(或按受累神经节段的循行取穴)和随症取穴针灸,不但可以疏通经络、活血止痛,促进受压神经根周围炎症水肿的消退,

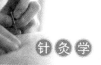

还能提高中枢镇痛物质的分泌而直接镇痛。但针灸的疗效与病变的程度关系密切,视病变具体情况需配合其他疗法。

由于本病是在退行性病变基础上受到积累性损伤所致,而积累损伤又是加速退行性病变的重要因素,故保持正确的体位和活动方法、减少积累损伤就显得非常重要。长期坐位工作者需注意桌、椅高度适宜,定时改变姿势。职业工作中的常弯腰劳动者,应使用宽腰带,并定时做伸腰、挺胸活动,以减少对椎间盘后方的压力。另外,避寒保暖和彻底治愈腰部的急性和慢性软组织损伤对预防本病的发生相当重要。

4. 腰肌劳损

【概说】

腰肌劳损是腰痛中最常见的一种,它是指腰部肌肉、筋膜、韧带等软组织的慢性损伤,又称为腰肌筋膜炎、腰部纤维组织炎。临床以腰部长期反复酸胀疼痛,时轻时重为特征。本病属中医学"腰痛"范畴。中医学认为本病多因风寒湿邪侵袭,经脉不畅,气血运行受阻而引起;或因肾虚后复感外邪,致经筋不舒,气滞血瘀。

腰肌劳损大多是骶棘肌下段损伤。骶棘肌为腰部强有力的脊柱竖肌,起源于骶骨背面和髂嵴后部,其纤维向上分为三列:外侧列止于肋骨称为髂肋肌;中间列止于横突,向上达乳突,称最长肌;内侧列附于棘突,称为棘肌。此肌的作用主脊柱后伸,上部兼可仰头。当长时间的强迫体位(弯腰、弓背)负重工作,使腰肌持续处于高张力状态。久之则引起腰肌及其附着点处的过度牵拉应力损伤,于是局部软组织出现血供障碍,充血、缺氧及渗出增加等炎性反应,而造成原发性腰肌劳损。或者因受力姿势不当及腰部负重过大造成腰部急性外伤,腰肌受损的组织未能完全恢复或残留后遗症,使局部组织对正常活动和负荷承受力下降,而产生慢性劳损形成恶性循环,也可形成慢性腰肌劳损。另外,气温过低或湿度太大的环境,受潮着凉以及女性更年期内分泌紊乱、身虚体弱等都是易患本病的诱因。

本病多发生于青壮年,多有过劳、损伤或腰部外伤史。临床主要表现为腰痛,多为持续性的酸胀、钝痛,时轻时重、反复发作、休息后减轻,劳累或天气变化时疼痛加重。保持弯腰姿势稍久即引起疼痛,甚至不能弯腰。疼痛范围多不局限,常出现在两侧腰肌、腰骶部,有时可涉及臀上部和下肢。检查时脊柱外观一般正常,俯仰卧活动多无障碍。疼痛范围的软组织处可找到明显的压痛点,劳损的肌群有紧张感。

【辨证分型】

(一)寒湿型

腰部酸痛重着,或局部拘急,俯仰转侧不利,每遇阴雨天诱发或加重,苔白腻,脉濡缓。

(二)血瘀型

腰部刺痛,痛有定处,轻则俯仰不便,重则不能转侧,舌紫暗或有瘀斑,脉涩。

(三)肾虚型

腰部隐痛,喜按喜揉,腰膝无力,卧则减轻,劳则加重,舌红少苔,脉细数。

【治疗】

治疗原则:温经通络止痛。

1. 毫针刺法

取穴:肾俞、大肠俞、志室、关元俞、阿是穴、委中、阳陵泉。

方法：每次选 4～6 穴。针刺中等刺激。气滞血瘀者加血海、膈俞；寒湿痹阻型可在针刺后加用温针灸；肾虚者加腰阳关、复溜。留针 30～40 分钟。每日 1 次，7 次为 1 个疗程。

2. 电针疗法

取穴：参照毫针刺法。

方法：依上法针刺后通以脉冲电流，频率用连续波，留针 30 分钟，每日 1 次，7 次为 1 个疗程。

3. 穴位注射疗法

取穴：腰部夹脊穴、大肠俞、环跳、秩边、承扶。

方法：每次选 2～4 穴。复方当归注射液 2～4 ml、维生素 B_1 100 mg、维生素 B_{12} 500 μg 混合液注射上穴，每穴 2～3 ml。最好将药物分层注射，以利促进药物吸收。环跳穴注射时，如出现触电样感觉时，需将针提起再注射，以免损伤坐骨神经。隔日注射 1 次，5～7 次为 1 个疗程。

4. 耳针疗法

取穴：臀、坐骨神经、神门、腰椎、骶椎、膝。

方法：用毫针刺以中等刺激，可间歇行针，留针 30～60 分钟。可在针后用王不留行药籽贴压，1 日数次按压耳穴。两耳交替，每日或隔日 1 次。10 次为 1 个疗程。

5. 刺络拔罐法

取穴：腰部夹脊穴、阿是穴、委中。

方法：每次选用 2～4 穴，用一次性采血针或三棱针点刺后，再拔以火罐 5～10 分钟，使其出血 1～2 ml，擦尽血迹并局部消毒。每周 1～2 次。适用于气滞血瘀者。

6. 灸法

取穴：参照毫针刺法。

方法：局部选 3～5 穴，用艾条作温和灸，每穴 5～7 分钟；亦可用大艾炷施无瘢痕灸，每穴 3～5 壮。每日或隔 1～2 日 1 次，7～10 次为 1 个疗程。适用于寒证、虚寒证。

【按语】

慢性腰肌劳损为临床常见病，目前对此无特效的治疗方法，根治比较困难，且易复发。因此本病为较难治的病证之一。现临证常用的治疗方法有物理疗法（超短波、红外线、TDP 等）、按摩疗法、药物疗法、经皮电刺激疗法、神经阻滞疗法及针灸疗法等。相比较而言，针灸疗法因其操作方便，经济安全，疗效可靠而常用。

针灸治疗慢性腰肌劳损贵在辨证，随证取穴施术。局部穴以提插结合捻转手法，远道穴以捻转手法，并结合相应的补泻手法。寒湿型、肾虚型可针刺结合灸法、拔罐法（闪罐、针罐法），瘀血型可针刺结合刺络拔罐法，病情缠绵，反复发作者可数种方法同时使用。耳针作为辅助疗法可与各种方法结合使用，以增强临床疗效。

本病治疗同时当嘱患者积极配合治疗，不但要防止外邪侵袭、劳逸结合及工作生活中姿势得当，而且要注意腰肌功能锻炼，增强肌肉、韧带的力量和弹性、韧性，同时增强脊柱的稳定性，避免静力性损伤、汗出当风及感受寒湿。

5. 踝关节扭伤

【概说】

踝关节扭伤是指踝关节因闪挫而致关节周围的筋膜、肌肉、韧带和关节囊的损伤，又称

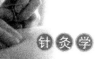

踝关节软组织损伤。其临床主要表现为踝关节周围软组织受损,局部肿胀、疼痛及关节活动障碍等。本病属中医学"伤筋"范畴。中医学认为本病多因剧烈运动、负重不当、跌仆、牵拉及过度扭转等原因,引起局部筋脉及关节损伤,气血瘀滞所致。亦可因失治误治,气滞血瘀,复感外邪,邪瘀交阻,痹阻经脉,筋肉失养。

踝关节为下肢承重关节,由胫骨、腓骨下端和距骨组成。踝关节囊前后松弛,两侧较紧。踝关节韧带前后菲薄软弱,内外侧韧带较坚强。内侧副韧带有限制足外翻作用,外侧副韧带有限制足内翻作用。外侧副韧带比内侧副韧带薄弱,所以临床上扭伤以足内翻跖屈位多见。

本病好发于青壮年,多见于运动员、体力劳动者。多由间接暴力和直接暴力而致。常见于行走或跑步过程中踏在高低不平的地面上;或上下楼梯时踩空失脚跌倒;跳跃、上下高坡不慎失足;或穿高跟鞋行走不稳;以及体育训练之前准备工作不充分、动作不协调等,使得关节周围的软组织如肌肉、肌腱、韧带、筋膜、血管等过度牵拉或扭曲,引起皮下出血、浆液渗出、损伤或撕裂。受伤后踝部立即出现局部肿胀疼痛,不能走路,或勉强走路,伤后 2～3 日局部出现皮下瘀斑。如外翻扭伤时,在内踝前下方肿胀,压痛明显。若将患部做外翻动作时,则内踝前下方剧痛。如内翻扭伤时,在外踝前下方肿胀,压痛明显,若将足部做内翻动作时,则外踝前下方剧痛。受伤 3～4 日后,瘀血逐渐吸收,肿胀开始消退,瘀斑转为青紫色,疼痛渐减。一般伤后 10～14 日可痊愈。扭伤重者,2 周后肿胀逐渐消退,瘀斑转为黄褐色,疼痛减轻,功能轻度障碍,大约 3～5 周后,症状全部消失,功能恢复。少数患者血肿未能全部消退,局部硬结微痛,走路稍有不慎即扭伤,病程迁延日久而转成慢性。严重损伤者可引起韧带的撕裂伤。伴有踝关节半脱位时,在极度内翻位时,可在外踝下摸到空隙;若伴有骨折,可见局部畸形,严重者可摸到骨折线及小的撕脱骨片。所以在扭伤严重时,需拍摄踝关节正侧位 X 线片,以排除内外踝的撕脱性骨折和关节移位。

【治疗】

治疗原则:损伤初期以活血化瘀、消肿止痛为主,晚期重在舒筋通络。

1. 毫针刺法

取穴:丘墟、商丘、解溪、阿是穴、阳池。

方法:扭伤早期,在扭伤局部先冷敷 10～15 分钟。24 小时内尽量不在局部针刺强刺激或温灸。可在健侧踝关节周围选取穴位,如外翻扭伤者取解溪、患侧阿是穴对应点;如内翻扭伤者取丘墟、患侧阿是穴对应点,针刺得气后行捻转泻法,同时令患者活动患侧踝关节,活动幅度由小到大,留针 15～20 分钟,间歇行针 3～4 次。每日 1～2 次,直至痊愈。亦可针刺阳池穴,需较强刺激,使针感上下放射,并同时活动患侧足部。

扭伤中、后期,可在患侧踝关节部选取相应穴位,针刺得气后行中等刺激,留针 15～20 分钟,间歇行针 3～4 次,每日或隔日 1 次,7 次为 1 个疗程。

2. 灸法

取穴:参照毫针刺法。

方法:对扭伤中、后期患者,可在针刺的基础上加温针灸;或用艾条温和灸,每穴灸 3～5 分钟;或直接在局部做隔姜灸,每次 3～5 壮。每日或隔日 1 次,7 次为 1 个疗程。

3. 穴位注射疗法

取穴:阿是穴。

方法:损伤急性期。用地塞米松 5 mg,加 2% 利多卡因 2 ml、维生素 B_{12} 500 μg 混合液注入于阿是穴,3 日注射 1 次,2～3 次为 1 个疗程。

4. 刺络拔罐法

取穴:阿是穴。

方法:对新伤局部血肿明显或陈伤瘀血久留者,用皮肤针以较重手法叩刺局部血肿处,使其轻微出血,再加拔火罐。留罐 5～10 分钟;也可在局部血肿处,用一针多向透刺或多针透刺,或用三棱针或一次性采血针做豹纹刺,再加拔火罐。新伤者每日 1～2 次,直至痊愈;旧伤者隔日 1 次,7 次为 1 个疗程。

5. 耳针疗法

取穴:踝、缘中、神门。

方法:取上穴针刺以较强刺激,同时活动踝关节。留针 20 分钟,每日 1 次。对急性踝关节扭伤早期疗效较好。

【按语】

针灸可用于踝关节扭伤的各个阶段,且取效快。针灸治疗踝关节扭伤时,根据病程的长短、肿痛的程度,分别选用相应的治疗方法。如扭伤早期,在冷敷的基础上,健侧对应点针刺或远端取穴及耳针结合患肢的运动,或者穴位注射,可较快缓解临床症状;如扭伤中、后期,局部取穴,宜针灸并用结合热敷;对新伤局部血肿明显或陈伤瘀血久留者,根据血肿的大小、深浅,分别采用皮肤针、透刺、三棱针的刺络拔罐法。可明显缩短疗程,减轻疼痛与缓解功能障碍。

踝关节扭伤后应适当限制扭伤局部的活动,避免加重损伤。扭伤早期应冷敷,不可热敷,以免加重出血。扭伤局部可固定,并采用头低脚高位,以利于血肿的消退。病程较长者,要加强局部护理,并进行适当运动,以防关节屈伸不利。

6. 颞颌关节功能紊乱症

【概说】

颞颌关节功能紊乱症是以颞颌关节区疼痛、颞颌关节功能障碍为主要症状的综合征。由于颞颌关节运动机会多,负重大,又极易受情绪影响,所以本病在临床上十分常见。根据本病的临床特征,属中医学的"颌痛"、"颊痛"、"口噤不开"等范畴。中医学认为,本病多因风寒外袭面颊,寒主收引,而致局部经筋拘急;或面颊外伤、张口过度,而致颞颌关节受损;或先天不足,肾气不充,牙关发育不良,均可使牙关不利,弹响酸痛。

现代医学认为本病病因尚不明了,但与情绪、外伤、劳损、感受风寒等有关。当情绪激动、精神紧张及愤怒时的咬牙切齿等均可使颞颌关节周围肌群痉挛而致颞颌关节功能紊乱。也有因先天发育不良或外伤及经常反复过度张口引起劳损等而造成双侧颞颌关节运动不平衡而致。还有因感受风寒,使颞颌关节周围肌群痉挛导致本病的发生。

本病临床主要表现为张口或闭口时颞颌关节区酸痛,强直,弹响,咀嚼无力,张口受限和下颌运动异常,少数患者并发头昏耳鸣,听力障碍等。检查时发现面部两侧不对称,张口运动时,下颌偏向患侧,在髁状突、咀嚼肌、颞肌附着处有压痛。X 线检查可无异常发现,也可见髁状突位置不正常,后期可有关节头或关节凹形态改变和骨皮质不完整。

【治疗】

治疗原则:舒筋通络止痛。

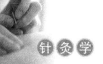

1. 毫针刺法

取穴：听宫、下关、颊车、翳风、合谷、阿是穴。

辨证加减：头昏加风池、太阳；耳鸣、耳聋加耳门、听会。

方法：每次选 2～4 穴。针刺中等刺激，以病人能耐受为度，留针 20～30 分钟。每日 1 次。不拘疗程。

2. 灸法

取穴：同针刺处方。

方法：艾条温和灸，每穴 3～5 分钟，至局部皮肤潮红为度；还可在针刺留针时，在针尾加用艾段，做温针灸，每日 1 次。下关、颊车也可用隔姜灸，每穴中艾炷灸 3～5 壮，每日或隔日治疗 1 次，7 次为 1 个疗程。

3. 电针疗法

取穴：同毫针刺法。

方法：进针得气行中等刺激后，选用连续低频波，每分钟 150～200 次，强度以患者能忍受为度。每次 15～30 分钟，每周 2～3 次，7 次为 1 个疗程。

4. 穴位注射疗法

取穴：下关。

方法：病变急性期，疼痛明显、关节障碍严重者，用地塞米松 5 mg，加 2％利多卡因 2 ml，维生素 B_{12} 500 μg 混合注入于阿是穴，5 日注射 1 次，3 次为 1 个疗程。

【按语】

颞颌关节功能紊乱是临床常见病，一般在功能期有自愈可能，但大多需治疗方能解除。临床常用镇痛剂、抗生素、局部热敷及理疗等方法，但效果不够理想。针灸疗法以其操作方便、疗效迅速、无副作用而被列为首选治疗方法。治疗时，常以局部取穴结合循经远部配穴，也可先在四肢远端针刺后，在行针过程中嘱患者活动患部，待减轻症状后留针。疼痛较重者可用电针法或灸法协同提高疗效；病程较长者，可针刺加灸，而病情顽固者则配用穴位注射治疗。

平时保持良好的精神状态，解除紧张情绪，对预防本病十分重要。要注意异常的气候变化，避免风寒的侵袭。先天颞颌关节发育不良者，避免下颌关节的过度活动。注意劳逸结合，平时可进行自我按摩，增强颞颌关节功能。注意饮食，不吃生硬的食物，避免下颌关节的损伤。

7. 急性腰扭伤

【概说】

急性腰扭伤即急性腰肌筋膜损伤，俗称闪腰，扭腰，是指腰部软组织的急性损伤。临床主要表现为腰部剧烈疼痛，活动受限，咳嗽、喷嚏时疼痛加重。本病属中医学"伤筋"范畴。中医学认为本病多因腰部突然受力，或强烈扭转、牵拉而使腰部筋脉受损，局部气血闭阻经脉，不通则痛；或劳动姿势不当，用力时使关节、筋膜发生错位嵌顿；或咳嗽、喷嚏、哈欠时，使腰部经气逆乱所致。

本病好发于青壮年，尤以男性多见，主要由弯腰搬提重物时姿势不当或动作过猛引起，亦可因腰骶部各种先天性畸形及手术后，影响了脊柱的稳定性所致。脊柱外周肌肉群是带动骨关节运动的动力源,又是加强骨关节稳定的重要因素。其中腰部是身体重量负荷最大的部位,由于其解剖特点及生物力学的特殊性,容易受到外力作用而发生扭伤。如腰部突然受力,或剧烈转动躯体,腰部肌肉用力失调,肌肉强烈收缩而引起腰部肌肉或筋膜损伤、撕裂,损伤多见于骶棘肌及腰背筋膜附着处,也可引起腰椎小关节错位或滑膜嵌顿。

本病多有明显扭伤史或诱因。轻者扭伤后数小时或 1～2 日后,腰部逐渐出现疼痛,重者即发生腰部剧痛,痛点固定,以一侧疼痛者多见,亦可两侧同时出现,或痛在脊柱线上。腰部常保持一固定姿势,稍有活动或震动则导致疼痛加剧,坐卧翻身困难,甚至不能起床,咳嗽、喷嚏时疼痛明显加重。脊柱侧凸畸形,单侧或双侧腰肌紧张,肌肉、筋膜、韧带附着处压痛。压痛有时向下放射至臀部及大腿后侧或大腿根部前内侧,但不过膝。少数患者经常反复发作。

【治疗】

治疗原则:活血化瘀,通络止痛。

1. 毫针刺法

取穴:人中、后溪或腰痛穴、委中、阿是穴。

辨证加减:根据腰部疼痛部位,选取 2～4 穴。如腰部正中疼痛,病在督脉者,取人中;病在两侧属太阳经者,取后溪、委中或腰痛穴;如局部肌肉紧张痉挛者,取阿是穴。

方法:针刺委中、后溪或腰痛穴时,可采用中等度刺激,使其产生酸、麻、胀感的同时,令其活动腰部。留针 10～15 分钟,间歇行针 2～3 次。每日 1 次,不拘疗程。

2. 刺络拔罐法

取穴:委中或阿是穴。

方法:经脉瘀阻较重,疼痛较剧者,可在腰部疼痛区,用一次性采血针在疼痛部位选取痛点行散刺法,再加拔火罐。或在委中穴附近静脉曲张处,用皮肤针叩刺或三棱针点刺出血后,再拔罐 5～8 分钟,使局部出血 3～5 ml。隔日可再进行 1 次,一般 1～2 次即可见效。

3. 灸法

取穴:腰部阿是穴。

方法:局部针刺后,在针柄上加用艾段做温针灸,也可在局部痛点隔生姜灸或艾条灸。灸至局部皮肤潮红为度。每日 1 次。多在扭伤 24 小时后进行。

4. 拔罐法

取穴:阿是穴。

方法:腰部肌肉紧张痉挛者,用大口径火罐吸拔腰部压痛点、上下部位及对侧对应点,每穴留罐 10～15 分钟。或在腰部疼痛区,涂擦凡士林或润滑油后,用中口径火罐吸拔 5 分钟后,再行走罐法,使局部皮肤潮红为度。每日 1 次,直至肌肉松弛,疼痛消失。本法可与针刺法结合使用。

5. 穴位注射疗法

取穴:阿是穴。

方法:用 1‰ 利多卡因注射液 2 ml 加维生素 B_{12} 0.5 ml 和泼尼松混悬液 1 ml 混合注射于患处。3 日后如仍有疼痛,可依法再注射 1 次。

6. 耳针疗法

取穴:腰椎、骶椎、神门、皮质下、肾上腺。

方法:用 30 号 1 寸毫针,进针得气后,留针 15～20 分钟,每隔 5 分钟捻转行针 1 次,患者活动腰部。每日 1 次,直至疼痛缓解为止。

【按语】

针灸治疗本病效果良好。针灸治疗本病时,应辨明病位,根据症情选用穴位及针灸方法。本病治疗主要以循经远取结合腰部活动,达到疏通经脉、松解肌肉、解除疼痛的目的。操作时,得气后行捻转泻法,其手法刺激量较强,故一般采用卧位或坐位。针刺时注意病人的反应,避免晕针的发生。腰部活动由小到大,如配合呼吸则效果更好。针刺法与拔罐法结合使用,可提高临床疗效。在扭伤急性期不宜采用热敷和艾灸疗法,也不宜过多局部刺激,以防加重组织损伤。

患者平时要加强腰部运动,搬运重物时需保持正确姿势,避免腰部扭伤。注意腰部保暖,避免风寒等外邪的侵袭。卧硬板床,有利于脊柱的保健与治疗。如经常反复地腰部扭伤,需摄取 X 线片,注意有无合并腰椎病变。

8. 老年性膝关节炎

【概说】

老年性膝关节炎又称为增生性膝关节炎、退行性膝关节炎,是指膝关节的局部损伤炎症或慢性劳损,引起关节软骨面退行性病变、断裂甚至脱落,软骨下骨质增生、骨刺形成。临床以膝关节疼痛及功能障碍为主要表现。多见于中老年人,女性多见。本病属中医学"痹证"、"骨痹"的范畴。中医学认为,本病多因年老体弱,气血不足,肝肾阴亏,加之过度劳累或感受风寒,筋骨失养,关节屈伸不利,气血瘀阻经络而致。

膝关节是人体关节中负重多、运动量大的关节,也是人体最完善、最复杂的关节,是人体的活动中枢,由股骨下端弧形的关节面与胫骨内、外髁关节面以及股骨髌面和髌股关节面在一宽大关节囊中构成。髌骨在股四头肌腱中,无骨膜,但关节软骨较厚。股骨髌面为滑车关节面,髌骨关节面中部稍隆凸,两者相吻合构成髌股关节。髌骨下方有髌下囊、脂肪垫及滑膜皱襞。膝关节外有膝内侧、外侧副韧带。膝关节囊内有内、外侧半月板覆盖于胫骨内、外髁关节面的边缘部。关节囊内还有膝交叉韧带。

老年性膝关节炎发生的最主要原因是慢性积累性损伤。长期姿势不良、负重用力、重度肥胖,导致膝关节周围软组织损伤。关节微小的移位,加速关节软骨变性、摩擦与破坏。人进入老年期,体内性激素分泌减少,垂体前叶分泌大量促性腺激素,如促甲状腺激素、促生长激素等,因而引起内分泌功能失调;尤其是老龄妇女绝经后,内分泌紊乱,会影响钙的吸收、代谢,致使骨量减少或增生、骨质疏松,而导致本病的发生。

本病进展缓慢,主要临床表现为膝关节疼痛,行走不便,屈伸不利,下蹲困难;或因突然活动刺痛,并常伴有腿软的现象。突出的特征是上下台阶困难,而且疼痛加剧。在膝关节的伸屈过程中,往往发出捻发响音。疼痛因重度劳动、激烈的体育活动、气候变化等因素而加重。休息后有关节迟滞感,僵硬不利,有时有滑脱感。严重者可呈跛行。检查可见膝关节周围有压痛,关节活动功能有轻度或中度限制,可触及关节摩擦声。急性期膝关节可有肿胀,有时可有关节积液。后期可有股四头肌萎缩,关节畸形如膝内、外翻,关节骨缘增大,严重者不能完全伸直膝关节,呈屈曲挛缩状态。X 线片有助于协助诊断。

【治疗】

治疗原则：温经活血，通络止痛。

1. 毫针刺法

取穴：阿是穴、内膝眼、外膝眼、膝阳关、足三里。

方法：可参考 X 线片选择针刺部位，另配选 2～4 穴。针刺中等刺激，以病人能耐受为度，留针 20～30 分钟。每日 1 次，7～10 次为 1 个疗程。

2. 温针疗法

取穴：同毫针刺法。

方法：局部针刺后，在针柄上加用艾段做温针灸，至局部皮肤潮红为度。每日 1 次或隔日 1 次，7～10 次为 1 个疗程。

3. 耳针疗法

取穴：膝、神门。

方法：用毫针刺以轻或中等刺激，可间歇行针，留针 30 分钟。留针同时活动膝关节。还可在针后用王不留行药籽贴压，1 日数次按压耳穴。两耳交替，每日或隔日 1 次。10 次为 1 个疗程。

4. 灸法

取穴：阿是穴、膝眼、血海、膝阳关等。

方法：将点燃的艾条反复在膝部温和熏灸，每日或隔日 1 次。

【按语】

本病临床治疗尚无特效疗法、疗效难以巩固，是较难治疗的慢性关节痛症。采用药物（镇痛药、钙剂、雄性激素等）、关节腔内（外）阻滞、适量运动体疗（水平位或少负重体育锻炼）及适当休息等综合疗法，可缩短疗程、提高疗效。但多数病例只能达到缓解症状、减轻痛苦、恢复部分关节功能，远期随访发现部分病例常因寒冷、气候变化、外伤、劳累而使症状再现。宜多食含钙量丰富的绿色蔬菜、豆制品和牛奶以及虾类、扇贝等海产品，以预防妇女经前、后骨组织的丧失。

日常多参加体育锻炼，适当运动有助于钙代谢和吸收。骨关节病发生后急性期应适当休息、制动，特别是避免负重。慢性疼痛应进行适量的（轻负重）关节运动如坐、卧位伸展、屈曲运动及水平运动。肥胖者应设法减肥，以减轻对膝关节的负荷。

思考题

1. 面瘫的针刺穴位有哪些？其中哪些属于近部取穴？哪些属于循经远取？说明其意义。

2. 肩关节周围炎针灸如何治疗？有哪些常用方法与选穴？

3. 简述坐骨神经痛的取穴及循经配穴。

4. 耳针治疗失眠疗效较好，如何选穴？

5. 膈肌痉挛为临床常见的症状，多见于什么病因？针灸如何治疗？

6. 脑血管病针灸如何治疗？在其疾病的不同分期，针灸取穴各有何特点？

7. 习惯性便秘的病因病机是什么？怎样配穴治疗？

第十一章　妇、儿科疾病

　　多种妇、儿疾病均属临床疑难病症，因其病因复杂，病情缠绵，药物疗效差，而给患者带来很大的身心损害。本章节介绍了一些临床常见妇儿疾病的针灸治疗。如痛经、胎位不正、小儿遗尿、婴幼儿腹泻等，针灸及配合推拿疗效十分突出，可以较快改善其临床症状甚至治愈。本章节的学习十分重要，要求学生了解与掌握以下内容：

　　1. 了解以下所述病种的针灸治疗方法与临床疗效。

　　2. 重点掌握痛经与胎位不正的针灸治疗原则、配穴与刺激方法。

第一节　妇科疾病

1. 原发性痛经

【概说】

　　凡在行经当中或经期前后发生下腹部疼病，以致影响正常的生活及工作者，称为痛经。中医学将此病称之为"经行腹痛"，认为本病多由劳伤气血，体质虚弱，气滞血瘀；或风寒之气外袭，伤及冲任等所致。

　　现代医学中一般将痛经分为原发性和继发性两种。原发性痛经指患者无生殖器官器质性改变，常发生于月经初潮后不久的未婚或未孕的青年女性。原发性痛经多属功能性痛经，多与子宫肌痉挛、子宫峡部张力过高、子宫位置过高、子宫内膜在行经时整块排出以及受寒、精神刺激等有关；器质性痛经是指由于机体器质性改变而引起的痛经，主要是盆腔内有器质性病变，如慢性盆腔炎、盆腔结核以及子宫内膜异位症等所致。

　　本病临床主要表现为下腹部绞痛，也可出现胀痛或坠痛。有时疼痛放射到腰骶部、股内侧、阴道甚至肛门等处。多在月经来潮第 1～2 日出现，一般于月经来潮前数小时即已感到疼痛，成为月经来潮之先兆。月经开始时疼痛逐渐或迅速加剧，疼痛历时数小时，有时甚至持续 2～3 日。疼痛呈阵发性，疼痛剧烈时患者脸色发白，出冷汗，全身无力，四肢厥冷，并伴有恶心、呕吐、腹泻、尿频、头痛等症状。

【辨证分型】

（一）气滞血瘀

　　经行之先或经行当中，小腹胀痛，疼痛拒按，甚则牵及腰骶部酸胀难忍。当经血畅行或下血块后,疼痛可减轻。常伴有经前乳房胁肋胀痛,烦躁不安,急躁易怒等肝郁表现。舌暗有瘀斑,苔白或微黄,脉沉弦。

（二）寒湿凝滞

经期或经前小腹冷痛,拒按,喜热,得热痛可稍减。经迟量少、色暗而不畅;面色晦暗,食欲不振,口淡无味。舌边紫暗,苔白微腻,脉沉紧或沉迟。

（三）气血虚弱

经期或经后小腹隐痛,喜揉喜按,月经量少,色淡质稀,或腰骶酸痛,肢体乏力,舌淡苔薄白,脉沉细弱。

（四）肝肾亏损

经期或经后小腹隐痛,喜揉喜按,经迟量少,色淡质稀,腰酸,伴耳鸣,头昏,视物不清。舌淡苔薄白,脉沉细弱。

【治疗】

治疗原则:实证:理气活血,通络止痛;虚证:调补脏腑,补益气血。

1. 毫针刺法

取穴:关元、三阴交、十七椎。

辨证加减:气滞血瘀型加合谷、太冲、气穴;寒湿凝滞型加命门、足三里;气血虚弱型加足三里、气海;肝肾亏损型加肾俞、肝俞、太溪、太冲。

方法:每次选用 3～5 穴。针刺关元、气海,采用连续捻转的手法,务使针感向下传导,三阴交施以泻法;十七椎下可刺入 1～1.5 寸深,得气后快速捻转,使针感向小腹传导。寒证、虚证者起针后在小腹部穴位施以艾灸,至皮肤红润;或在腹部穴位施以温针灸。疼痛发作时也可配合用电针仪,每次选用 2 穴,腹部与下肢穴相配,选用密波或疏密波,留针 30～60 分钟。发作时每日 1～2 次,非发作期可隔日治疗 1 次,至月经来潮前 3 日,可每日治疗 1 次。

2. 灸法

取穴:关元、十七椎、命门。

方法:上述腧穴,以艾条悬灸。每穴 5～7 分钟,使热力内透。亦可用艾绒隔姜灸,艾炷黄豆大小,每穴 5～7 壮。此法适用于寒虚型患者。

3. 耳针疗法

取穴:子宫、卵巢、内分泌、肾、肝、脾。

方法:每次取上穴 2～3 个,毫针刺,中强刺激,留针 30 分钟至 1 小时,留针期间每隔 10 分钟捻针 1 次。

4. 穴位注射疗法

取穴:上髎、次髎。

方法:用 1% 普鲁卡因注射液 1 ml,皮下注射上穴,每日 1 次。此法有即刻止痛之效。

5. 穴位贴敷疗法

取穴:中极、三阴交、肾俞、次髎。

方法:痛舒宁硬膏(成药)剪成 4 cm×4 cm 见方,于经前或经期贴敷于以上穴位,每日更换 1 次。

6. 刺络放血疗法

取部：上髎、次髎。

方法：用三棱针点刺放血数滴或数十滴。此法适用于气滞血瘀型患者。

【按语】

针灸治疗本病有很好的止痛效果，一般针后可即刻止痛。但要保持疗效，须嘱患者坚持治疗，一般需连续针刺 3 个月经周期以上方可治愈。另外，对患者进行月经生理教育十分重要。如能消除对月经的焦虑、恐惧等精神负担，加强身体锻炼，多数可使痛经的症状缓解。平时应注意营养和经期卫生，经期宜保暖。忌食生冷及冒雨涉水，并注意避免过度劳累。寒湿凝滞者可服生姜红砂糖水，局部热敷及温水淋浴亦可暂时缓解疼痛。

2. 更年期综合征

【概说】

更年期综合征又称围绝经期综合征，是指妇女在绝经前后，出现烘热而赤，进而汗出，精神倦怠，烦躁易怒，头晕目眩，耳鸣心悸，失眠健忘，腰背酸痛，手足心热，或伴有月经紊乱等与绝经有关的症状。中医学称该病为"绝经前后诸症"。中医学认为，妇女至绝经前后，肾气渐亏，天癸将竭，精血不足，阴阳平衡失调，会出现肾阴不足，阳失潜藏，或肾阳虚衰，经脉失于温养等肾阴肾阳偏盛偏衰现象，从而导致脏腑功能失常；亦可因肾阴不足而肝阳上亢，或因肾阳虚弱，脾失健运而生诸证，其中肾虚是致病之本。由于体质因素的差异，临床有不同表现，病变部位涉及肝、脾、肾三脏及冲任二脉，病性多虚证或虚实夹杂。

绝经期是妇女卵巢功能逐渐衰退到完全丧失的一个过渡时期。妇女绝经期是从 40 岁至 60 岁，可长达 20 年左右。在这一阶段妇女所出现的一系列因性激素减少及机体衰老而引起的以自主神经系统功能紊乱为主的症状，统称为绝经期综合征。绝经期妇女有 75%～85% 患有程度轻重不同的某些症状，其严重程度可因人而异，其中约有 15% 的人因症状严重而就医。现代医学认为，卵巢功能衰退、雌激素分泌减少是形成本病的主要原因。在此期间，卵巢功能逐渐衰退，引起卵泡发育不全，丧失排卵功能，致生育力低下、月经紊乱以至绝经。雌激素水平低下，对垂体的负反馈作用降低，出现了下丘脑和垂体功能亢进，导致内分泌功能失调、代谢障碍以及自主神经功能紊乱等一系列绝经期综合症状。雌激素减少还干扰了中枢神经递质的代谢和正常分泌，成为绝经期妇女情感异常、精神行为改变的基础。

【辨证分型】

（一）肾阴虚

头晕耳鸣，失眠多梦，心烦易怒，烘热汗出，五心烦热，腰膝酸软，或皮肤感觉异常，口干便结，尿少色黄，舌红苔少，脉细数。

（二）肾阳虚

面色晦暗，精神萎靡，形寒肢冷，纳差腹胀，大便溏薄，或面浮腿肿，尿意频数，甚或小便失禁，舌淡苔薄，脉沉细无力。

【治疗】

治疗原则：温肾壮阳，补气健脾；滋补肾阴，交通心肾。

1. 毫针刺法

取穴：气海、肝俞、脾俞、肾俞、足三里、三阴交、太冲。

辨证加减:肾阴亏虚加太溪、照海;肝阳上亢加风池、百会;心神不宁加通里、神门、心俞;肾阳不足加关元、命门;脾虚湿盛加中脘、阴陵泉、丰隆。

方法:每次选用 3～5 穴,针刺用补法或平补平泻法,留针 20～30 分钟,每日或隔日针灸治疗 1 次,10 次为 1 个疗程。

2. 耳针疗法

取穴:内生殖器、内分泌、肝、肾、脾、心、皮质下、神门。

方法:每次选用一侧耳穴 3～4 个,毫针用轻刺激,留针 20 分钟,每日或隔日 1 次,10 次为 1 个疗程。也可用耳穴埋针或压丸。

3. 穴位注射疗法

取穴:气海、关元、肾俞、脾俞。

方法:每次选用 2～3 穴,可用黄芪、当归、红花等中药制剂,或用胎盘组织液、维生素 B_{12} 注射液等制剂,每穴每次注入药液 1～2 ml,2～3 天注射 1 次。

4. 挑刺疗法

取穴:在腰部督脉或足太阳膀胱经上寻找阳性点。

方法:用三棱针挑破 0.3～0.5 cm 长,0.1 cm 深的伤口,将白色纤维挑断,每次选用 2～4 个点,每月 1 次,连续挑治 3 次。

【按语】

更年期综合征采取针灸治疗可获得较好疗效。但该病症情复杂,病情易于反复,治疗疗程宜长。对该病中的一些神志改变如精神不佳,情绪不稳,喜悲伤欲哭诸症,除采取针刺等治疗外,耐心的精神治疗也是重要的调养手段,应予以安慰、解释,说明绝经是一正常的生理阶段,勿过度紧张或恐惧,以消除病人对疾病的顾虑。饮食方面以清淡为宜,多进食蔬菜水果,少进膏粱厚味。肾虚病人尤要避免辛辣刺激食物。还需鼓励患者多作户外活动,减轻体重,以增强体质。

3. 胎位异常

【概说】

妊娠 30 周后,经产前检查发现胎儿为枕后位、臀位、横位等胎位,称胎位异常,其中以臀位为常见。胎位不正如不纠正,分娩时可造成难产。现代医学认为,胎位不正多由产妇腹壁松弛等原因使胎儿在宫腔中活动度过大;或孕妇腹壁过紧、羊水过少,使胎儿转动不便所所致。此外,子宫或胎儿畸形、肿瘤等原因也可使胎头固定受到影响。

胎位不正在临床上多无自觉症状,可通过妊娠后期的腹壁、肛门检查而发现。胎位不正临产时,常表现为宫颈扩张缓慢、宫缩不强、产程延长,或胎膜早破、脐带脱出、胎儿窘迫或死亡,有的可发生子宫破裂或产道损伤。

【治疗】

治疗原则:转正胎位。

1. 针刺疗法

取穴:足三里、至阴。

方法:每次取上穴,针用平补平泻,留针 20～30 分钟。每日 1 次。10 次为 1 个疗程。

2. 灸法

取穴：至阴。

方法：可用艾条温和灸，施灸30～60分钟，每日或隔日治疗1次。操作时宜将腰带解开，腹壁放松，灸至胎位转正为止。

3. 耳针疗法

取穴：子宫、交感、皮质下、脾、肝。

方法：先探求（或用耳穴探测仪测出）敏感点，常规消毒后按压王不留行籽，复以胶布贴敷之。每隔3～4天换药1次，每日早晚按揉3～5分钟。

4. 激光穴位照射法

取穴：至阴。

方法：激光照射双侧至阴穴。孕妇取仰卧位，屈膝，电流量为6 mA，将激光束直接照射至阴穴，距离25～30 cm，每侧照射5～8分钟，每日1次，3～5次为1个疗程。

【按语】

针灸对胎位异常有极好疗效，尤其是灸至阴穴，疗效可达90％以上。但骨盆狭窄、子宫畸形或胎儿本身因素等引起的胎位异常，应首先治疗原发病，否则易延误产期。

第二节　儿科疾病

1. 婴幼儿腹泻

【概说】

婴幼儿腹泻是一组由多病原、多因素引起的以大便次数增多，便质稀薄或如水样、蛋花样便为其主要临床表现的一种胃肠道疾病，是小儿最常见的疾病之一。临床有感染性和非感染性腹泻两种。发病率较高，一年四季均可发病，但夏秋季更为常见。多发生于2岁以下的婴幼儿，尤其是1岁以内的婴儿。本病属于中医学"泄泻"的范畴。中医学认为，小儿脏腑娇嫩，脾胃虚弱，易受寒湿之邪侵袭，风寒侵入腹部，影响受纳运化而成泻泄；或因饮食不节，或饮食不洁之物，或饥饱失常，过食生冷，损伤脾胃，运化失职，饮食内停，清浊不分，并走大肠而成泄泻；或因先天禀赋不足，命门火衰，阴寒内盛，致使脾胃运化功能失调，水谷不化，而成泄泻。

现代医学根据病因，将婴幼儿腹泻分为感染性和非感染性腹泻两大类。感染性腹泻包括霍乱、痢疾及其他感染性腹泻，非感染性包括食饵性（饮食性）腹泻、症状性腹泻、过敏性腹泻及其他腹泻。感染性腹泻临床可以根据腹泻病程、大便性状、大便的肉眼及镜检所见、发病季节、发病年龄及流行情况，估计最可能的诊断。急性水样便腹泻，多为轮状病毒或产毒性细菌感染。小儿尤其是2岁以内婴儿，发生在秋冬季节，以轮状病毒肠炎可能性较大；发生在夏季以产毒性大肠杆菌肠炎可能性大；水样便或米汤样便，腹泻不止伴有呕吐，迅速出现严重脱水，要考虑霍乱；患儿粪便为黏脓便或脓血便，要考虑为细菌性痢疾；如血多脓少，呈果酱样，多为阿米巴痢疾。此外，应考虑侵袭性细菌感染，如侵袭性大肠杆菌肠炎、空肠弯曲菌肠炎或沙门菌肠炎等。另外，如有水源污染，慢性腹泻要注意隐孢子虫肠炎；营养不良患儿，长期应用抗生素，有鹅口疮史，要注意真菌性肠炎。长期滥用抗生素要注意肠道菌群失调。非感染性腹泻可根据病史、症状及检查分析，诊断为食饵性腹泻、症状性腹泻、过敏性腹泻、非特异性溃疡性结肠炎、糖原性腹泻。食饵性腹泻多由饮食不当引起；症状性腹泻由全身性疾病引起；过敏性腹泻，常源于乳蛋白过敏；非特异性溃疡性结肠炎，病因尚不清楚，一般认为与感染引起免疫异常有关；克罗恩病又称局限性回肠炎，有遗传性因素，但认为与免疫有关；糖原性腹泻，少数与先天性糖酶缺乏有关，多数由于各种肠炎破坏了小肠微绒毛引起双糖酶，特别是与乳糖酶缺乏有关，有报道认为 3 岁以下腹泻患儿中乳糖不耐受的发生率占 46.9％，且年龄越小发生率越高。

本病轻症一般预后良好，重症泄泻则预后较差，可耗伤气液，容易出现伤阴、伤阳后阴阳两伤等危重变证，甚则可导致慢惊风。若迁延不愈，可引起营养不良，影响生长发育，成为疳积。

【辨证分型】

（一）寒湿泻

大便清稀，多有泡沫，肠鸣腹痛，身寒喜暖，口不渴，舌质淡，苔薄白，脉多沉细。

（二）湿热泻

泻下稀薄，色黄而臭秽，腹痛时作，身热口渴，肛门灼热，小便短赤，舌苔黄腻，脉滑数。

（三）伤食泻

脘腹胀痛，痛则泻，泻则痛减，大便酸臭，不欲饮食，或兼有呕吐，夜卧不安，舌苔厚腻，脉滑而实。

（四）阳虚泻

时泻时止或久泻不愈，食入即泻，大便稀溏如水，或呈蛋花样，面色㿠白，形寒肢冷，精神萎靡，寐时露睛，或见脱肛，舌淡苔白，脉微细。

【治疗】

治疗原则：实证宜理气和胃，化湿止泻；虚证宜健脾和胃，温中止泻。

1. 毫针刺法

取穴：中脘、天枢、足三里。

辨证加减：寒湿泻加关元、灸神阙，腹痛重时加公孙；湿热泻加曲池、内庭，热重加尺泽、委中，湿重加阴陵泉；伤食泻加气海、内庭，伴有呕吐者加内关；阳虚泻加脾俞、肾俞、章门，伴见手足厥冷加灸关元。

方法：针刺用平补平泻法，不留针。中脘、天枢、足三里可针后加灸，神阙穴只灸不针。寒证可加灸，热证不用灸。每次灸 20～30 分钟，每日 1 次。实证针刺用泻法，虚证宜用补法。刺委中穴可用三棱针点刺出血。

2. 灸法

取穴：神阙、气海。

方法：用艾条温灸神阙、气海穴，每日 1 次，灸至皮肤红晕为度。

3. 推拿疗法

方法：补脾经 300 次，推大肠 100 次，摩腹 5 分钟，揉脐 3 分钟，按揉足三里 1 分钟，推上七节骨 300 次，揉龟尾 200 次，捏脊 3～5 遍。

辨证加减：伤食泻加清大肠，运内八卦，揉板门，揉中脘，揉天枢；风寒泻加推三关，揉外劳宫,腹痛加掐揉一窝风,拿肚角;湿热泻加清胃经,清大肠,清小肠,退六腑,揉天枢,若热重者加清天河水,脾虚泻加补大肠,推三关;脾虚损及肾阳,加补肾经,揉外劳宫,若久泻不止,加按揉百会。

4. 穴位贴敷疗法

取穴:神阙。

方法:用丁香 1 份、肉桂 2 份,共研细末。每次用 1～3 g,纳脐中,外贴纸膏药,每日 1 次,该法适用于寒泻虚证。

以吴茱萸 30 g、苍术 20 g、丁香 6 g、白胡椒 30 粒,用火焙干,研末,混合均匀,装瓶备用。用时取药末 1.5～2 g,陈醋或植物油调成糊状,敷于脐部,外以纱布固定。每日 1 次,该法适用于脾虚或脾肾阳虚型泄泻。

以肉桂 3 g、细辛 0.9 g、干姜 6 g,上药共研细末,冷水调匀,敷于脐部,每日换药 1 次。该法适用于风寒泻。

以车前子 9 g,滑石粉 6 g,甘草 3 g,上药共研细末。取药末适量,敷于患儿脐孔,每日换药 1 次。该法适用于湿热泻。

【按语】

针灸治疗本病疗效良好,特别是推拿疗法,具有取效迅速,便于操作,患儿易于配合的特点,尤其适合临床应用。应用灸法时由于热感较强,小儿皮肤稚嫩,又不易配合,故应防止烫伤。施灸前,最好在施灸部位垫一层细纱布。同时,应注意腹部不宜暴露太多以防受凉。应用针刺治疗时宜用短针,快速针刺,得气后即出针,不宜留针。

婴儿应提倡母乳喂养,避免在夏季断乳,改变饮食种类。添加辅食宜适时适量,合理喂养,乳食勿过饱,勿进食难消化食物。讲究饮食卫生,饭前便后要洗手,食具要消毒。注意气候变化,及时添减衣被,避免受寒或着凉。做好腹泻患儿的隔离治疗及粪便消毒。避免长期滥用抗生素,防止菌群失调而导致的肠炎。腹泻患儿在发病初期宜控制饮食,适当减少乳食,频繁呕吐者应禁食 8～12 小时,待病情好转,逐渐恢复少量易消化的食物。初愈后应注意调摄饮食。同时做好臀部护理,勤换尿布,保持皮肤清洁干燥。家长应注意观察记录粪便的次数、颜色、性状、气味及其混杂物等,并应详细观察全身症状。注意重症和变症的发生。

附:捏脊方法

解开病儿衣服,裸露背部,让其伏在大人身上(要伏平、伏正),露出整个背部;然后,施术者立于病儿后方,两手半握拳,两食指抵于背脊之上,拳眼与背相垂直,再以两手拇指伸向食指前方,合力扶住肌皮提起,而后做食指向前、拇指后退的翻卷动作,两手交替向前移动,自长强穴起,沿脊柱两旁,向上推捏,一般上推至大椎即可。如此反复 3～5 次。在捏第三次时,每捏 3 把,将皮提一下。捏完后,以拇指按摩两侧肾俞、脾俞、胃俞数下。每次操作需 1 分钟左右,每天 1 次,连续 6 天为 1 个疗程。

2. 小儿遗尿

【概说】

小儿遗尿是指临床上 5 岁以上的儿童出现不能自主控制排尿,经常睡中小便自遗,醒后方觉。其发病率随年龄的增高而呈下降趋势。中医学认为,本病主要为先天禀赋不足,或见于大病久病之后,或因外感湿热,致水道失司,固涩无权,膀胱约束失职所致。遗尿症虽无严重后果,但由于患儿大多病程长,或病情反复发作,重症病例白天睡眠中也会发生遗尿,致使患儿的身心健康与生长发育受到严重影响。因此,患儿尤其是学龄期儿童患者,更要抓紧治疗,不能听其自然。

本病中西医病名相同。在临床中,如果患儿年龄在 5 岁以上,因睡眠较深,不易唤醒,导致每天或隔几天就发生尿床,并且小便常规及尿培养检查多无异常者,即可确诊为该病。部分患儿通过 X 线摄片检查,可发现有隐性脊柱裂等现象。

【辨证分型】

(一)肺脾气虚

尿意频数,但尿不多,滴沥不尽,少腹时时坠胀,舌质淡红,脉多虚软无力。

(二)肾气不足

小便滴沥不断,神疲怯寒,形体衰弱,头晕腰酸,两足无力,舌质淡,脉象沉细,尺脉更弱。

(三)肝胆火旺

睡中遗尿,平素小便色黄,性情较急躁,或有手足心灼热,夜间啮齿梦语,唇红,苔黄,脉弦数。

【治疗】

治疗原则:肺脾气虚型宜益气升陷;肾气不足型宜温补肾气;肝胆火旺型宜泻肝清热。

1. 毫针刺法

取穴:中极、关元、三阴交。

辨证加减:肺脾气虚型加肺俞、脾俞、胃俞、肾俞;肾气不足型加肾俞、命门、膀胱俞;肝胆火旺型加行间、阳陵泉、太冲、足临泣等。

方法:上穴常规针刺,针刺得气后出针,不留针。可针灸并用,或单针不灸,一般虚证宜灸,实证不灸或少灸。每日 1 次,10 次为 1 个疗程。

2. 穴位贴敷疗法

取穴:神阙。

方法:用五倍子、何首乌各 3 g,研末,用醋调敷于脐部,外用纱布覆盖,每晚 1 次,连用 3～5 次。或者用覆盆子、金樱子、菟丝子、五味子、仙茅、补骨脂、桑螵蛸各 60 g,丁香、肉桂各 30 g,研末,用白酒调后敷于脐中,外用胶布固定,3 天换药 1 次。

3. 耳穴贴压法

取穴:膀胱、肾、脾、三焦、心、脑点、神门。

方法:以王不留行籽埋丸,每日按压 3 次,每次 5 分钟,睡前加按 1 次,两耳交替贴压。10 次为 1 个疗程。

4. 推拿疗法

方法:补脾经、补肾经各 800 次,推三关 300 次,揉丹田 200 次,按百会 50 次,摩腹 200 次,揉龟尾 30 次。较大儿童可用擦法,横擦肾俞,以热为度。

【按语】

小儿遗尿症为临床所常见,尤以学龄前儿童为多。针灸治疗本病,往往较药物或其他方法取效为快,但需持之以恒,配合治疗。另外,有规律的生活作息制度,以及孩子在夜间熟睡中大人按时唤醒小便,形成良好的习惯,对于治疗遗尿也甚为重要。针灸治疗本病的作用机制可能是针刺刺激通过周围神经传入高级神经中枢,使患儿排尿中枢的控制功能得到加强和改善,并通过中枢反射性信号的下传,促进了膀胱与中枢间的协调关系,产生正常的排尿活动;针刺改善了脑部的供血状况,使脑组织得到充分的血氧供应,促进小儿大脑的发育,使排尿中枢功能不断得到完善。此外,针灸良好的心理调节作用,在治疗中亦可起到积极作用。

治疗期间,每日晚饭后注意控制饮水量。作为家长还要耐心教育患儿,鼓励患儿消除怕羞、紧张情绪,建立战胜疾病的信心。此外,当今年轻父母常给婴幼儿使用纸尿裤,但纸尿裤的使用不宜超过1周岁,否则不利于小儿形成夜间起床排尿的习惯,易造成习惯性遗尿。

思考题

1. 治疗痛经有哪几种针灸方法?请分别叙述,并分述所取穴位位于何处?
2. 小儿遗尿临床辨证分型有哪些?治疗应选哪些穴位?
3. 如何用至阴穴矫正胎位?

第十二章　外科与皮肤科疾病

　　本章节选择介绍了几个临床常见外科与皮肤科疾病的针灸治疗。尽管针灸治疗外科疾病有着悠久的历史和独特的方法,但因近代分科太细,一些病种已经流失,其治疗方法也较为特别,也就不再详细阐述。皮肤科疾病,尤其是带状疱疹,针灸疗效十分显著。无论是疱疹初起,还是水泡、结痂及后遗神经痛,其病程全程针灸均可干预,可明显减轻疼痛,缩短病程,加速治愈。本章节的学习要求学生了解与掌握以下内容:

　　1. 了解以下所述病种的针灸治疗方法与临床疗效。

　　2. 重点掌握带状疱疹的针灸治疗原则、配穴与刺激方法。

第一节　外科疾病

1. 急性乳腺炎

【概说】

　　急性乳腺炎是因细菌侵入乳腺和乳管组织而引起的乳房感染。常见于产后哺乳期,多见于初产妇。多由哺乳时被婴儿咬破乳头,细菌趁机侵入,兼以排乳不畅,形成乳汁蓄积,以致细菌得以繁殖而引起。如果发展成为脓肿,则称为乳痈。中医学认为,本病多因热毒蕴结,或肝气郁结,气滞血凝,以致乳络不通,乳汁凝滞,湿热结毒而成。

　　现代医学认为,本病主要是因于排乳不畅,乳汁积聚,以致形成局部乳腺组织的细菌性感染。致病菌主要为金黄色葡萄球菌。最初由于郁积的乳汁对组织的刺激作用,可引起乳腺的单纯性炎症,细菌侵入则形成严重的乳房蜂窝织炎,以致最后形成乳房脓肿。

　　本病以乳房红肿热痛为主要表现。发病部位多在乳房的外上方,排乳不畅或困难,恶寒头痛,全身不适。如不及时治疗,2～3天后肿势扩大,局部剧痛,全身高热。若病灶浅,可在5～6天内成脓,肿块变软,按之应指,此为脓成;若病灶深,肿胀尤为明显而肤色不红,全身不适加重。如及时手术切开排脓,可迅速止痛消肿,并改善全身中毒症状,若不及时治疗,则可能并发菌血症和败血症。

【辨证分型】

（一）肝气郁结

患侧乳房肿胀、皮肤微红或不红,肿块或有或无,乳汁排泄不畅,伴胸闷胁痛,呕逆,纳呆,苔薄,脉弦。

（二）胃热蕴结

乳房肿胀触痛,皮色无改变或微红,乳汁排泄不畅,伴恶寒发热,舌红苔薄黄,脉数。

（三）毒盛酿脓

乳房肿块增大,伴高热寒战,如发热不退,持续跳动,肿块中央渐软,并有波动感,即为脓熟,舌红苔黄腻,脉弦滑数。

【治疗】

治疗原则:补气养血,清热解毒,通络消肿。

1. 毫针刺法

取穴:足三里、肩井、膻中、乳根。

辨证加减:肝气郁结,加太冲;胃热蕴结,加温溜;毒盛酿脓,加丰隆、行间、内庭。

方法:每次选用5～7穴,各穴施以中等强度或较强刺激,留针20～30分钟。可间歇行针,一般每日1次,5～10次为1个疗程。

2. 耳针疗法

取穴:神门、皮质下、肝、胃、胸。

方法:每次取上穴2～3个,毫针刺,中强刺激,留针30分钟至1小时,留针中每隔10分钟捻针1次。

3. 灸法

取穴:阿是穴、肩井、乳根。

方法:以艾条温和灸以上穴位,每次20分钟左右,每日1～2次。本方法适用于急性乳腺炎尚未成脓者。

4. 放血疗法

取部:患侧背部第七颈椎到第十二胸椎之间的皮肤阳性反应点。

方法:以三棱针或一次性采血针点刺以上穴位,数量为1～5个点不等。也可在放血后加拔火罐。

【按语】

本病初起,运用针灸治疗有一定疗效。在针灸治疗的同时,需用吸乳器吸出乳汁,以保持乳汁排泄通畅。如高热、肿痛严重,可配合药物综合治疗。脓肿已成熟者,应及时排脓。

2. 腱 鞘 囊 肿

【概说】

腱鞘囊肿是发生在肌腱附近的囊性肿物,俗称筋块。临证多发于腕背、足背及指、趾附近。本病好发于青壮年,尤多见于女性。中医认为本病多为劳作伤筋,经气阻滞,血行不畅,瘀血内停;或遭受外伤,经脉受损,气血凝滞而致。

现代医学认为本病原因不明,但与外伤、劳损有关。由于腱鞘、关节囊受损,引起局部炎性肿胀,腱鞘、关节囊积液,而逐渐形成囊肿。

本病临床表现为在腕背手舟骨-月骨关节,或小多角骨-头状骨间关节,即拇长伸肌腱与指总伸肌腱间隙部位露出肿块,呈半球形或梭形,表面光滑,基底固定。一般疼痛或压痛较轻。

【治疗】

治疗原则:活血散结。

1. 毫针刺法

取穴:囊肿局部取穴。

方法:用较粗针(20～24 号)从囊肿最高点刺入,刺破肿块,并加以挤压;或在囊肿中心及前后左右各刺 1 针,中心处用直刺,针后加灸,起针后局部加压包扎。

【按语】

针刺治疗腱鞘囊肿,要刺入囊内,出针后再加以挤压才有效果。如囊肿再度出现,间隔一周后可以再刺,直至囊肿消失为止。

第二节　皮肤科疾病

1. 荨 麻 疹

【概说】

荨麻疹是一种暂时性的皮肤黏膜局限性水肿及红色风团反应,主要表现为边缘清楚的红色或苍白色的瘙痒性皮损,为大小不等的局限性风团。中医学称本病为"瘾疹"、"风疹块",认为其多因禀赋不足,腠理疏松,风邪内袭,郁于肌表;或胃肠积热,腑气不通,内不能泄,外不能达,郁积肌肤而发病。

本病是常见的皮肤过敏反应,可发生于任何年龄和身体任何部位。引起本病的原因很多,大多数患者不能找到确切原因。常见的变应原有食物(如鱼、虾、蟹、蛋及某些水果)、药物(青霉素、血清制剂、磺胺类药物等)、感染(病毒、细菌、真菌、寄生虫等)。同时,本病与精神因素、环境因素、物理因素等均有联系。一些内脏和全身性疾病如风湿热、类风湿性关节炎、系统性红斑狼疮等亦成为荨麻疹,尤其是慢性荨麻疹的病因。

本病分为急性和慢性两类。前者在短时间内能痊愈,后者则反复发作达数月至数年。急性荨麻疹起病较急,皮肤突然发痒,很快出现大小不等的红色风团,呈圆形、椭圆形或不规则形,开始时孤立或散在,逐渐扩大,融合成片,风团呈苍白色,皮肤凹凸不平,呈橘皮样。荨麻疹反复发作超过 3 个月者,为慢性荨麻疹,其治疗困难。

【辨证分型】

(一)风寒证

风团色淡红,或苍白,好发于暴露部位,遇风冷则皮疹加重,得热则减,冬轻夏重,舌体淡胖,苔薄白,脉浮紧或迟缓。

(二)风热证

风团红色,皮肤灼热,烦躁不安,遇热皮疹加重,得冷则减,好发于上半身被覆盖部位,口干,咽喉肿痛,舌红苔薄白,脉浮数或浮滑。

(三)胃肠湿热证

发生风团瘙痒同时,伴有恶心、呕吐、腹痛、腹胀,神疲纳呆,大便秘结或泄泻,口干舌燥,舌红,苔黄或黄腻,脉滑数。

（四）气血两虚证

风团反复发作,皮疹色淡,长期不愈,多见于老年或久病之后的患者,劳累后症状加重,神疲乏力,舌质淡有齿痕,苔薄白,脉细。

（五）冲任不调证

风团随月经周期而变化。常于行经前2～3天发病或加重,随行经停止而消失,下次月经来潮时再发生,常伴月经不调或痛经,舌质紫暗,苔薄白,脉弦细。

【治疗】

治疗原则:风寒证宜疏风散寒;风热证宜疏风清热;胃肠湿热宜清热利湿、通腑泻热;气血两虚者宜调补气血;冲任不调者宜调摄冲任。

1. 毫针刺法

取穴:曲池、血海、三阴交、风池、风府、足三里。

随证加减:风寒证加列缺、大椎、风门;风热证加合谷、少商;胃肠湿热证加中脘、内庭;气血两虚者加脾俞、气海;冲任不调者加关元、肺俞、膈俞、肝俞、太冲、太溪。

方法:每次选用5～7穴,各穴施以中等或较强刺激,留针20～30分钟。可间歇行针,一般每日1次,5～10次为1疗程。

2. 耳针疗法

取穴:肺、风溪、肾上腺、内分泌、神门、脾、胃、相应部位。

方法:每次取上穴2～3个,毫针刺,中强刺激,留针30分钟至1小时,留针期间每隔10分钟捻针1次。5～10次为1疗程。

3. 拔罐疗法

取穴:神阙、大椎、肺俞、胃俞。

方法:取上穴拔罐5～8分钟,每日或隔日1次。5次为1疗程。

4. 激光疗法

取穴:合谷、曲池、血海、足三里。

方法:采用低强度氦-氖激光或半导体激光照射穴位15分钟。每日1次。

5. 穴位注射疗法

方法:风热者可用柴胡注射液或板蓝根注射液,注于大杼、风门穴每穴1～2 ml,每日1次。

风寒者可用伊痛舒注射液4 ml轮注于大杼、风门穴,每日1次。

身体虚弱者可用黄芪注射液4 ml轮注于肺俞、膈俞、肝俞、脾俞、肾俞等穴,每日或隔日1次。

【按语】

针灸对急性荨麻疹有较好的疗效,慢性荨麻疹者应尽可能查明原因,针对病因治疗。

本病与过敏体质有关,所以平时应注意观察,尽量避免接触过敏原。发作期间忌食鱼腥等发物。便秘者宜保持大便通畅。

2. 皮肤瘙痒症

【概说】

皮肤瘙痒症是一种自觉瘙痒而无原发性损害的皮肤病,主要表现为全身或局部皮肤瘙痒。由于不断搔抓,常有抓痕、血痂、色素沉着及苔藓样变等继发性皮肤损害。本病多见于成年人,尤其是老年人及患有某些系统性疾病者。中医学称其为"痒风",认为本病多因禀性不耐,血热内蕴,血热生风,因而致痒;或久病体弱,气血亏虚,风邪乘虚外袭,血虚生风,肌肤失养而致病;也可因饮食不节,过食辛辣、油腻、酒类,损伤脾胃,湿热内生,化热生风,内不得疏泄,外不得透达,怫郁于皮肤腠理而发本病。

现代医学认为本病病因繁多。全身性瘙痒常与某些系统性疾病(如原发性胆汁性肝硬化、系统性红斑狼疮、风湿热、类风湿性关节炎、艾滋病等)、外界刺激(毛发、粉尘、酸碱制剂、刺激性食物、尘螨等)、药物因素(如吩噻类、阿片类、合成激素、抗抑郁药等)有关;局限性瘙痒症常与局部因素,如痔疮、阴道念珠菌病等有关。

本病的临床表现依据瘙痒的部位及范围,一般可分为全身性和局限性两类。全身性瘙痒症瘙痒为阵发性,常在睡前、情绪变化、进食刺激性食物及气候变化后发生。重者常瘙痒难忍,影响睡眠和工作。发作时,因不停搔抓,直至抓破皮肤,有疼痛感时才缓解或减轻。皮肤常出现抓痕、血痂、色素沉着及苔藓样变等继发性皮肤损害。局限性瘙痒症常发生于身体某一部位,多见于肛门、女阴、阴囊,也或见于小腿、掌跖、外耳等处。

【辨证分型】

(一)血热风燥

皮肤瘙痒剧烈,遇热更甚,皮肤抓破后有血痂,伴心烦、口渴,小便色黄,大便干燥,舌质红,苔薄黄,脉浮数。

(二)湿热内蕴

瘙痒不止,皮肤抓破后继发感染或湿疹样变,伴口干口苦,胸闷胀,纳谷不香,小便黄,大便秘结,舌质红,苔薄黄,脉弦数。

(三)血虚肝旺

一般以老年人多见。病程较久,皮肤干燥,皮肤抓破后可有少量脱屑,血痕累累;如情绪波动,可引起发作或瘙痒加剧,伴头晕眼花,失眠多梦,舌质红、苔薄,脉细数或弦数。

【治疗】

治疗原则:祛风、清热、养血、止痒。

1. 毫针刺法

取穴:神门、足三里、三阴交、合谷、曲池、血海、阳陵泉。

随证加减:头皮痒加风池、百会;面部瘙痒加迎香、人中;外阴痒加中极、会阴;阴囊瘙痒加长强、会阴、中极、关元;肛门瘙痒加长强。

方法:每次选用5～7穴,各穴施以中等或较强刺激,留针20～30分钟,可间歇行针。一般每日1次,5～10次为1个疗程。

2. 耳针疗法

取穴:神门、肺、皮质下、肾上腺、内分泌、肝、脾、心。

方法:每次取上穴2～3个,毫针刺,中强刺激,留针30分钟至1小时,留针中每隔10分钟捻针1次。5～10次为1个疗程。

3. 灸法

取穴:足三里、合谷、曲池、关元。

方法:将鲜姜切片,置于上述穴位上,放大艾炷,点燃,以病人自觉灼热,肌表出现红晕为度,每次5壮。5次为1个疗程。

4. 拔罐疗法

取穴:神阙、中脘、肺俞、大椎、心俞、膈俞、肾俞。

方法:取上穴拔罐5～8分钟,每日或隔日1次。5～10次为1个疗程。

5. 穴位注射疗法

取穴:膈俞、曲池、血海、三阴交。

方法:用2%利多卡因5 ml或注射用水2 ml轮流注于上穴,每穴1～2 ml,隔日1次,5次为1个疗程。

【按语】

本病针灸治疗疗效较好,可较快缓解临床症状,但需坚持治疗,必要时多种方法综合应用。平时应忌饮酒类,少食海鲜发物,多食蔬菜水果。避免用搔抓、摩擦或热水烫洗的方式止痒。老人不宜过于频繁洗澡,也不宜用碱性强的肥皂,洗浴后可立即在皮肤上擦些稍带油性的润肤露。

3. 带状疱疹

【概说】

带状疱疹是由水痘-疱疹病毒所引起的一种非传染性皮肤病。临床上多以单侧发病,在皮肤上出现密集成簇的水疱,并伴较重的神经痛。中医称之为"缠腰火丹"、"蛇串疮"、"蜘蛛疮"等。中医学认为,本病多由于情志内伤,肝气郁结,久而化火,肝经火盛而致;或因脾失健运,蕴湿化热,湿热搏结,并感毒邪而成。

现代医学认为,本病病原体是水痘-疱疹病毒,具有嗜神经和皮肤的特性。儿童初次感染此病毒,或临床表现为水痘,不发生临床症状的为隐性感染。以后病毒进入皮肤的感觉神经末梢,经脊髓后根或三叉神经节的神经纤维向中心移动,持久地潜伏于脊髓后根神经节的神经之中。当机体免疫功能低下时,可引起带状疱疹。

本病典型症状发生之前常有轻度不适全身症状,如轻度发热、疲倦乏力、食欲不振、全身不适。在即将出现皮疹的皮肤部位皮肤不适,局部疼痛,经1～3天后在一定的神经分布区发生不规则的红斑,继而出现成群簇集的粟米至绿豆大的丘疱疹,迅速变为水疱,色透明发亮。发病2～5天内不断有新的皮疹陆续出现,沿神经走向呈带状排列,一般不超过躯干中线。数日后水疱浑浊化脓,或部分破裂,形成糜烂,最后干燥结痂脱落。

神经痛为本病的特征之一,年轻人疼痛较轻或不痛,中、老年患者疼痛明显,而且时间延续较长。发于面部的带状疱疹较危险,可致溃疡性角膜炎、脑炎等。

【辨证分型】

(一)肝经郁热

皮损鲜红,灼热刺痛,疱壁紧张,口苦咽干,心烦易怒,大便干燥或小便黄,舌质红,苔薄黄或黄腻,脉弦滑数。

(二)脾虚湿盛

皮损色淡,疼痛不显,疱壁松弛,口不渴,食少腹胀,大便时溏,舌淡或正常,苔白或白腻,脉沉缓或滑。

（三）气滞血瘀

皮疹减轻或消退后局部疼痛不止，放射到附近部位，痛不可忍，患者坐卧不安，重者可持续数月或更长时间，舌暗，苔白，脉细弦。

【治疗】

治疗原则：肝经郁热者宜清泄肝火、解毒止痛；脾虚湿盛者宜健脾利湿、解毒消肿；气滞血瘀者宜理气活血、通络止痛。

1. 毫针刺法

取穴：同侧相应的华佗夹脊穴、皮损局部围针。

辨证加减：肝经郁热者加支沟、阳陵泉、太冲；脾虚湿盛者加足三里、阴陵泉；气滞血瘀者加三阴交、血海、期门。

方法：每次选用5～7穴，各穴施以中等或较强刺激，留针20～30分钟。可间歇行针，一般每日1次，5～10次为1个疗程。

2. 耳针疗法

取穴：神门、肝、肺、皮质下、内分泌、皮损相应部位。

方法：每次取上穴2～3个，毫针刺，中强刺激，留针30分钟至1小时，留针中每隔10分钟捻针1次。肝经郁热明显者可用耳尖穴放血。

3. 灸法

取部：疱疹和其周围的皮肤上。

方法：将艾条点燃，在疱疹和其周围的皮肤上做广泛性温和灸，灸至皮肤潮红为度。每日1次或2次。

4. 激光照射疗法

取部：以上穴位或皮损部位。

方法：采用低强度半导体激光或氦-氖激光在该部位进行照射15～20分钟，每日1次。

【按语】

针灸治疗带状疱疹有较好的疗效，特别是带状疱疹的早期就采用针灸治疗，往往不留后遗神经痛或后遗神经痛很轻微。其发病早期虽然属于肝胆湿热证，仍可以采用灸法治疗，对于水疱的吸收、疼痛的减轻有较好的作用。皮损局部应保持干燥、清洁，以防皮损范围扩大和合并细菌感染。

思考题

1. 腱鞘囊肿如何针灸治疗？
2. 带状疱疹在临床上分为几型？针刺怎样辨证取穴？除毫针刺外，还有哪些穴位刺激方法？

第十三章 五官科疾病

本章节选择介绍了几个临床常见五官科疾病的针灸治疗,其中有些病种针灸疗效显著,如急性结膜炎、慢性咽炎、内耳性眩晕等,有些病种则据其病因不同效果有差异。以近视为例,真性近视其效果则差,而假性近视则有效,尤其是短期效果则十分明显。对五官科疾病的针灸疗效,据其治疗方法和医生的个人技术而有明显差别。本章节的学习要求学生了解与掌握以下内容:

1. 了解以下所述病种的针灸治疗方法与临床疗效。
2. 重点掌握急慢性咽喉炎的针灸治疗原则、配穴与刺激方法。

1. 近 视

【概说】

近视以近看清楚、远视模糊为特征,好发于青少年。中医学称之为"能近怯远"症,认为本病多因后天的生活条件、读书环境和用眼不良习惯所造成,如光线暗淡、书写姿势不当、目标过近、读书时间过久等,导致久视伤血,目失所养而发为本病。

青少年的假性近视多由于用眼不当,长期过度看近,视力疲劳,调节过度,引起睫状肌痉挛而增加了晶体的凸度,使屈光力增加,外来的平行光线聚焦在视网膜前方,从而形成屈光性假性近视,又称为调节性近视或功能性近视。时间长久后,晶体凸度的增加固定化,造成眼轴延长,发展为轴性或称真性近视。本病按程度分为轻度、中度和高度近视。3 D或3 D以下称为轻度近视,6 D或6 D以下称为中度近视,6 D以上称为高度近视。

【辨证分型】

(一)肝肾阴虚

近视清楚,远视模糊,伴头目昏花,目干涩,面色少华,失眠,健忘,腰酸,舌红,脉细。

(二)气虚神伤

眼易疲劳,能近视而不能远视,心烦不宁,体倦无力,苔薄白,脉细弱。

【治疗】

治疗原则:调补肝肾,补益气血。

1. 毫针刺法

取穴:睛明、承泣、攒竹。

辨证加减:肝肾阴虚者配肝俞、肾俞、光明、风池;脾胃虚弱者配足三里、三阴交;心悸失眼配神门。

　　方法:局部眼区穴位和风池穴,针用平补平泻,余穴均用补法。针睛明、承泣,选32号细针,嘱病人闭目,医生左手拇指轻推眼球向外侧或向上固定,右手持针,紧靠眼眶边缘,缓慢刺入1寸左右,可轻微捻转,使局部酸胀,不提插;出针时亦要缓慢,出针后用干棉球按压针孔片刻,防止出血;攒竹向下斜刺透睛明穴,0.5～1寸;风池向眼球方向进针0.8～1寸,使针感扩散至额及前额或至眼区。留针30分钟。每日1次,10次为1个疗程。上述穴位可分成2组,交替使用。

　　2. 耳针疗法

　　取穴:主穴:眼、肝、肾。

　　辨证加减:心、脾、屏间前、屏间后。

　　方法:每次选3～4穴。用毫针刺,中等刺激,留针30分钟,隔日1次,10次为1个疗程。亦可用压丸法,嘱患者每日按压耳穴3～4次,2～3日后更换耳穴,双耳交替。

　　3. 皮肤针疗法

　　取穴:眼区、风池、大椎、内关、肝俞、肾俞、心俞、胆俞。

　　方法:眼区轻度叩刺,余处以中等叩刺,每日1次,10次为1个疗程。

【按语】

　　针灸治疗本病在临床上应用十分广泛,对青少年假性近视的针治疗效较为肯定,而对真性近视是否有确切的疗效,尚待进一步研究。若因先天性眼球异常所致者,则非针灸适应证。在针灸治疗同时,必须注意对眼的保护。平时在用眼过度,眼睛疲劳后,应闭目休息或向远处眺望,以保护眼睛与预防近视。

2. 急性结膜炎

【概说】

　　急性结膜炎是由细菌或病毒感染引起的球结膜的急性炎症。中医学称之为"风热眼"、"目赤肿痛"、"天行赤眼"等,俗称"红眼"或"火眼"。中医学认为,本病系由感受风热毒邪,或肝胆火盛,血热上冲所致。若急性期失于治疗,邪毒未清,可以转为慢性结膜炎。

　　现代医学认为,结膜炎是因结膜被细菌或病毒感染,或其他理化刺激而引起结膜的炎症,以结膜充血水肿、流泪、异物感、灼热感、分泌物增多为特征,多发于春秋季节,具有一定的传染性。

【辨证分型】

　　(一)风热型

　　球结膜充血、水肿,眼睛红肿,分泌物多,灼热,畏光,兼有头痛、发热,舌红,脉浮数。

　　(二)肝胆火盛

　　球结膜充血、水肿,眼睛红肿,分泌物多,灼热,畏光,兼有口苦、烦热,舌红,脉弦。

【治疗】

　　治疗原则:疏泄风热,泻肝利胆。

　　1. 毫针刺法

　　取穴:太阳、合谷、太冲、风池、上星、攒竹、行间。

方法:上穴均用泻法。太阳、上星两穴,可点刺放血。每日1次,不拘疗程。

2. 耳针疗法

取穴:耳尖。

方法:点刺放血。每日1次或2次,不拘疗程。

3. 刺络拔罐疗法

取穴:太阳穴。

方法:先于该穴局部常规消毒后点刺,接着拔罐,每日1次。

4. 皮肤针疗法

取穴:眼区、颈部、风池、太阳。

方法:眼区施以轻叩刺,余处施以中度叩刺,每日1次。

【按语】

针刺治疗急性结膜炎,有消炎止痛之效,可明显缩短病程,还有预防发病的效果。在治疗期间,如用冷盐水洗眼,可加速病愈。

3. 鼻 窦 炎

【概说】

鼻窦炎是五官科最常见病症之一,多系伤风感冒反复发作,鼻黏膜上的细菌侵入鼻旁窦而引起。鼻窦炎分为急性鼻窦炎和慢性鼻窦炎。急性鼻窦炎常为急性鼻炎的并发症,慢性鼻窦炎多由急性鼻窦炎屡发所致。

本病临床症状有急慢性不同。急性鼻窦炎多发生于急性鼻炎之后,出现发烧,精神不振,鼻塞,鼻分泌物增多,头痛较剧,嗅觉障碍,鼻道积脓等症状;慢性鼻窦炎常有钝性疼痛或闷痛,容易疲倦,记忆力减退,鼻涕增多,绿色脓样,有臭味,患侧鼻塞。

【辨证分型】

(一) 风热袭肺

病由外感风热,初则鼻塞、流涕,涕有热感,嗅觉失灵。多伴发热、恶风、咳嗽、头痛等,脉浮或浮数。

(二) 脾胃蕴热

鼻炎反复发作,鼻塞不通,鼻孔发红,鼻涕量多呈黄油脓样,嗅觉减退或丧失。鼻腔内黏膜红赤肿胀,中鼻甲肥厚,头额部隐痛、胀痛,伴有口臭、牙痛、便秘,舌苔黄腻,脉滑数或沉实。

(三) 肺脾虚寒

鼻塞时轻时重或呈交替性,鼻流浊涕或带黏脓块,喷嚏时作,鼻内黏膜肿胀,鼻痛,神疲,形寒肢冷,气短乏力,虚烦不眠,食少腹胀,舌质淡,舌苔白,脉沉弱或迟细。

【治疗】

治疗原则:实证:解表清热;虚证:调补脏腑。

1. 毫针刺法

取穴:迎香或上迎香、印堂、合谷、列缺。

辨证加减:外感风寒可配风门、风池;外感风热可配尺泽、曲池、外关;热盛加大椎;肺脾气虚可配肺俞、脾俞、太渊、足三里；气滞血瘀可配上星、太阳、通天。

方法：实证针用泻法，或点刺出血；气虚感邪者宜补、泻兼施；外感风寒可针灸并用，或予拔罐。迎香、上迎香穴均向内上方斜刺0.5~0.8寸，使针感至鼻孔内；印堂穴从上向下平刺0.5寸，刺向鼻根部；合谷直刺1~1.2寸，列缺向肘上斜刺0.5~1寸，两穴均使局部酸胀或麻胀感向肘上扩散；大椎穴向上斜刺0.5~1寸，不宜深刺。如有触电感，应将针退出，不可再做提插捻转；尺泽、上星、太阳穴处可用三棱针点刺放血；其他穴位按常法针刺。留针20~30分钟。急性者每日1次，5~7次为1个疗程；慢性者隔日1次，15~20次为1个疗程。

2. 耳针疗法

取穴：内鼻、肺、胆、脾、胃、神门、耳尖、对屏尖、额、屏间前。

方法：每次酌选3~4穴，予以中等刺激或埋针3~5天。每次取上穴2~3个，毫针刺，中强刺激，留针30分钟至1小时，留针中每隔10分钟捻针1次。

3. 穴位注射疗法

取穴：迎香、巨髎、风池、后溪。

方法：每穴注入银黄注射液或复合维生素注射液0.3~0.5 ml，隔日1次。

【按语】

个别鼻渊患者可引起脑病或听力、视力下降，故本病应及早防治。针灸对嗅觉减退有较好疗效，亦可治愈。如嗅觉完全丧失者，较为难治。嗅觉异常或嗅觉过敏（嗜嗅或幻嗅），多属神经官能症或精神因素所致。原发病治愈后，嗅觉自然恢复。

4. 耳鸣、耳聋

【概说】

耳鸣、耳聋是听觉异常的一类病症。耳鸣是指听觉器官并未受到外界声响刺激，而自觉耳内鸣响，如闻蝉声，或如潮声，可由听觉的传导器、感应器、听神经传导径路的病损而引起。耳聋是指不同程度听觉减退，甚至消失，多由耳鸣发展而来。中医学认为，引起耳鸣、耳聋的原因很多，但主要与肝肾有关，且尤与肾的关系最为密切。肾藏精，主骨髓，脑为髓之海，肾精充沛，髓海得充，则听觉正常。如肾精亏耗，髓海空虚，则致耳鸣。足少阳经脉上入于耳，下络于肝而属于胆。如情志抑郁，肝气失于疏泄，郁而化火；或暴怒伤肝，肝胆之火循经上扰，清窍被蒙，亦可发生蝉鸣、耳聋。或者平素饮酒厚味，素有湿热，蕴积成痰，郁久化火，痰火上升，闭塞清窍而发病。此外，脾胃虚弱，气血生化之源不足，经脉空虚，不能上奉于耳；或脾虚阳气不振，清气不升而发本病者，临床也有所见。总而言之，本病可分虚、实两类。肝胆火旺、痰火郁结所致者属实；脾胃虚弱、虚阳上浮所致者为虚。本病起病新久，病机也有虚实之分。大抵暴发多实，渐起多虚。实证多因痰火，责之肝胆阳明，治宜泻肝清热，化痰降浊；虚证多因精血不足，责之脾肾，治以培补脾肾为主。

本证可见于西医学的多种疾病。外耳道病、鼓膜病、中耳病以及部分中枢神经病变、药物中毒等均可引起耳聋、耳鸣。

【辨证分型】

（一）肝胆火旺

突然耳鸣或耳聋，头痛目赤，口苦咽干，心烦易怒，或夜寐不安，舌红苔黄，脉弦数。

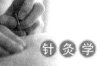

（二）痰火郁结

两耳蝉鸣,有时闭塞如聋,胸闷,痰多,口苦,二便不畅,舌苔薄黄而腻,脉象弦滑,

（三）肾虚

耳鸣或耳聋,多兼头晕、目眩、腰酸、遗精等症,舌质红,脉细弱。

【治疗】

治疗原则:实证宜清肝泄热,化痰清火;虚证宜调补脏腑。

1. 毫针刺法

取穴:翳风、风池、听宫、听会、耳门、外关、足临泣。

辨证加减:肝胆火盛可配行间、阳陵泉;肾元亏损可配肾俞、太溪、关元。

方法:耳前三穴常可轮换使用,以毫针向耳根方向直刺 1 寸左右,使局部酸胀;也可用透刺法,从耳门穴斜刺向下透听宫、听会,或听宫透听会;针翳风,直刺 1 寸左右,使针感达耳根部;风池穴向鼻尖方向刺入约 1 寸;外关、足临泣穴,将针尖向上斜刺,指向病所,提插捻转,行针催气,有利于针感上传。局部穴位以捻转法为主,其余诸穴捻转、提插并用,根据病证虚实分别施以补泻手法,虚证酌加灸法。留针 20～30 分钟,急性期每日 1～2 次,5～7 次为 1 个疗程;慢性者可隔日针 1 次,10～15 次为 1 个疗程。

2. 耳针疗法

取穴:肾、内耳、内分泌、枕、外耳。

方法:用毫针中等度刺激,间歇运针,留针 20～30 分钟,每日或隔日 1 次。亦可在耳背小静脉放血。

3. 穴位注射疗法

取穴:翳风、风池、听会、听宫、足三里。

方法:常用药物:当归注射液、丹参注射液、徐长卿注射液、维生素 B_1 注射液等,每次每穴注入药液 0.5～1 ml,每天或隔天 1 次,一般 5～10 天为 1 个疗程,疗程之间休息 5～7 天。

4. 头皮针疗法

取穴:双侧颞后线。

方法:用快速刺入法,沿头皮进入一定深度,行捻转法,连续 5～10 分钟,然后留针 30 分钟。隔 2～3 天针治 1 次。

【按语】

现代医学按病变性质将耳鸣、耳聋分为器质性与功能性。按病变部位分为传音性聋、感音性聋与混合性聋。针灸治疗者多为感音性聋,即神经性耳聋。针灸治疗耳鸣、耳聋有一定效果。除针灸外,患者平时生活的调摄也十分重要。如注意饮食,防止积滞生痰,注意休息忌房劳过度。耳鸣夜间尤甚者,注意睡前忌饮刺激性饮料。

5. 急慢性咽喉炎

【概说】

咽喉炎是咽喉部的常见疾病,而又有急慢性之分。急性咽炎是指咽黏膜和黏膜下组织的急性炎症,常为上呼吸道感染的一部分,多发于秋冬及冬春之交。慢性咽炎主要为咽黏膜、黏膜下及淋巴组织的慢性炎症,多发于中年人。急性喉炎是喉黏膜及声带的急性炎症,为常见呼吸道急性感染性疾病之一,常继发于急性鼻炎及急性咽炎。慢性喉炎是指喉部黏膜的一般性病菌引起的慢性炎症,多由急性喉炎治疗不当,反复发作所致。教师、演员长期用声过度,或患有其他耳、鼻等慢性炎症者易发。此外,烟酒过度、粉尘、烟雾及有害气体等的刺激,是急、慢性咽喉炎的共同致病因素。

急性咽喉炎属中医学"风热喉痹"的范围。多由风热邪气侵袭咽喉,灼伤肺系;或肺胃积热,不得宣泄,循经上炎,以致风火热毒,搏结于上,气血郁滞,经脉阻塞而为病;亦有因风寒外袭,肺气壅遏,气机不利,寒邪凝聚于喉而成。慢性咽喉炎,属中医学"虚火喉痹"的范围。多由病后余邪未清,或病久伤阴,肺肾两亏,阴虚内热,虚火上炎,灼于咽喉;或大声号呼,用嗓不当,耗气伤阴,损及喉咙脉络,以致气滞血瘀所致。

急性咽喉炎起病急,自觉咽喉干燥、灼热、咽喉疼痛,吞咽不利、有刺痒感、咳嗽痰多质黏稠、声音嘶哑,全身症状较轻。慢性咽喉炎咽喉干燥灼热,发痒有异物感,微痛不适,干咳或少量稠痰,不易咳出,咳时易引起恶心干呕,声音低沉而粗糙或嘶哑。

【辨证分型】

（一）风热外侵

咽喉红肿疼痛、干燥灼热,吞咽不利,声嘶、咳嗽,痰多黏稠色黄,伴发热恶寒,汗出,头痛,舌红,苔薄黄,脉浮数。

（二）肺胃热盛

咽喉红肿热痛较剧,有梗塞感,吞咽困难,声嘶甚至失音,兼见高热,烦渴,咳嗽痰多,色黄黏稠,便秘尿赤,舌红苔黄,脉洪数。

（三）风寒犯肺

卒然声音不扬,甚则嘶哑,或兼咽喉微痛而痒,吞咽不利,咳嗽不爽,鼻塞流清涕,恶寒发热,苔薄白,脉浮紧。

（四）肺肾阴虚

咽喉微痛稍肿,干痒不适,晨轻,午后及入夜加剧,干咳无痰或痰少而黏,可兼见手足心热,神疲腰酸,头痛失眠,舌红,苔少,脉细数。

（五）气滞血瘀

咽喉有异物感,疼痛如梗,黏膜及声带暗红,增生肥厚,舌质紫暗,脉涩。

【治疗】

治疗原则:实证宜解表清热,通络化瘀;虚证宜调补脏腑。

1. 毫针刺法

取穴:廉泉、天突、合谷、内庭。

辨证加减:风热证可配少商、尺泽、曲池;肺胃实热证可配商阳、关冲、丰隆;风寒证可去内庭,配列缺、通里、风池;虚热证可配太溪、照海;气滞血瘀证可配间使、三间、液门。

方法:实证用泻法,加强刺激;虚热证宜平补平泻,中等刺激;风寒证可酌加灸法。从廉泉向舌根方向刺入1～1.2寸,小幅度捻转行针,不宜提插,待有针感后,可将针提至浅层,变换针向,先朝左右两侧斜刺,以扩大针刺感应。天突穴先直刺0.2寸,然后针尖转向下方,紧靠胸骨后方缓慢捻转刺入1寸左右,不宜过深,也不宜向左右深刺。少商、商阳、关冲均点刺出血。针远端四肢穴位时,可将针尖略朝上斜刺,行针催气,有助于针感向上传导。留针

30分钟(廉泉、天突穴可不留针)。急性者每日1～2次,7～10次为1个疗程;慢性者可隔日1次,15～20次为1个疗程。

2. 耳针疗法

取穴:咽喉、肺、肾、颈、气管。

方法:每次选用3～4穴,用毫针刺。急性者强刺激,留针30～60分钟,间歇捻转行针,并嘱患者做吞咽动作,每日1次;慢性者用轻、中刺激,留针20～30分钟,隔日1次。15～20次为1个疗程。

3. 刺血疗法

取穴:① 少商、商阳、鱼际。② 耳尖、轮1～4、耳背静脉。

方法:每次1组,轮流点刺出血,每穴放血3～4滴。每隔2日1次。

4. 穴位注射疗法

取穴:扶突、廉泉、曲池。

方法:用10%葡萄糖注射液、维生素B_1注射液、维生素B_{12}注射液或穿心莲注射液混合0.5～1 ml,曲池穴注射2 ml,隔日1次。

【按语】

针刺对于急性咽炎有较好的治疗效果,对于慢性咽炎治疗效果较差。平时应避免过食辛辣刺激、肥腻、煎炸食品;保持室内空气流通,冷暖适中;加强锻炼,增强抗病能力,以减少本病的发作。同时可应用针灸加强预防,如针刺天突、扶突、合谷等穴,每周1～2次,有助于增强咽喉局部的抗病能力;灸风门、肺俞、足三里等穴,每周2～3次,可提高全身的抗病能力。如能持之以恒,可收良好效果。

6. 内耳性眩晕

【概说】

内耳性眩晕又称梅尼埃病,系由内耳迷路内的淋巴水肿所致,属于周围性眩晕。本病以发作性眩晕,波动性耳聋、耳鸣,头胀满为主症,并伴有恶心、呕吐、出汗等迷走神经刺激症状。多中年起病,男性略多,其发病率近年来似有增多趋势。本病属中医学"眩晕"范畴。其病因以内伤为主,与素体虚弱、病后体虚、忧思恼怒及饮食厚味等有关。病机可概括为虚、风、痰三个方面。虚,为素体虚弱,或病后体虚,或思虑过度而致心脾亏损;气血两虚,不能荣脑,故病后头目昏眩,此所谓"无虚不作眩";风,为肝风,多由情志失调,郁怒伤肝,或肾阴不足,不能涵养肝木,使肝阳偏亢,风阳内动,上扰清窍,眩晕乃作;痰,多由饮食厚味或素体肥胖,脾失健运,湿盛痰浊中阻,蒙蔽清阳,故发眩晕。临床上风、痰、虚三者往往兼者为患。

现代医学对本病的发病原因尚不十分明确,大多认为是自主神经功能失调引起迷路动脉痉挛,内淋巴产生过多或吸收障碍,使迷路水肿、内淋巴系压力增高,内淋巴腔扩大及内耳末梢器缺氧、变性所致。其他内耳疾病,如中耳炎迷路并发症(迷路炎)、出血、耳硬化症等也可产生类似本症的临床表现,称之为眩晕综合征或梅尼埃综合征。

本病临床典型的三大症状为发作性眩晕,波动性、渐进性、感音性听力减退和耳鸣。眩晕发作时,自觉四周景物或自身旋转,如坐舟车,不能站立。病人多闭目卧床,不敢翻身或转动头部,以防眩晕加剧。每次发作历时几小时、几天不等。发作前或同时伴耳鸣、耳聋、耳内或患侧头部胀满感,并兼见恶心、呕吐、面色苍白、出汗等症,可出现眼球震颤。

本病间歇期长短不一,多数为数月或数年发作1次,但亦有频繁发作者。眩晕发作常随耳聋的加重而减少。至完全耳聋时,眩晕发作亦终止。神经系统检查一般无阳性体征,但有反射性迷走神经症状;前庭平衡试验示减退或消失,听力多为一侧感音性聋。

【辨证分型】

(一)肝阳上扰

眩晕多发生于发怒郁闷之后,伴头胀头痛,心烦易怒,面红目赤,口苦咽干等症,舌红苔黄,脉滑数。

(二)痰浊中阻

多见于体质肥胖之人。眩晕较剧,不能视物及坐起,动则恶心呕吐,耳鸣耳聋,头胀身重,胸闷脘痞,纳呆多寐,舌苔白腻,脉弦滑或弦缓。

(三)风阳痰浊

多见于急性发作期,可见眩晕阵发,天旋地转,头胀痛或头重如裹,烦躁易怒,呕恶痰涎,不思饮食,舌质偏红,苔厚腻,脉弦滑数。

(四)髓海不足

眩晕发作频繁,发作时耳鸣较甚,听力减退明显,兼见精神萎靡,腰膝酸软,失眠多梦,记忆力差,舌红少苔,脉细数。

【治疗】

治疗原则:实证宜化痰潜阳;虚证宜调补脏腑,补益气血。

1. 毫针刺法

取穴:风池、百会、听宫、内关、太冲、足三里。

辨证加减:实证配行间、侠溪、丰隆、中脘;虚证,气血两虚者,去太冲,加气海、脾俞、三阴交;肝肾阴亏加太溪、肝俞、肾俞。

方法:每次选用3～5穴。针刺关元、气海,采用连续捻转的手法,务必使针感向下传导;三阴交施以泻法。风池穴可直刺或微向下斜刺1～1.2寸,以小幅度捻转提插法,使针感向前额、侧头扩散;百会穴平刺0.5～1寸,捻转行针,虚证用灸;听宫穴直刺向耳根部0.5～1寸,令局部有麻胀感。腹部穴可直刺1～1.5寸,以捻转手法为主,局部有闷胀感即可。急性发作期,留针30分钟以上,间歇行针,加强刺激,每日针治1次。至眩晕发作缓解后,改用治本之法,隔日1次,每次留针15～20分钟,酌加灸法。15～20次为1个疗程。

2. 耳针疗法

取穴:肾、神门、内耳、皮质下、枕。

方法:每次取3～4穴,用毫针中等量刺激,留针20～30分钟,间歇运针,每日针刺,适用于眩晕急性发作期。缓解期可改用压丸法,双耳交替,2～3日换贴1次。

3. 头皮针疗法

取穴:颞后线。

方法:用1.5寸毫针,约30度角刺入头皮,至帽状腱膜下层,再沿皮刺入1～1.2寸,快速捻转,每分钟200次以上,留针30分钟。留针期间,间歇行针2～3次,每日或隔日1次。

【按语】

针灸治疗本病效果良好,特别在急性发作期,对控制症状颇为有效。坚持针灸治疗对预防本病的复发和减少发作频率也有一定的作用。

发作期间应卧床休息,控制饮水,选用高蛋白、高维生素、低脂肪、低盐饮食。症状缓解后应逐渐下床活动,避免长期卧床。

思考题

1. 治疗急性结膜炎常用哪些穴位?风热型和肝胆火热型各如何配穴?
2. 说说耳鸣、耳聋的治法及处方。

第十四章 美 容

教学目的与要求

　　本章节介绍的美容是近年来针灸临床应用的拓展与新的的尝试。随着人民生活水平的提高,人们对自身形体与容貌美的要求也不断上升。针灸美容作为一种立足于整体调节、安全无副作用的美容方法,越来越受到人们欢迎,其疗效也在不断被发现与拓展。

　　中医学认为,经络是运行气血、联络脏腑肢节、沟通上下内外的通路,可运送营养物质,濡养脏腑器官,充实皮肤肌肉骨骼,而使其保持形体和面容健美。针灸美容是从整体观念出发,通过刺激穴位,疏通经络,调和阴阳,使颜面气血通畅,从而达到美容目的。

　　现代研究证明,针灸推拿具有双向调节作用,可改善面部和躯体的血液循环,促进新陈代谢,既可以增进干燥、衰老、松弛的皮肤营养,也可以加速油腻的、脂肪沉积过多的皮肤代谢,针刺还可以祛除过多的皮肤色素沉积,因而有助于美容。

　　本章节的学习要求学生了解与掌握以下内容:

　　1. 掌握针灸美容的原则、特点与优势。

　　2. 了解以下所述病种的针灸治疗方法与临床疗效。

【治疗】

治疗原则:健脾和胃,调养气血。

一、祛斑消痣

1. 针刺疗法

基本方:面部阿是穴、局部穴、足三里、三阴交、曲池、合谷。

辨证加减:肝肾不足加肝俞、肾俞、太溪、太冲;肝郁脾虚加阳陵泉、脾俞、太白;心肾不交加心俞、神门;气滞血瘀加膈俞、血海。面部黄褐斑可在局部围刺,或选用附近穴位。在面部加颧髎、颊车;在前额加阳白、鱼腰等。

方法:每次选用全身4～6个穴位,加上局部治疗。留针30分钟,隔日1次,15次为1个疗程。

2. 火针疗法

取部:阿是穴。

方法:用细火针于酒精灯烧至针尖温热后,迅速准确烧灼病灶局部,以斑或痣完全消失为度。要求用力均匀,以灼破表皮为宜,不可使针过热或点刺过深。按斑点大小,分2～3次治疗,每次间隔3～4日。治疗后患处忌沾水或搔抓。

3. 皮肤针疗法

取穴:局部。

方法:轻度叩刺至局部皮肤微红后,用艾条悬灸 5～7 分钟。隔日治疗 1 次,15 次为 1 个疗程。休息 3 天后继续治疗。

4. 耳针疗法

取穴:神门、内分泌、面颊区、肾上腺、相应脏腑、皮质下。

方法:每次选用 2～3 个穴,毫针刺以轻刺激;也可常规消毒后,埋入消毒揿针,用胶布固定。夏季每 3 天换 1 次、冬天每 6 天换 1 次。也可用王不留行籽贴压,两耳交替。

5. 透入与按摩疗法

方法:取活血化瘀药物如复方当归注射液,用超声波离子透入皮下或皮内。同时按摩局部;另可按摩阳白、颧髎、颊车、风池、合谷、曲池、血海、膈俞及肝俞穴。每穴按压 2 分钟。隔日 1 次,15 次为 1 个疗程。

二、生发

1. 皮肤针疗法

取穴:阿是穴(即脱发区)、夹脊穴或相关背俞穴。

方法:先从脱发边缘呈螺旋状向中心区叩刺,即从不脱发区向脱发区中心密刺;背部夹脊穴或背俞穴每穴叩刺范围在 0.5～1 cm,叩至局部皮肤微出血。隔日 1 次,10 次为 1 个疗程。也可在叩刺的局部再外搽斑蝥酊剂、旱莲草酊剂或用姜片外擦;或在叩刺部位施行艾条温和灸 5～10 分钟。

2. 针刺疗法

取穴:阿是穴、曲池、足三里、膈俞、肝俞、肾俞。

辨证加减:病灶在前顶加合谷、内庭;病灶在侧头加外关、足临泣;病灶在头顶加太冲、中封;病灶在后头加后溪、申脉。每次可选用 3～5 穴,前后穴交替使用。阿是穴的针刺方法,是从病灶部位四周向中心斜刺,各穴用中等刺激。留针 30 分钟,隔日 1 次,30 次为 1 个疗程。

3. 耳针疗法

取穴:肝、肾、内分泌、神门、肾上腺、脾。

方法:每次选用 3～5 穴,毫针刺用中等刺激,每次留针 30～60 分钟。每日 1 次,10 次为 1 个疗程。亦可用压丸法,每周换 2 次,10 次为 1 个疗程。

4. 灸法

取穴:皮损区。

方法:在患部用艾条悬灸 10～15 分钟;或用黄豆大艾炷隔姜片灸 5 壮。隔日 1 次,10 次为 1 个疗程。

三、疣的治疗

1. 耳针疗法

取穴:肺、神门、肾上腺、大肠、皮质下、相应部位。

方法:用揿针垂直进针,以不穿破软骨为限,贴胶布固定;或用王不留行籽贴压。双耳交替,2～3 天更换 1 次。

2. 针灸疗法

取穴:曲池、合谷、风池、内庭、太冲、阿是穴。

辨证加减:局部痒感,加血海、神门、肺俞;口干口苦、心烦易怒,加行间、足窍阴。

方法:每次全身选用 3～5 穴,以 1.5 寸毫针刺以中等刺激;阿是穴以半寸长美容针在扁平疣附近或局部围刺。留针 30 分钟。每日或隔日 1 次,10 次为 1 个疗程。

3. 电针疗法

取穴:参照针灸疗法。

方法:针刺得气后,加用电针。用疏密波,频率每分钟 60 次左右,留针 20 分钟。每日或隔日 1 次,10 次为 1 个疗程。

4. 火针疗法

取穴:母疣、曲池、支正、血海。

方法:用火针点刺母疣及上穴,每穴每次连续点刺 2～3 次。每日 1 次,7 次为 1 个疗程。疗程间隔 5 天。

5. 皮肤针疗法

取部:母疣、手阳明大肠经肘以下循行路线。

方法:从皮损中选出母疣用皮肤针重叩 5～6 次,使疣体明显充血,并有少量渗血为宜。另叩刺手阳明大肠经肘以下循行路线至局部潮红。1 周 1 次,3 次为 1 个疗程。

四、治疗痤疮

1. 针灸疗法

取穴:合谷、曲池、内庭、血海、足三里。

辨证加减:肺经有热,加少商、尺泽;湿热蕴结,加天枢、阴陵泉;痰湿瘀结,加脾俞、胃俞、三阴交。

方法:每次选用 3～5 穴,针刺用中等度或较强刺激。留针 30 分钟,间歇行针;湿热甚者可在内庭、曲池点刺出血。每日 1 次,10～15 次为 1 个疗程。

2. 耳针疗法

取穴:肺、内分泌、大肠、肾上腺、耳尖、皮损相应区。

方法:每次选用 3～5 穴,毫针刺用中等刺激,每次留针 30 分钟;血热者先按揉患者耳廓,使之充血。用三棱针点刺,使出血 1～2 滴。每日 1 次,10 次为 1 个疗程。亦可用压丸法,每周换 2 次,10 次为 1 个疗程。

3. 穴位挑刺疗法

取部:膀胱经及督脉背部循行范围内寻找阳性点。

方法:左手将阳性点夹起,右手持三棱针迅速刺入皮下 5 mm 左右,然后将针尖向前上方用力挑起,将部分纤维组织挑断。每周 1 次。

4. 穴位注射疗法

取穴:曲池、足三里、肺俞、心俞、膈俞(另可根据皮疹部位,选用局部腧穴)。

方法:每次选用 3～5 穴,用维生素 B_{12} 500 mg、维生素 B_1 10 mg 加注射用水 2 ml 混合,每穴注入 0.5～1 ml。或用当归注射液 4～6 ml,每穴注入 1～1.5 ml。隔日 1 次,10 次为

1个疗程。

5. 自血疗法

取穴:同上。

方法:每次选用 2～3 穴,用 10 ml 注射器抽 2.5% 枸橼酸钠注射液 0.6～0.9 ml,再抽自身静脉血 6～9 ml,混合注入上穴。2～3 日 1 次,5 次为 1 个疗程。

6. 电针疗法

取穴:参照针刺疗法。

方法:可在局部或四肢接电针仪,局部选用连续波,四肢用疏密波,强度以患者能耐受为宜,通电 20 分钟。每日 1 次,10 次为 1 个疗程。

7. 刺络拔罐法

取穴:① 肺俞、膈俞。② 心俞、肝俞。

方法:每次选一组穴位,用左手提起穴位处皮肤。用三棱针点刺皮肤 2～3 点,使之出血,再在局部加拔火罐 10 分钟左右。每周放血 2～3 次。

【按语】

针灸美容是通过选择一定的穴位,利用穴位刺激来达到美容的方法。因其操作简便,安全可靠,因而受到人们的关注与欢迎。针灸的主要原理在于促进机体的血液循环,增强肌肉弹性,加快表皮细胞的新陈代谢,因而有利于减轻或消除影响容貌的某些生理或病理性疾患,使得肌肤健康,面色红润光滑。

由于针灸美容的最大特点在于全身的调整,因此必须局部与全身取穴相结合,不可偏于局部,方有较好的疗效。局部取穴重在通经活络,改善循环,以消除斑点、斑痣等;而全身取穴则着重于平衡脏腑,调节各系统的功能,以达到美容的目的。临床除用毫针针刺及艾灸外,推拿、耳针、皮肤针、皮内针也各有所长,可并用或交替使用于临床。如耳穴压丸安全无痛,又很方便,对调节全身起到很好作用,尤其是能够调节内分泌功能;皮肤针直接刺激皮部,可激发机体的防御功能,使脏腑调和;皮内针则是用皮内针刺入皮内,固定留置一段时间,可给皮肤以弱而长时间的刺激。根据具体情况选择使用上述方法,疗效更佳。

另外,在针刺推拿治疗同时,患者应注意以下方面:

1. 生活保持规律,情绪乐观,睡眠充足。消除精神紧张、焦虑,避免过劳。女性患者如有月经不调,应予以治疗。

2. 应坚持清淡饮食,少吃辛辣、高糖、高脂肪食物,多食富含维生素 B 类、维生素 C 的蔬菜、水果,常用热水清洗患部,避免挤捏局部,以防感染,留下瘢痕。

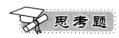 思考题

针灸美容主要选取哪些穴位?通过什么达到美容目的?

附录 1 常用针灸临床名词术语中、英、日文对照

1. 针灸古典文献

黄帝内经 Huangdi's Internal Classic 黄帝内經 こうていないきょう

灵枢经 Miraculous Pivot 靈枢經 れいすうきょう

难经 Cannon of difficult Problems 難經 なんきょう

针灸甲乙经 The Systematic Classic of Acupuncture 針灸甲乙經 しんきゅうこうおつきょう

针灸大成 The Compendium of Acupuncture and Moxibustion 針灸大成 しんきゅうたいせい

2. 经络

经络 Meridian-Collaterals 經絡 けいらく

十二经脉 twelve regular channels；twelve regular meridians 十二經脈 じゅうにけいみゃく

十二经别 the twelve divergent 十二經別 じゅうにけいべつ

十二经筋 the twelve regions 十二經筋 じゅうにけいきん

十二皮部 the twelve cutaneous region 十二皮部 じゅうにひぶ

十五络脉 the fifteen collaterals 十五絡脈 じゅうごらくみゃく

手三阳经 three yang meridians of hand 手の三陽經 てのさんようけい

手三阴经 three yin meridians of hand 手の三陰經 てのさんいんけい

足三阳经 three yang meridians of foot 足の三陽經 あしのさんようけい

足三阴经 three yin meridians of foot 足の三陰經 あしのさんいんけい

手太阴肺经 Taiyin Lung Meridian of Hand 手太陰肺經 てのたいいんはいけい

手阳明大肠经 Yangming Large Intestine Meridian of Hand 手陽明大腸經 てのようめいたいちょうけい

足阳明胃经 Yangming Stomach Meridian of Foot 足陽明胃經 あしのようめいいけい

足太阴脾经 Taiyin Spleen Meridian of Foot 足太陰脾經 あしのたいいんひけい

手少阴心经 Shaoyin Heart Meridian of Hand 手少陰心經 てのしょういんしんけい

手太阳小肠经 Taiyang Small Intestine Meridian of Hand 手太陽小腸經 てのたいようしょうちょうけい

足太阳膀胱经 Taiyang Bladder Meridian of Foot 足太陽膀胱經 あしのたいようぼうこうけい

足少阴肾经 Shaoyin Kidney Meridian of Foot 足少陰肾经 あしのしょういんじんけい

手厥阴心包经 Jueyin Pericardium Meridian of Hand 手厥陰心包經 てのけっいんしんぼうけい

手少阳三焦经 Shaoyang Sanjiao Meridian of Hand 手少陽三焦經 てのしょうようさんしょうけい

足少阳胆经 Shaoyang Gallbladder Meridian of Foot 足少陽膽經 あしのしょうようたんけい

足厥阴肝经 Jueyin Liver Meridian of Foot 足厥陰肝經 あしのけっいんかんけい

奇经八脉 Eight Extraordinary Meridians 奇經八脈 きけいはちみゃく

督脉 Governor Channel；Governor Vessel 督脈 とくみゃく

任脉 Conception Channel；Conception Vessel 任脈 にんみゃく

冲脉 Chong Channel；Chong Vessel 衝脈 しょうみゃく

带脉　Belt Channel；Belt Vessel　帶脈　たいみゃく

阴跷脉　Yin Heel Channel；Yin Heel Vessel　陰蹻脈　いんきょうみゃく

阳跷脉　Yang Heel Channel；Yang Heel Vessel　陽蹻脈　ようきょうみゃく

阴维脉　Yin Link Channel；Yin Link Vessel　陰維脈　いんいみゃく

阳维脉　Yang Link Channel；Yang Link Vessel　陽維脈　よういみゃく

孙络　tertiary collaterals　孫絡　そんみゃく

浮络　superficial collaterals　浮絡　ふらく

别络　connecting collaterals　別絡　べつらく

流注　metastasis abscess　流注　りゅうちゅう

气街　pathway of qi　気街　きがい

四海　four seas　四海　しかい

3. 腧穴总论及常用中医解剖名称

十四经穴　acupoints of the fourteen meridians　十四經穴　じゅうしけいけつ

经外奇穴　extraordinary points　經外奇穴　けいがいきけつ

阿是穴　ashi points　阿是穴　あづけつ

骨度分寸折量法　proportional mersurement　骨度分寸法　こつどぶんすんほう

八脉交会穴　convergent acupoint of eight meridians　八脈交會穴　はちみゃくこうえけつ

郄穴　xi-cleft acupoint　郄穴　げきけつ

下合穴　lower he-sea acupoint　下の合穴　したのごうけつ

背俞穴　back-shu acupoint　背兪穴　はいゆけつ

募穴　mu acupoint　募穴　ぼけつ

五输穴　five shu acupoint　五輸穴　ごゆけつ

原穴　yuan-source acupoint　原穴　げんけつ

络穴　luo-connecting acupoint　絡穴　らくけつ

八会穴　eight influential points　八會穴　はちえけつ

交会穴　convergent acupoint　交會穴　こうえけつ

前发际　anterior hair line　前髪際　ぜんはつさい

后发际　posterior hair margin　後髪際　こうはつさい

颈　neck　頸　くび

胸骨上窝　suprasternal fossae　胸骨上窩　きょうこつじょうか

胁　side of body　脇　きょう

岐骨（第七肋胸骨联合处）　the seventh costosternal juncture　岐骨　きこつ

腹　abdomen　腹　ふく

脊柱　spine　脊柱　せきちゅう

耻骨联合　pubic symphysis　耻骨結合　ちこつけつ

肩胛骨　shoulder blade　肩胛甲骨　けんこうこつ

腕横纹　wrist crease　手根掌面横腺条　しゅこんしょうめんおうせんじょう

臀横纹　hip cross striation　下殿筋腺　かでんきんせん

腘横纹　popliteal transverse line　腘線　ヒラメ筋腺（きんせん）

外踝　lateral malleolus tip　外果　がいか

内踝　medial malleolus tip　内果　ないか

膝　knee　しつひざ

指　finger　ゆび

目内眦　inner canthus　目内眦　もくないし

目外眦　outer canthus　目外眦　もくがいし

4. 临床常用腧穴

(1) 手太阴肺经穴　Points of Lung Meridian Hand-Taiyin, LU

尺泽　LU5　尺沢　しゃくたく

列缺　LU7　列欠　れっけつ

太渊　LU9　太淵　たいえん

鱼际　LU10　魚際　ぎょさい

少商　LU11　少商　しょうしょう

(2) 手厥阴心包经穴　Points of Pericardium Meridian of Hand-Jueyin, PC

曲泽　PC3　曲沢　きょくたく

郄门　PC4　郄門　げきもん

内关　PC6　内関　ないかん

大陵　PC7　大陵　だいりょう

劳宫　PC8　勞宮　ろうきゅう

(3) 手少阴心经穴　Points of Heart Meridian of Hand-Shaoyin, HT

少海　HT3　少海　しょうかい

神门　HT7　神門　しんもん

(4) 手阳明大肠经穴　Points of Large Intestine Meridian of Hand-Yangming, LI

合谷　LI4　合谷　ごうこく

阳溪　LI5　陽谿　ようけい

曲池　LI11　曲池　きょくち

肩髃　LI15　肩髃　けんぐう

迎香　LI20　迎香　げいこう

(5) 手少阳三焦经穴　Points of Sanjiao Meridian of Hang-Shaoyang, SJ

中渚　SJ3　中渚　ちゅうしょ

外关　SJ5　外関　がいかん

支沟　SJ6　支溝　しこう

肩髎　SJ14　肩髎　けんりょう

翳风　SJ17　翳風　えいふう

耳门　SJ21　耳門　じもん

丝竹空　SJ23　絲竹空　しちくくう

(6) 手太阳小肠经穴　Points of Small Intestine Meridian of Hand-Taiyang, SI

后溪　SI3　後谿　こうけい

养老　SI6　養老　ようろう

天宗　SI11　天宗　てんそう

听宫　SI19　聽宮　ちょうきゅう

(7) 足阳明胃经穴　Points of Stomach Meridian or Foot-Yangming, ST

承泣　ST1　承泣　しょうきゅう

四白　ST2　四白　しはく

地仓　ST4　地倉　ちそう

下关　ST7　下関　げかん

头维　ST8　頭維　づい

梁门　ST21　梁門　りょうもん

天枢　ST25　天枢　てんすう

伏兔　ST32　伏兔　ふくと

梁丘　ST34　梁丘　りょうきゅう

犊鼻　ST35　犢鼻　とくび

足三里　ST36　足三里　あしのさんり

上巨虚　ST37　上巨虚　じょうこきょ

丰隆　ST40　豊隆　ほうりゅう

解溪　ST41　解谿　かいけい

内庭　ST44　内庭　ないてい

(8)足少阳胆经穴　Points of Gallbladder Meridian of Foot-Shaoyang,GB

听会　GB2　聽會　ちょうえ

完骨　GB12　完骨　かんこつ

阳白　GB14　陽白　ようはく

头临泣　GB15　頭の臨泣　あたまのりんきゅう

风池　GB20　風池　ふうち

环跳　GB30　環跳　かんちょう

风市　GB31　風市　ふうし

阳陵泉　CB34　陽陵泉　ようりょうせん

悬钟　GB39　懸鐘　けんしょう

丘墟　GB40　丘墟　きゅうきょ

足临泣　GB41　足の臨泣　あしのりんきゅう

(9)足太阳膀胱经穴　Points of Bladder Meridian of Foot-Taiyang,BL

睛明　BL1　睛明　せいめい

攒竹　BL2　攢竹　さんちく

天柱　BL5　天柱　てんちゅう

风门　BL12　風門　ふうもん

肺俞　BL13　肺兪　はいゆ

心俞　BL15　心兪　しんゆ

膈俞　BL17　膈兪　かくゆ

肝俞　BL18　肝兪　かんゆ

胆俞　BL19　胆兪　たんゆ

脾俞　BL20　脾兪　ひゆ

胃俞　BL21　胃兪　いゆ

肾俞　BL23　腎兪　じんゆ

大肠俞　BL25　大腸兪　だいちょうゆ

关元俞　BL26　関元兪　かんげんゆ

膀胱俞　BL28　膀胱兪　ぼうこうゆ

次髎　BL32　次髎　じりょう

承扶　BL36　承扶　しょうふ

殷门　BL37　殷門　いんもん

委中　BL40　委中　いちゅう

秩边　BL54　秩辺　ちつべん

承山　BL57　承山　しょうざん

昆仑　BL60　崑崙　こんろん

申脉　BL62　申脈　しんみゃく

至阴　BL67　至陰　しいん

(10) 足太阴脾经穴　Points of Spleen Meridian of Foot-Taiyin, SP

隐白　SP1　隐白　いんはく

公孙　SP4　公孫　こうそん

商丘　SP5　しょうきゅう

三阴交　SP6　三陰交　さんいんこう

阴陵泉　SP9　陰陵泉　いんりょうせん

血海　SP10　血海　けっかい

(11) 足厥阴肝经穴　Points of Liver Meridian of Foot-Jueyin, LR

行间　LR2　行間　こうかん

太冲　LR3　太衝　たいしょう

曲泉　LR8　曲泉　きょくせん

章门　LR13　章門　しょうもん

期门　LR14　期門　きもん

(12) 足少阴肾经穴　Points of Kidney Meridian of Foot-Shaoyin, KI

涌泉　KI1　湧泉　ゆうせん

太溪　KI3　太谿　たいけい

照海　KI6　照海　しょうかい

复溜　KI7　復溜　ふくりゅう

(13) 任脉穴　Points of Ren Meridian, RN

关元　RN4　関元　かんげん

气海　RN6　気海　きかい

神阙　RN8　神闕　しんけつ

中脘　RN12　中脘　ちゅうかん

膻中　RN17　膻中　だんちゅう

天突　RN22　天突　てんとつ

廉泉　RN23　廉泉　れんせん

(14) 督脉穴　Points of Du Meridian, DU

腰阳关　DU3　腰の陽関　ようのようかん

命门　DU4　命門　めいもん

大椎　DU14　大椎　だいつい

风府　DU16　風府　ふうふ

百会　DU20　百会　ひゃくえ

神庭　DU24　神庭　しんてい

水沟　DU26　人中　じんちゅう

(15) 奇穴　Extra Points, EX

① 头颈部穴　Points of Head and Neck, EX-HN

四神聪　EX-HN1　四神聰　ししんそう

印堂　EX-HN3　印堂　いんとう

太阳　EX-HN5　太陽　たいよう

② 背部穴　Points of Back，EX-B

定喘　EX-B1　定喘穴　ていぜんけつ

夹脊（夹脊华佗）　EX-B2　夹脊　きょうせき

十七椎　EX-B7　十七椎　じゅうしちつい

③ 上肢部穴　Points of Upper Extremities，EX-UE

十宣　EX-UE11　十宣　じゅうせん

八邪　EX-UE9　八邪　はちじゃ

腰痛穴　EX-UE7　腰痛点　ようつうてん

④ 下肢部穴　Points of Lower Extremities，EX-LE

膝眼　EX-LE5　膝眼　しつがん

八风　EX-LE10　八風　はちぷう

5. 毫针刺法　acupuncture technique

针　needle　針　はり

刺手　needle-holding hand　刺手　してん

押手　pressing hand　押手　おうしゅ

进针法　method of needle insertion　進針法　しんしんぼう

单手进针法　needle-inserting with a single hand　單手進針法　たんしゅしんしんぽう

双手进针法　needle-inserting with both hands　双手進針法　そうしゅしんしんほう

指切进针法　fingernail-pressure needle inserting　指針圧療法　ししんあつりょうほう

提捏进针法　skin-pinching up needle inserting　撮捏進針法　さつわつしんしんほう

舒张进针法　skin stretching needle inserting　舒張押手法　じょちょうおうしゅほう

针刺角度　needling angle　針刺角度　しんしかくど

直刺　perpendicular insertion of needle　直刺　ちよくし

斜刺　oblique insertion of needle　斜刺　しゃし

平刺　horizontal insertion of needle　平刺　へいし

行针　manipulating needle　行針　ぎょうしん

提插　lifting and thrusting of needle　提插　ていそう

捻转　twirling of needle　捻転　ねんてん

得气　arrival of qi　得氣　とくき

留针　retention of needle　留針　りゅうしん

出针　needle withdrawal　出針　しゅっしん

针刺补泻　reinforcing and reducing manipulations of acupuncture therapy　針刺補瀉　しんしほうしゃ

平补平泻　even reinforcing-reducing method；uniform reinforcing-reducing method　平補平瀉　へいほうへいしゃ

酸感　painful sensation　酸感　さんかん

麻感　numb sensation　しびれ

胀感　distending sensation　はれぼったい

直刺　inserting straightly　直針刺　ちょくしんし

横刺　inserting horizontally　横刺　おうし

斜刺　needling obliquely　斜刺　しゃし

体位　posture　体位　たいい

仰卧位　Supination　仰臥位　ぎょうがい

侧卧位　lying in side posture　側斜位　そくしゃい

俯卧位　prone posture　腹卧位　ふくかい

针刺角度　angle of insertion　針刺角度　しんしかくど

针刺深度　depth of insertion　針刺深度　しんししんど

针感　needling response　針感　しんかん

晕针　fainting during acupuncture　暈針　うんしん

滞针　stuck needle　滞針　たいしん

弯针　bent needle　彎針　わんしん

断针　broken needle　斷針　だんしん

血肿　hematoma　血腫　けっしゅ

6. 灸法

艾叶　chinese mugwort leaf　艾葉　がいよう

艾炷　moxa cone　艾炷　がいしゅ

艾条　moxa stick　艾条　がいじょう

艾绒　moxa wool　艾絨　がいじゅう

直接灸　Direct Moxibustion　直接灸　ちょくせつきゅう

间接灸　Indirect Moxibustion　間接灸　かんせつきゅう

壮　one moxa-cone　壮　そう

艾炷灸　moxa-cone moxibustion　艾炷灸　がいしゅきゅう

麦粒灸　moxibustion with seed-sized moxa cone　麦粒灸　ばくりゅうきゅう

瘢痕灸　scarring moxibustion　瘢痕灸　はんこんきゅう

非瘢痕灸　non-scarring moxibustion　無瘢痕灸　むはんこんきゅう

隔物灸　sandwiched moxibustion　隔物灸　かくぶつきゅう

悬起灸　over skin moxibustion；suspension moxibustion　懸起灸　けんききゅう

温和灸　mild-warm moxibustion　温和灸　おんわきゅう

雀啄灸　birdpecking moxibustion　雀啄灸　じゃくたくきゅう

回旋灸　revolving moxibustion　回旋灸　かいせんきゅう

太乙神针　taiyi miraculous moxa roll　太乙神針　たいおつしんしん

雷火神针　thunder-fire miraculous moxa roll　雷火神針　らいかいしんしん

温针灸　warming needle moxibustion；needle warming through moxibustion　温針灸　おんしんきゅう

温灸器灸　moxibustioner　温灸器灸　おんきゅうき

灯火灸　rush-fire cauterization；burning rush moxibustion　灯火灸　とうかきゅう

7. 拔罐疗法

拔罐疗法　cupping therapy　拔火罐　ばっかかん

竹罐　bamboo jar　竹罐　ちくかん

玻璃罐　glass cup　玻璃罐　ばりかん

火罐法　fire cupping　火罐法　かかんほう

闪火法　flash-fire cupping　閃火法　さんかほう

贴棉法　burning cotton method；cotton fire cupping　貼棉法　ちょうめんほう

滴酒法　alcohol fire cupping　滴酒法　てきしゅほう

走罐　moving cupping；cup moving　走罐　そうかん

闪罐　quick cupping；successive flash cupping　閃罐　せんかん

留罐　retaining the cup；cup retaining　留罐　りゅうかん

药罐　medicated cupping　藥罐　やくかん

8. 耳针

耳穴　auricular point　耳穴　じけつ

耳廓　auricle　耳廓　じかく

耳轮　helix　耳輪　じりん

耳轮结节　helix tubercle　耳輪結節　じりんけっせっ

耳轮尾　helix cauda　耳輪尾　じりんび

耳轮脚　helix crus　耳輪脚　じりんきゃく

对耳轮　antihelix　対輪　たいりん

三角窝　triangular fossa　三角窩　さんかっか

耳舟　scapha　耳舟　舟状窩　じゅうじょうか

耳屏　tragus　耳屏　じじゅ

对耳屏　antitragus　対珠　たいじゅ

屏上切迹　supratragic notch　珠上切痕　じゅじょうせつこん

屏间切迹　intertragic notch　珠間切痕　じゅかんせつこん

耳甲艇　cymba concha　耳甲介舟　じこうかいしゅう

耳甲腔　cymba concha　耳甲介腔　じこうかいこう

耳垂　ear lobe　耳垂　じすい

耳针刺激方法　ear acupuncture manipulation　耳針療法　じしんりょうほう

毫针法　The Filiform Needle Methods　毫針法　ごうしんほう

电针法　Electrotherapy　電針療法　でんしんりょうほう

埋针法　Needle-Embedding Therapy　埋針療法　まいしんりょうほう

9. 其他针法

头皮针　scalp acupuncture therapy　頭針療法　とうしんりょうほう

皮肤针　cutaneous needle；dermal needle　皮膚針　ひふしん

梅花针　percussopunctator；pyonex　梅花針　ばいかしん

七星针　seven-star needle　七星針　しちせいしん

三棱针　three-edged needle　三稜針　さんりょうしん

电针　electric acupuncture　電針　でんしん

电针仪　eletro-acupuncture therapeutic apparatus　電針儀　でんしんき

手针　hand needle therapy　手針　しゅしん

腕踝针　winkle and ankle needle therapy

足针　foot needle therapy　足針　そくしん

穴位注射　point injection　穴位注射　けついしょうしゃ

挑刺法　pricking blood therapy　挑治療法　ちょうちりょうほう

点刺法　swift pricking blood therapy　点刺法　てんしほう

针刺麻醉　acupuncture anesthesia　針刺麻醉　しんしますい

电针麻醉　electro-acupuncture anesthesia　電針麻醉　でんしんますい

耳针麻醉　ear acupuncture anesthesia　耳針麻醉　じしんますい

针刺镇痛　acupuncture analgesia　針刺鎮痛　しんしちんつう

针刺麻醉　acupuncture anesthesia　針刺麻醉　しんしますい

散刺　surrounding pricking　散刺　さんし

叩刺　tapping　叩刺　こうし

10. 治疗学总论

近部取穴　neighboring point selection　近部配穴　きんぶはいけつ

局部取穴　local point selection　局部選穴　きょくぶせんけつ

邻近取穴　nearby point selection　鄰近選穴　りんきんせんけつ

远部取穴　distant point selection　遠部配穴　えんぶはいけつ

本经取穴　point selection along affected meridian　本經選穴　ほんけいはいけっ

异经取穴　point selection on related meridians　异經選穴　いけいしゅけつ

对症取穴　symptomatic point selection　症に対してしゅけつ　しょうにたいしてしゅけつ

本经配穴　combination of affected meridian；association of affected meridian　本經配穴法　ほんけいはいけつ

表里配穴　superficies-interior points combination；superficies-interior points association　表裏配穴　ひょうリはいけつほう

上下配穴　superior-inferior points combination；superior-inferior points association　上下配穴　じょうげはいけつ

远近配穴　distal-proximal points combination；distal-proximal points association　遠近配穴　えんきんはいけつ

前后配穴　anterior-posterior points combination；anterior-posterior points association　前後配穴　ぜんごはいけつ

俞募配穴法　back-shu points and front-mu points combination；　俞募配穴　ゆぼはいけつ

左右配穴　left-right points combination　左右配穴　さゆうはいけつ

11. 常见西医病名

高热　high fever　高熱　こうねつ

急性腹痛　acute abdominal pain　急性腹部疾患　きゅうせいふくぶしっかん

休克　shock　休克　ミヨヅク

流行性腮腺炎　mumps　流行性耳下腺炎　りゅうこうせいじかせんえん

支气管炎　bronchitis　気管支炎　きかんしえん

支气管哮喘　bronchial asthma　気管支喘息　きかんしぜんそく

高血压病　hypertension　高血圧　こうけつあつ

心脏神经官能症　cardiac neurosis　心臟神經症　しんぞうしんけいしょう

高脂血症　hyperlipidemia　脂肪過剰症　しぼうかじょうけつしょう

急性胃肠炎　acute gastroenteritis　急性胃腸炎　きゅうせいいちょうえん

膈肌痉挛　diaphragmatic spasm　横隔膜痙攣　おうかくまくけいれん

食道炎　esophagitis　食道炎　しょくどうえん

慢性胃炎　chronic gastritis　慢性胃炎　まんせいいえん

胃下垂　gastroptosis　胃下垂症　いかすいしょう

胆囊炎　cholecystitis　胆囊炎　たんのうえん

胆石症　cholelithiasis　胆石症　たんせきしょう

慢性肠炎　chronic enteritis　慢性腸炎　まんせいちょうえん

慢性结肠炎　chronic colitis　慢性結腸炎　まんせいけっちょうえん

肠麻痹　enteroparalysis　腸麻痹　ちょうまひ

习惯性便秘　habitual constipation　常習便秘　じょうしゅうべんぴ

肾盂肾炎　nephropyelitis　腎盂腎炎　じんうじんえん

泌尿系结石　calculi in urinary system　尿路結石症　にょうろけっせきしょう

尿潴留　urinary retention　尿閉　にょうへい

尿失禁　incontinence of urine　尿失禁　にょうしっきん

慢性前列腺炎　Chronic Prostatitis　慢性前列腺炎　まんせいぜんりつせんえん

男性性机能障碍　male erectile dysfunction　男性性機能障害　だんせいせいきのうていかしょう

男性不育症　Male infertility　男性不妊症　だんせいふにんしょう

癔病　hysteria　ヒスラリー

神经衰弱　Neurasthenia　神経衰弱症　しんけいすいじゃくしょう

癫痫　falling sickness　てんかん

面肌痉挛　facial spasm　顔面痙攣　がんめんけいれん

肋间神经痛　intercostal neuralgia　肋間神經痛　ろっかんしんけいつう

脑血管疾病　cerebrovascular disease　脳血管障害　のうけっかんしょうがい

头痛　headache　頭痛　ずつう

三叉神经痛　Trigeminal neuralgia　三叉神經痛　さんさしんけいつう

枕神经痛　Occipital neuralgia　枕大神經　大後頭神經痛　だいこうとうしんけいつう

周围性面神经炎　Peripheral facial neuritis　末梢性顔面神經麻痺　まっしょうせいがめんしんけいまひ

坐骨神经痛　Sciatica　坐骨神经痛　ざこつしんけいつう

股外侧皮神经炎　Lateral Femoral Cutaneous Neuritis　外側大腿皮神經炎　がいそくたいたいひしんけいえん

甲状腺功能亢进症　Hyperthyroidism　甲状腺機能亢進症　こうじょうせんきのうこうしんしょう

肥胖症　adiposity　肥満症　ひまんしょう

糖尿病　diabetes mellitus　糖尿病　とうにょうびょう

颈椎病　cervical spondylopathy　頸椎病　けいついびょう

肩周炎　scapulohumeral periarthritis　肩凝　かたこり

肱二头肌长头肌腱炎　myotenositis of long head of biceps brachii　上腕二頭筋長頭腱鞘炎　じょうわんにとうきんちょうとうけんしょうえん

肱骨外上髁炎　external humeral epicondylitis　外側上腕骨上顆炎　がいそくじょうわんこつじょうかえん

冈下肌损伤　injury of infraspinousmuscle　棘下筋損傷　きょくかきんそんしょう

斜方肌损伤　Trapezius muscle injury　僧帽筋損傷　ぞうぼうきんそんしょう

桡骨茎突狭窄性腱鞘炎　stenosing tenosynovitis of radial styloid　橈骨茎状突起狭窄性腱鞘炎　とうこけいじょうとつききょうさくせいけんしょうえん

腱鞘囊肿　thecal cyst　腱鞘嚢胞　けんしょうのうほう

踝关节扭伤　sprain of ankle joint　足関節捻挫　そくかんせつねんざ

落枕　stiff neck　らくちん

项背筋膜炎　fasciitis of nape muscle　項筋膜炎　こうきんまくえん

急性腰扭伤　acute lumbar muscle sprain　急性腰部捻挫　きゅうせいようぶねんざ

腰肌劳损　lumbar muscle strain　腰筋　ストレン　ようきんストレン

腰椎间盘突出症　prolapse of lumbar intervertebral disc　腰椎間盤　ヘルニア　ようついかんばんヘルニア

颞颌关节功能紊乱　Temporomándibular joint dysfunction　側頭下顎関節症候群　そくとうかがくかんせつしょうこうぐん

髌下脂肪垫损伤　Infrapatellar fat pad injury　膝蓋下脂肪バツド病変　しつがいかしぼうバツドびょうへん

老年性膝关节炎　Senile Knee　老年性膝関節炎　ろうねんせいしつかんせつえん

原发性痛经　Primary Dysmenorrhea　原發性月經困難　げんはつせいげっけいこんなん

更年期综合征　Climacteric Syndrome　更年期症候群　こうねんきしょうこうぐん

盆腔炎　pelvic inflammation　骨盤炎　こつばんえん

胎位异常　abnormal fetal position　胎位異常　たいいいじょう

脑炎后遗症　cerebral palsy　脳炎後遺症　のうえんこうけいしょう

婴幼儿腹泻　Infantile diarrhea　乳児下痢症　にゅうじげりしょう

小儿遗尿　Enuresis in children　小児遺尿症　しょうにいにょうしょう

小儿消化不良　Pediatric indigestion　小児消化不良症　しょうにしょうかふりょうしょう

急性乳腺炎　Acute mastitis　急性乳腺炎　きゅうせいにゅうせんえん

皮肤瘙痒症　Cutaneous pruritus　皮膚瘙癢症　ひふんそうようしょう

带状疱疹　Herpes Zoster　帯状ヘルペス　たいじょうヘルペス

近视　myopia　きんし

急性结膜炎　Acute conjunctivitis　急性結膜炎　きゅうせいけつまくえん

鼻窦炎　nasosinusitis　副鼻腔炎　ふくびくうえん

耳鸣　Tinnitus　耳鳴　みみなり

咽喉炎　Acute and chronic pharyngitis　咽頭唯頭炎　いんとうこうとうえん

内耳性眩晕　Inner ear vertigo　メニエール病

黄褐斑　chloasma　褐色斑　かつしょくはん

痤疮　acne　アクネ

耳聋　Tinnitus　難聴　なんちょう

附录2　腧穴主治刺灸一览表

一、手太阴肺经（11 穴）

穴　名	定　位	主　治	刺　法	备　注
中府	胸前壁外上方,前正中线旁开 6 寸,平第一肋间隙处	咳嗽,气喘,胸痛,咽喉肿痛	向肋缘斜刺或平刺0.3～0.5寸	
云门	中府上 1 寸	咳嗽,气喘,胸痛,肩背痛	向肋缘斜刺或平刺0.3～0.5寸	
天府	平腋前皱襞上端下3寸,肱二头肌桡侧缘	气喘,鼻出血,甲状腺肿大,上臂内侧痛	直刺0.5～1寸	
侠白	天府下 1 寸,肱二头肌桡侧缘	咳嗽,气短,胸痛,上臂内侧痛	直刺0.5～1寸	
尺泽	肘横纹中,肱二头肌腱桡侧缘	咳嗽,哮喘,咽痛,乳腺炎,急性胃肠炎,肋间神经痛,肩背痛,肘臂疼痛	直刺0.8～1.2寸	
孔最	尺泽与太渊的连线上,距腕横纹上 7 寸	咳嗽,哮喘,咽痛,声音嘶哑,肋间神经痛,肩背痛,前臂疼痛	直刺0.8～1.2寸	
列缺	桡骨茎突上方,腕横纹上 1.5 寸	感冒,头痛,咳嗽,咽痛,荨麻疹,牙痛	向肘部斜刺 0.3～0.5寸	
经渠	腕横纹上 1 寸,当桡骨茎突与桡动脉之间	咳嗽,哮喘,咽痛,手腕疼痛	直刺0.2～0.5寸	
太渊	掌后腕横纹桡侧端,桡动脉的桡侧凹陷中	感冒,头痛,咳嗽,咽痛,哮喘,肋间神经痛,肘臂疼痛,腕臂痛,无脉症	直刺0.2～0.3寸	针刺时宜避开桡动脉
鱼际	第一掌骨中点,赤白肉际处	感冒,头痛,咽痛,哮喘,乳腺炎,鼻炎,肋间神经痛,发热,小儿单纯消化不良,手指疼痛	直刺0.5～0.8寸	
少商	拇指末节桡侧,距指甲角旁约 0.1 寸	咳嗽,咽痛,哮喘,鼻出血,发热,昏迷,精神分裂症,膈肌痉挛	浅刺 0.1 寸,或点刺出血	

二、手厥阴心包经(9穴)

穴　名	定　位	主　治	刺　法	备　注
天池	第四肋间隙,乳头外侧1寸	咳嗽,哮喘,肋间神经痛,呕吐,淋巴结核,乳腺炎	沿肋缘斜刺或平刺0.3～0.5寸	本穴正当胸腔,不可深刺
天泉	腋前皱襞上端下2寸,当肱二头肌的长短头之间	心绞痛,胸胁痛,咳嗽,背及上臂内侧痛	直刺0.5～0.8寸	
曲泽	肘横纹中,肱二头肌腱尺侧缘	胸闷,心悸,胃痛,呕吐,腹泻,发热,肘臂痛	直刺1～1.2寸	
郄门	腕横纹上5寸,掌长肌腱与桡侧腕屈肌腱之间	胸闷,心悸,胃痛,呕吐,腹泻,呕血,疔疮,精神分裂症,癫痫,肘臂痛	直刺0.5～1寸	四肢痉挛者不宜针,针时手伸者不能握,握者不能伸
间使	腕横纹上3寸,掌长肌腱与桡侧腕屈肌腱之间	心动过速,心律不齐,心绞痛,精神病,痫症,胃痛,呕吐,疟疾	直刺0.5～1寸	同上
内关	腕横纹上2寸,掌长肌腱与桡侧腕屈肌腱之间	心绞痛,心动过速,胸闷,胃痛,呕吐,癫痫,发热,上肢痛,偏瘫,失眠,眩晕,偏头痛	直刺0.3～0.8寸,发现触电感时,可轻提针,严禁继续大幅度提插捻转	同上
大陵	腕横纹中央,掌长肌腱与桡侧腕屈肌腱之间	胸闷,胸痛,胃痛,呕吐,精神分裂症,手腕疼痛,腕下垂	直刺0.3～0.5寸	
劳宫	第二、三掌骨之间,握拳,中指尖下是穴	心绞痛,呕吐,癫痫,精神分裂症,高血压,手掌多汗症,口腔溃疡,口臭	直刺0.3～0.5寸	
中冲	中指尖端的中央	心绞痛,休克,晕厥,热病,小儿夜啼,中暑	浅刺0.1寸或点刺出血	

三、手少阴心经(9穴)

穴　名	定　位	主　治	刺　法	备　注
极泉	腋窝正中,腋动脉搏动处	胸痛,咽痛,肋肋疼痛,淋巴结核,肩臂疼痛,上肢瘫痪	直刺0.3～0.5寸	针刺宜避开腋动脉
青灵	少海与极泉的连线上,少海上3寸,肱二头肌的尺侧缘	胁痛,肩臂痛,上肢瘫痪	直刺0.5～1寸	
少海	屈肘,当肘横纹内侧端与肱骨内上髁连线之中点	眩晕,心绞痛,肘臂疼痛,淋巴结核,头痛,颈项疼痛	直刺0.5～1寸	
灵道	腕横纹上1.5寸,尺侧腕屈肌腱的桡侧缘	心绞痛,癔病,腕臂关节痛	直刺0.3～0.5寸	

穴　名	定　位	主　治	刺　法	备　注
通里	腕横纹上1寸,尺侧腕屈肌腱的桡侧缘	失音,神经衰弱,舌肌麻痹,头痛,心悸,腕臂痛	直刺0.3~0.5寸	
阴郄	腕横纹上0.5寸,尺侧腕屈肌腱的桡侧缘	心绞痛,心动过缓,神经衰弱,精神分裂症,声音嘶哑,舌肌麻痹,鼻出血,发热,盗汗,腕臂痛	直刺0.3~0.5寸	
神门	腕掌侧横纹尺侧端,尺侧腕屈肌腱的桡侧凹陷中	心绞痛,神经衰弱,精神分裂症,癫病,舌肌麻痹,老年性痴呆,腕痛	直刺或斜刺0.3~0.5寸	
少府	第四、五掌骨间,握拳,小指尖下是穴	心绞痛,心律不齐,胸胁痛,痈疡,阴痒,小便不利,遗尿,掌中热	直刺0.2~0.3寸	
少冲	在小指末节,桡侧指甲角旁约0.1寸	心绞痛,心律不齐,癫病,神经衰弱,精神分裂症,发热,昏迷	浅刺0.1寸或点刺出血	

四、手阳明大肠经(20穴)

穴　名	定　位	主　治	刺　法	备　注
商阳	食指末节桡侧,距指甲角约0.1寸	咽喉炎,扁桃体炎,腮腺炎,鼻出血,牙痛,手指麻木	浅刺0.1寸,或点刺出血	
二间	微握拳,第二掌指关节桡侧前缘,当赤白肉际处	鼻出血,牙痛,咽喉肿痛,面神经麻痹	直刺0.2~0.3寸	
三间	微握拳,第二掌指关节桡侧后缘,当赤白肉际处	鼻出血,牙痛,咽喉肿痛,泄泻,手指及手背肿痛	直刺0.3~0.5寸	
合谷	手背第一、二掌骨之间,约平第二掌骨中点处	眼睛肿痛,近视,夜盲,咽喉疼痛,声带水肿,鼻炎,三叉神经痛,面神经麻痹,肠炎,手指及手背肿痛,头痛,牙痛,牙关紧闭,耳聋,腮腺炎,发热,多汗,腹痛,便秘,肠炎,痛经,闭经,乳汁少,滞产,皮肤瘙痒,荨麻疹	直刺0.5~1寸	刺激此穴能促进子宫收缩,孕妇一般不宜用
阳溪	腕背横纹桡侧端,拇短伸肌腱与拇长伸肌腱之间的凹陷中	头痛,眼睛肿痛,耳聋,牙痛,咽喉肿痛,手腕痛	直刺0.3~0.5寸	
偏历	在阳溪与曲池连线上,阳溪上3寸处	眼睛肿痛,耳鸣,鼻出血,咽喉炎,腮腺炎,手臂酸痛,水肿	直刺或斜刺0.3~0.5寸	

穴 名	定 位	主 治	刺 法	备 注
温溜	在阳溪与曲池连线上，阳溪上 5 寸处	口腔炎，腮腺炎，舌炎，咽喉肿痛，肩背痠痛	直刺 0.5～0.8 寸	
下廉	在阳溪与曲池连线上，曲池下 4 寸处	肘臂痛，腹痛，头痛，眩晕，眼睛肿痛	直刺 0.5～0.8 寸	
上廉	在阳溪与曲池连线上，曲池下 3 寸处	肩臂痛，上肢麻痹，肠鸣，腹泻	直刺 0.5～0.8 寸	
手三里	在阳溪与曲池连线上，曲池下 2 寸处	牙痛，咽喉炎，上肢瘫痪，腹痛，腹泻	直刺 0.8～1.2 寸	
曲池	屈肘，成直角，当肘横纹外侧端与肱骨外上髁连线的中点	咽喉疼痛，声音嘶哑，鼻炎，三叉神经痛，面神经麻痹，菌痢，肠炎，腹痛，吐泻，牙痛，单纯性甲状腺肿，流行性感冒，神经衰弱，发热，多汗，皮肤瘙痒，荨麻疹，眼睑肿痛，淋巴结核，上肢瘫痪，手臂肿痛，高血压，精神分裂症	直刺 1～1.5 寸	
肘髎	屈肘，在曲池外上方 1 寸，肱骨边缘取穴	肘臂疼痛麻木，嗜睡	直刺 0.5～0.8 寸	
手五里	在曲池与肩髃的连线上，曲池上 3 寸处	肘臂挛急疼痛，颈淋巴结核	直刺 0.5～0.8 寸	
臂臑	在曲池与肩髃的连线上，曲池上 7 寸，三角肌止点处	近视，青光眼，腋下淋巴结核，肩关节周围炎	直刺或斜刺 0.5～1 寸	
肩髃	肩峰端下缘，当肩峰与肱骨大结节之间，三角肌上部中央。肩平举时，肩部出现两个凹陷，当前方的凹陷中	肩关节周围炎，荨麻疹，淋巴结核，上肢瘫痪	直刺或向下斜刺 1～1.5 寸	
巨骨	锁骨肩峰端与肩胛冈之间凹陷中	肩背部疼痛，肩关节周围炎	直刺 0.4～0.6 寸	不可深刺，以免刺入胸腔
天鼎	扶突穴直下 1 寸，当胸锁乳突肌后缘	咽喉肿痛，失音，淋巴结核，单纯性甲状腺肿	直刺 0.3～0.5 寸	
扶突	喉结旁开 3 寸，当胸锁乳突肌的胸骨头与锁骨头之间	咳嗽，哮喘，咽喉疼痛，失音，淋巴结核，单纯性甲状腺肿	直刺 0.5～0.8 寸	
口禾髎	鼻孔外缘直下，平人中穴处	鼻出血，鼻塞，面神经麻痹，口噤不开	直刺或斜刺 0.3～0.5 寸	
迎香	鼻翼外缘中点，旁开0.5寸，当鼻唇沟中	鼻炎，鼻出血，面神经麻痹，中风失语，胆管蛔虫症	斜刺或平刺 0.3～0.5 寸	

五、手少阳三焦经（23穴）

穴 名	定 位	主 治	刺 法	备 注
关冲	无名指尺侧,距指甲角约0.1寸	头痛,结膜炎,耳聋,咽喉炎,发热,休克	浅刺0.1寸,或点刺出血	
液门	握拳,第四、五掌骨小头前缘之间凹陷中,当赤白肉际处	头痛,结膜炎,耳聋,耳鸣,疟疾,咽喉炎,手臂痛	直刺0.3~0.5寸	
中渚	握拳,第四、五掌骨小头后缘之间凹陷中,液门穴后1寸	头痛,结膜炎,耳聋,耳鸣,肋间神经痛,手指不能屈伸	直刺0.3~0.5寸	
阳池	腕背横纹中,指总伸肌腱尺侧缘凹陷中	结膜炎,耳聋,咽喉炎,眼睛肿痛,腕痛,糖尿病	直刺0.3~0.5寸	
外关	腕背横纹上2寸,桡骨与尺骨之间	感冒,头痛,结膜炎,耳聋,耳鸣,中耳炎,腮腺炎,咽喉炎,发热,耳聋,淋巴结核,胁肋痛,上肢痛	直刺0.5~1寸	
支沟	腕背横纹上3寸,桡骨与尺骨之间	耳鸣,耳聋,咽喉炎,淋巴结核,肋间神经痛,便秘,发热	直刺0.8~1.2寸	
会宗	腕背横纹上3寸,支沟外一横指,尺骨的桡侧缘	耳聋,癫痫,上肢痹痛	直刺0.8~1.2寸	
三阳络	腕背横纹上4寸,桡骨与尺骨之间	失语,耳聋,上肢疼痛	直刺0.8~1.2寸	
四渎	肘尖下方5寸,桡骨与尺骨之间	前臂痛,头痛,失语,齿痛,耳聋	直刺0.8~1.2寸	
天井	屈肘时,当肘尖直上1寸凹陷处	颈项胁肋上肢部疾病,颈淋巴结结核	直刺0.8~1.2寸	
清冷渊	屈肘,天井上1寸	肩臂痛,头痛,目黄	直刺0.8~1.2寸	
消泺	臑会与清冷渊连线的中点	头痛,颈项强痛,牙痛,臂痛,精神分裂症	直刺0.8~1.2寸	
臑会	肘尖与肩髎连线上,肩髎下3寸,三角肌的后下缘	肩臂痛,淋巴结核,甲状腺肿大	直刺0.8~1.2寸	
肩髎	肩峰后下方,上臂外展,当肩髃穴后寸许的凹陷中	肩周炎,上肢瘫痪	直刺1~1.5寸	
天髎	肩胛骨上角处,当肩井与曲垣连线的中点	肩臂疼痛,颈项强痛	直刺1~1.5寸	

续表

穴　名	定　位	主　治	刺　法	备　注
天牖	颈侧部,当乳突的后方直下,平下颌角,胸锁乳突肌的后缘	头痛头晕,面肿,暴聋耳鸣,颈项强痛	直刺1～1.5寸	
翳风	乳突前下方,平耳垂后下缘的凹陷中	耳鸣,耳聋,面神经麻痹,下颌关节炎,腮腺炎,牙痛,淋巴结核	直刺0.8～1寸	
瘈脉	耳后乳突中央,当角孙至翳风之间,沿耳轮连线的中、下1/3的交点处	头痛,耳鸣,耳聋,小儿惊痫,呕吐泻痢	平刺0.3～0.5寸	
颅息	在角孙与翳风之间,沿耳轮连线的上、中1/3交界处	头痛,耳鸣,耳聋,小儿惊风,呕吐涎沫	平刺0.3～0.5寸	
角孙	当耳尖处的发际	耳病,白内障,牙痛,腮腺炎,颈项痛	平刺0.3～0.5寸	
耳门	耳屏上切迹前,下颌骨髁状突后缘凹陷中	耳鸣,耳聋,中耳炎,下颌关节炎,牙痛	张口,直刺0.5～1寸	
耳和髎	在头侧部,当鬓发后缘,平耳廓根之前方,颞浅动脉的后缘	头痛,头重,牙关紧闭,面肌痉挛,耳炎鼻炎	斜刺0.3～0.5寸	
丝竹空	眉梢处的凹陷中	头痛,结膜炎,眼睑跳动,牙痛,癫痫,精神分裂,面神经麻痹	平刺0.5～1寸	

六、手太阳小肠经（19穴）

穴　名	定　位	主　治	刺　法	备　注
少泽	小指尺侧指甲角旁约0.1寸	头痛,眼睛肿痛,咽喉痛,乳腺炎,乳汁少,昏迷,热病,精神分裂症	浅刺0.1寸或点刺出血	
前谷	握拳,第五指掌关节前尺侧,横纹头赤白肉际	臂痛,手指麻木,目痛流泪,乳汁少,发热无汗,精神分裂症,痫症	直刺0.3～0.5寸	
后溪	握拳,第五指掌关节后尺侧,横纹头赤白肉际	头痛,颈项疼痛,眼睛肿痛,耳聋,咽喉痛,落枕,腰背痛,精神分裂症,疟疾,盗汗,手指及肘臂疼痛	直刺0.5～1寸	
腕骨	在手掌尺侧,当第五掌骨基底与钩骨之间的凹陷处,赤白肉际处	头痛,颈项疼痛,前臂腕部尺侧疾病,急性腰扭伤,黄疸	直刺0.3～0.5寸	
阳谷	手腕尺侧,当尺骨茎突与三角骨之间的凹陷处	牙痛,头痛,耳鸣,耳聋,精神分裂症,落枕,肩、背、肘、臂酸痛	直刺或斜刺0.3～0.5寸	

穴　名	定　位	主　治	刺　法	备　注
养老	以掌向胸,当尺骨茎突桡侧缘凹缘中	头痛,眼睛肿痛,青光眼,视神经萎缩,落枕,肩、背、肘、臂酸痛	直刺或斜刺 0.5～0.8寸	
支正	阳谷穴与小海穴的连线上,阳谷穴上5寸	头痛,眩晕,神经衰弱,发热,落枕,尺神经麻痹,肘臂酸痛	直刺或斜刺 0.5～0.8寸	
小海	在肘外侧,当尺骨鹰嘴与肱骨内上髁之间凹陷处	头痛,颈项疼痛,癫痫,肘臂酸痛	直刺0.3～0.5寸	
肩贞	腋后皱襞上1寸	肩臂疼痛,淋巴结核,耳鸣	直刺1～1.5寸	
臑俞	当腋后纹头直上,肩胛冈下缘凹陷中	肩臂疼痛,淋巴结核	直刺0.5～1寸	
天宗	肩胛骨冈下窝的中央	肩胛疼痛,肋间神经痛,支气管哮喘,乳腺炎	直刺或斜刺 0.5～1寸	
秉风	肩胛骨冈上窝中,天宗穴直上	肩胛疼痛,上肢酸麻	直刺0.3～0.5寸	
曲垣	肩胛冈上窝内侧端,当臑俞与第二胸椎棘突连线的中点处	肩胛疼痛	直刺0.3～0.5寸	
肩外俞	第一胸椎棘突下,向外旁开3寸	肩背疼痛,颈项强直,上肢冷痛	斜刺0.3～0.6寸	
肩中俞	第七颈椎棘突下,向外旁开2寸	肩胛部疼痛,咳嗽,气喘	斜刺0.3～0.6寸	
天窗	胸锁乳突肌的后缘,扶突后,与喉结相平	耳鸣,耳聋,咽喉肿痛,颈项强直,失语,甲状腺肿大	直刺0.3～0.5寸	
天容	当下颌角的后方,胸锁乳突肌的前缘凹陷中	耳鸣,耳聋,咽喉肿痛,发音困难,腮腺炎,甲状腺肿大	直刺0.5～0.8寸	
颧髎	目外眦直下,颧骨下缘凹陷中	面神经麻痹,面肌痉挛,牙痛,三叉神经痛	直刺0.3～0.5寸	
听宫	耳屏前,下颌骨髁状突的后缘,张口呈凹陷处	耳鸣,耳聋,中耳炎,牙痛,颞颌关节紊乱	张口取穴,直刺0.5～1寸	

七、足阳明胃经(45 穴)

穴　名	定　位	主　治	刺　法	备　注
承泣	目正视,瞳孔直下,当眶下缘与眼球之间	眼病,面肌痉挛,面神经麻痹	左手拇指向上轻推眼球,紧靠眶缘缓慢直刺0.5～1.5寸,不宜提插	

穴　名	定　位	主　治	刺　法	备　注
四白	目正视,瞳孔直下,当眶下孔凹陷中	眼睑下垂,三叉神经痛,鼻炎	直刺 0.2～0.3 寸	正当眶下孔,有丰富的神经血管,不宜深刺
巨髎	目正视,瞳孔直下,平鼻翼下缘处	面神经炎,鼻出血,牙痛,三叉神经痛	直刺 0.3～0.6 寸	
地仓	口角旁 0.4 寸,巨髎穴直下取之	面神经炎,流涎,咬肌痉挛	斜刺或平刺 0.5～0.8寸	
大迎	下颌角前方,咬肌附着部的前缘,当面动脉搏动处	牙关紧闭,颊肿,牙痛,面神经麻痹	直刺 0.3～0.5 寸	针刺时避开面动脉
颊车	下颌角前上方一横指凹陷中,咀嚼时咬肌隆起最高点处	面神经麻痹,牙龈炎,颊肿,三叉神经痛,颞下颌关节炎,咀嚼肌肉痉挛,腮腺炎	直刺 0.3～0.5 寸,平刺 0.5～1 寸	
下关	颧弓下缘,下颌骨髁状突之前方,切迹之间凹陷中	耳聋,耳鸣,面痛,牙痛,面神经麻痹,颞颌关节紊乱,咀嚼肌肉痉挛	直刺 0.5～1.2 寸	
头维	额角发际直上 0.5 寸	头痛,眼病,眩晕,面神经麻痹,眼肌痉挛,精神分裂症	平刺 0.5～1 寸	
人迎	喉结旁,当胸锁乳突肌的前缘,颈总动脉搏动处	支气管哮喘,高血压,咽喉肿痛,头痛,甲状腺肿	直刺 0.2～0.4 寸	针刺时避开颈总动脉
水突	胸锁乳突肌的前缘,当人迎与气舍连线的中点	咽喉肿痛,哮喘	直刺 0.3～0.4 寸	
气舍	当锁骨内侧端的上缘,胸锁乳突肌的胸骨头与锁骨头之间	咽喉肿痛,哮喘,呃逆,甲状腺肿,颈淋巴结核	直刺 0.3～0.4 寸	
缺盆	在锁骨上窝中央,距前正中线 4 寸	咳嗽,气喘,咽喉肿痛,颈淋巴结核	直刺 0.2～0.4 寸	胸部穴位下有内脏,不可深刺。下同
气户	当锁骨中点下缘,距前正中线 4 寸	咳喘,胸胁胀满,呃逆,胁肋痛	直刺或斜刺 0.2～0.5寸	
库房	当第一肋间隙,距前正中线 4 寸	咳喘,胸胁胀痛	斜刺 0.5～0.8 寸	
屋翳	当第二肋间隙,距前正中线 4 寸	支气管炎,哮喘,肺脓疡,胸胁胀痛,乳腺炎	斜刺 0.5～0.8 寸	
膺窗	当第三肋间隙,距前正中线 4 寸	咳嗽,气喘,胸胁胀痛,乳腺炎	斜刺 0.5～0.8 寸	

穴 名	定 位	主 治	刺 法	备 注
乳中	乳头正中			一般不针灸,仅作胸腹部取穴定位标准
乳根	乳头直下,在第五肋间隙中	咳喘,胸痛,乳汁少,乳腺炎	斜刺0.5～0.8寸	
不容	脐上6寸,前正中线旁开2寸	上腹部疼痛,呕吐,胁下痛,咳喘	直刺0.5～0.8寸	右侧穴深部为肝胆部位,不可深刺
承满	脐上5寸,前正中线旁开2寸	胃痛,呕吐,食欲不振,腹胀,肠鸣,泄泻,胁下坚痛	直刺0.5～0.8寸	
梁门	脐上4寸,前正中线旁开2寸	胃痛,呕吐,食欲不振,腹胀,泄泻	直刺0.5～1寸	
关门	脐上3寸,前正中线旁开2寸	腹痛,腹胀,食欲不振,泄泻,水肿	直刺0.5～1寸	
太乙	脐上2寸,前正中线旁开2寸	胃痛,消化不良,精神分裂症	直刺0.8～1.2寸	
滑肉门	脐上1寸,前正中线旁开2寸	胃痛,呕吐,精神分裂症	直刺0.8～1.2寸	
天枢	脐旁2寸	腹胀,肠鸣,绕脐痛,便秘,泄泻,痢疾,月经不调,阑尾炎	直刺1～1.2寸	
外陵	脐下1寸,前正中线旁开2寸	腹痛,腹泻,疝气,痛经	直刺1～1.2寸	
大巨	脐下2寸,前正中线旁开2寸	腹痛,痢疾,膀胱炎,遗精	直刺1～1.2寸	
水道	脐下3寸,前正中线旁开2寸	小腹胀满,尿潴留,膀胱炎,输尿管结石,疝气,遗精,早泄,痛经,不孕,疝气	直刺1～1.2寸	
归来	脐下4寸,前正中线旁开2寸	腹痛,疝气,尿潴留,膀胱炎,遗尿,输尿管结石,遗精,早泄,月经不调,功能性子宫出血,男子不育症,睾丸炎	直刺1～1.2寸	
气冲	脐下5寸,前正中线旁开2寸	遗精,早泄,月经不调,功能性子宫出血,男子不育症	直刺1～1.2寸	
髀关	髂前上棘与髌底外侧端的连线上,平臀横纹,与承扶穴相对处	下肢麻痹,下肢瘫痪	直刺1～2寸	
伏兔	在髂前上棘与髌底外侧端的连线上,髌底上6寸	腰痛,膝冷,下肢麻痹,下肢瘫痪,疝气	直刺1～2寸	

穴 名	定 位	主 治	刺 法	备 注
阴市	当髂前上棘与髌底外侧端的连线上,髌底上3寸	膝关节及其周围软组织疾病,下肢不遂	直刺1~2寸	
梁丘	在髂前上棘与髌底外侧端的连线上,髌底上2寸	膝关节及其周围软组织疾病,下肢瘫痪,急性胃炎,胃痛,乳腺炎,血尿	直刺1~2寸	
犊鼻	髌骨下缘,髌韧带外侧凹陷中	膝关节及其周围软组织疾病,下肢不遂	向后内方斜刺0.5~1.2寸	
足三里	犊鼻穴下3寸,胫骨前嵴外一横指处	急慢性胃炎肠炎,呕吐,呃逆,腹胀,泄泻,痢疾,便秘,阑尾炎,胰腺炎,病毒性肝炎,晕厥,高血压病,下肢瘫痪,水肿,精神分裂症,支气管哮喘,白细胞减少症等	直刺1~2寸	
上巨虚	足三里穴下3寸	肠鸣,腹痛,腹泻,菌痢,便秘,阑尾炎,下肢痛	直刺1~2寸	
条口	上巨虚穴下2寸	肩关节周围炎,腓肠肌痉挛	直刺1~2寸	
下巨虚	上巨虚穴下3寸	小腹痛,腹泻,菌痢,乳腺炎,腰背痛,下肢瘫痪	直刺1~2寸	
丰隆	外踝高点上8寸,胫骨前嵴旁二横指	头痛,眩晕,痰多咳嗽,呕吐,便秘,水肿,哮喘,神经衰弱,癫痫,下肢瘫痪	直刺1~1.5寸	
解溪	足背踝关节横纹的中央,拇长伸肌腱与趾长伸肌腱之间	头痛,眩晕,精神分裂症,腹胀,便秘,下肢瘫痪	直刺0.5~1寸	
冲阳	在足背最高处,当拇长伸肌腱与趾长伸肌腱之间,足背动脉搏动处	胃痛腹胀,食少,牙痛,面神经炎,头面水肿,足背痛,下肢瘫痪	直刺0.2~0.3寸	针刺时避开足背动脉
陷谷	足背第二、三跖骨结合部前方凹陷处	面目水肿,水肿,肠鸣腹痛,足背痛	直刺0.3~0.5寸	
内庭	足背第二、三趾间缝纹端	牙痛,咽喉痛,鼻出血,胃痛吐酸,腹胀,腹泻,痢疾,便秘,发热,足背肿痛	直刺或斜刺0.3~0.5寸	
厉兑	第二趾末节外侧,距趾甲角约0.1寸	鼻出血,牙痛,咽喉肿痛,腹胀,神经衰弱,精神分裂症	浅刺0.1寸,或点刺出血	

八、足少阳胆经（44穴）

穴　名	定　位	主　治	刺　法	备　注
瞳子髎	目外眦旁0.5寸,眶骨外缘凹陷中	头痛,眼病,面神经麻痹	平刺0.3～0.5寸	
听会	耳屏间切迹前,下颌骨髁状突的后缘,张口有孔	耳鸣,耳聋,牙痛,咬肌痉挛,颞颌关节紊乱	张口直刺0.5～1寸	
上关	下关穴直上,当颧弓的上缘	偏头痛,耳鸣,耳聋,面神经麻痹,牙痛,面肌痉挛	直刺0.5～1寸	
颔厌	在头部鬓发上,当头维与曲鬓弧形连线的上1/4与下3/4交点处	偏头痛,目眩,耳鸣,齿痛	平刺0.3～0.4寸	
悬颅	在头部鬓发上,当头维与曲鬓弧形连线的中点处	偏头痛,耳鸣,面肿,齿痛	平刺0.5～0.8寸	
悬厘	在头部鬓发上,当头维与曲鬓弧形连线的上3/4与下1/4交点处	偏头痛,耳鸣,面部水肿	平刺0.5～0.8寸	
曲鬓	当耳前鬓角发际后缘的垂线与耳尖水平线交点处	偏头痛,颊肿,牙关紧闭,项强	平刺0.5～0.8寸	
率谷	当耳尖直上入发际1.5寸,角孙穴直上方	头痛,眩晕,感觉性失语	平刺0.5～1寸	
天冲	当耳根后缘直上入发际2寸,率谷后0.5寸	头痛,牙龈肿痛,癫痫	平刺0.5～1寸	
浮白	当耳后乳突的后上方,天冲与完骨的弧形连线的中1/3与上1/3交点处	头痛,耳鸣,耳聋,扁桃体炎	平刺0.5～1寸	
头窍阴	当耳后乳突的后上方,当天冲与完骨的中1/3与下1/3交点处	头项痛,耳聋,耳鸣	平刺0.5～0.8寸	
完骨	乳突后下方凹陷中	头痛,颈项疼痛,牙痛,面神经麻痹,中耳炎,疟疾,癫痫	斜刺0.5～0.8寸	
本神	当前发际上0.5寸,神庭与头维连线的内2/3与外1/3的交点处	头痛,目眩,项强,癫痫,胸胁痛,半身不遂	平刺0.5～0.8寸	
阳白	目正视,瞳孔直上,眉上1寸	头痛,目痛,屈光不正,眼肌痉挛,眼睑下垂,面神经麻痹	平刺0.3～0.5寸	
头临泣	阳白穴直上,入发际0.5寸	头痛,眩晕,流泪,角膜炎,鼻炎,小儿惊风	平刺0.3～0.5寸	

穴 名	定 位	主 治	刺 法	备 注
目窗	当前发际上 1.5 寸,头正中线旁开 2.25 寸	头痛,角膜炎,鼻炎	平刺 0.5～0.8 寸	
正营	当前发际上 2.5 寸,头正中线旁开 2.25 寸	偏头痛,头晕目眩,牙痛	平刺 0.5～0.8 寸	
承灵	当前发际上 4 寸,头正中线旁开 2.25 寸	头痛,眩晕,目痛,鼻塞,鼻出血	平刺 0.5～0.8 寸	
脑空	当枕外隆凸的上缘外侧,头正中线旁开 2.25 寸,平脑户	头痛,目眩,项强,耳鸣,耳聋,癫痫,热病	平刺 0.5～0.8 寸	
风池	胸锁乳突肌与斜方肌之间凹陷中,平风府穴处	头痛,眩晕,眼睛肿痛,鼻窦炎,鼻出血,耳鸣,颈项疼痛,感冒,癫痫,中风,发热,疟疾,甲状腺肿,高血压	向鼻尖方向刺,0.8～1 寸	针尖不可向上斜刺,以免误入枕骨大孔
肩井	第七颈椎棘突下与肩峰连线的中点	头项疼痛,肩背痛,上肢瘫痪,难产,乳腺炎,乳汁不下,淋巴结核	直刺 0.5～0.8 寸	穴位深部接近肺尖,不可深刺
渊腋	腋中线上,第四肋间隙中	胁痛,腋窝淋巴结炎,臂痛	斜刺或平刺 0.5～0.8 寸	
辄筋	渊腋前 1 寸,平乳头,第 4 肋间隙中	胸胁痛,哮喘,呕吐吞酸,肩臂痛	斜刺或平刺 0.5～0.8 寸	
日月	乳头下方,第七肋间隙	呕吐,胃炎,肋间神经痛,呃逆,胆囊炎	斜刺或平刺 0.5～0.8 寸	
京门	第十二肋端	小便不利,水肿,腰痛,胁痛,腹胀,泄泻	斜刺或平刺 0.5～0.8 寸	
带脉	第十一肋骨游离端下方垂线与脐水平线的交点上	月经不调,盆腔炎,疝气	直刺 0.5～0.8 寸	
五枢	当髂前上棘的前方,横平脐下 3 寸处	子宫脱垂,盆腔炎,月经不调,腹痛,疝气,便秘	直刺 0.5～1 寸	
维道	当髂前上棘的前下方,五枢前下 0.5 寸	盆腔炎,阴道炎,少腹痛,腰胯痛,子宫脱垂,疝气	直刺 0.5～1 寸	
居髎	髂前上棘与股骨大转子最凸点连线的中点处	腰痛,下肢瘫痪,坐骨神经痛,梨状肌损伤	直刺 1～2 寸	
环跳	股骨大转子高点与骶管裂孔连线的外 1/3 与内 2/3 交界处	下肢瘫痪,坐骨神经痛,梨状肌损伤,臀上皮神经炎,腰痛	直刺 2～3 寸	
风市	大腿外侧正中,腘横纹水平线上 7 寸	下肢瘫痪,下肢疼痛,遍身瘙痒,股外侧皮神经炎	直刺 1～2 寸	

穴　名	定　位	主　治	刺　法	备　注
中渎	在大腿外侧,腘横纹上5寸,股外侧肌与股二头肌之间	坐骨神经痛,半身不遂	直刺1~1.5寸	
膝阳关	阳陵泉穴上3寸,股骨外上髁上方的凹陷中	膝关节肿痛,坐骨神经痛,小腿麻木	直刺1~1.5寸	
阳陵泉	腓骨小头前下方凹陷中	肋间神经痛,口苦,呕吐,下肢瘫痪,下肢疼痛,肝炎,胆囊炎,小儿惊风	直刺1~1.5寸	
阳交	外踝高点上7寸,腓骨后缘	胸胁胀痛,膝痛,坐骨神经痛,下肢瘫痪	直刺1~1.5寸	
外丘	外踝高点上7寸,腓骨前缘,平阳交	颈项强痛,胸胁痛,小腿外侧痛,腓肠肌痉挛	直刺1~1.5寸	
光明	外踝高点上5寸,腓骨前缘	眼睛疼痛,夜盲,下肢瘫痪,下肢疼痛,精神分裂症,乳房胀痛	直刺1~1.5寸	
阳辅	外踝高点上4寸,腓骨前缘稍前方	偏头痛,耳鸣,耳聋,胸胁及下肢外侧疼痛,颈淋巴结核,疟疾	直刺0.5~1寸	
悬钟	外踝高点上3寸,腓骨后缘	颈项疼痛,肋间神经痛,下肢瘫痪,下肢疼痛,扁桃体炎	直刺0.5~0.8寸	
丘墟	外踝前下方,趾长伸肌腱外侧凹陷中	肋间神经痛,下肢瘫痪,下肢疼痛,胆囊炎,疟疾	直刺0.5~0.8寸	
足临泣	在第四、五跖骨结合部前方,小趾伸肌腱外侧凹陷中	结膜炎,肋间神经痛,月经不调,遗尿,乳腺炎,淋巴结核,疟疾,足背疼痛	直刺0.3~0.5寸	
地五会	第四跖趾关节的后方,第四、五跖骨之间,小趾伸肌腱的内侧	偏头痛,乳腺炎,胁肋痛,耳鸣,耳聋,下肢外侧及足背疼痛	直刺0.3~0.5寸	
侠溪	在足背外侧,当第四、五趾间,趾蹼缘后方赤白肉际处	偏头痛,胁肋痛,耳鸣,耳聋	斜刺0.5~0.8寸	
足窍阴	第四趾末节外侧,距趾甲角旁约0.1寸	头痛,结膜炎,耳聋,扁桃体炎,发热,失眠,肋间神经痛,气管炎,月经不调	浅刺0.1寸,或点刺出血	

九、足太阳膀胱经(67 穴)

穴　名	定　位	主　治	刺　法	备　注
睛明	目内眦角稍上方凹陷处	结膜炎,溢泪症,视神经萎缩,视网膜出血,眩晕,呃逆,近视,夜盲,色盲	针沿眶内侧壁,缓慢进针,深度 0.3～0.5寸,不宜提插或大幅度捻转	本穴下血管丰富,易于引起内出血而造成血肿。起针时用棉球按压针孔 2～3 分钟
攒竹	眉头凹陷中	头痛,结膜炎,流泪,视神经萎缩,视网膜出血,眩晕,近视,夜盲,色盲,眼睑下垂,面神经麻痹	斜刺或平刺 0.3～0.5寸	
眉冲	攒竹直上入发际 0.5寸,神庭与曲差连线之间	头痛,眩晕,鼻塞,癫痫	平刺 0.3～0.5寸	
曲差	前发际正中直上 0.5寸,旁开 1.5寸,即神庭与头维连线的内 1/3 与中 1/3 交点	前头痛,眩晕,鼻塞,鼻出血	平刺 0.3～0.5寸	
五处	前发际正中直上 1 寸,旁开 1.5寸	头痛,眩晕,癫痫	平刺 0.3～0.5寸	
承光	前发际正中直上 2.5寸,旁开 1.5寸	头痛,眩晕,上呼吸道感染	平刺 0.3～0.5寸	
通天	前发际正中直上 4 寸,旁开 1.5寸	头顶痛,眩晕,鼻塞,鼻出血,鼻炎	平刺 0.3～0.5寸	
络却	前发际正中直上 5.5寸,旁开 1.5寸	眩晕,耳鸣,精神分裂症,痫症,鼻炎	平刺 0.3～0.5寸	
玉枕	后发际正中直上 2.5寸,旁开 1.3寸,平枕外隆凸上缘的凹陷处	头痛,眩晕,鼻塞,鼻出血,鼻炎	平刺 0.3～0.5寸	
天柱	后发际正中直上 0.5寸,旁开 1.3寸,当斜方肌外缘凹陷中	头痛,落枕,鼻塞,精神分裂症,癫痫,肩背痛,发热	直刺或向下斜刺 0.5～0.8寸	
大杼	第一胸椎棘突下,旁开 1.5寸	咳嗽,气喘,胸背痛	向脊柱斜刺 0.5～0.8寸	
风门	第二胸椎棘突下,旁开 1.5寸	感冒,咳嗽,发热,头痛,颈痛,胸背痛	向脊柱斜刺 0.5～0.8寸	

穴　名	定　位	主　治	刺　法	备　注
肺俞	第三胸椎棘突下，旁开1.5寸	感冒，咳嗽，发热，头痛，颈痛，胸痛，潮热，盗汗	向脊柱斜刺0.5～0.8寸	背部穴位下有重要脏器，不宜深刺。下同
厥阴俞	第四胸椎棘突下，旁开1.5寸	心绞痛，心律不齐，胸痛，咳嗽，呕吐，神经衰弱	向脊柱斜刺0.5～0.8寸	
心俞	第五胸椎棘突下，旁开1.5寸	心绞痛，心慌，气管炎，吐血，失眠，健忘，盗汗，梦遗，精神病，癔病，癫痫，肋间神经痛	向脊柱斜刺0.5～0.8寸	
督俞	第六胸椎棘突下，旁开1.5寸	心绞痛，腹胀，腹痛，肠鸣，呕吐	向脊柱斜刺0.5～0.8寸	
膈俞	第七胸椎棘突下，旁开1.5寸	呕吐，呃逆，消化不良，气管炎，贫血，吐血，潮热，盗汗，荨麻疹	向脊柱斜刺0.5～0.8寸	
肝俞	第九胸椎棘突下，旁开1.5寸	胆囊炎，胁肋痛，吐血，眼病，精神分裂症，癫痫，脊背痛，夜盲，眩晕	向脊柱斜刺0.5～0.8寸	
胆俞	第十胸椎棘突下，旁开1.5寸	肝炎，胆囊炎，口苦，胁肋痛，肺结核，潮热	向脊柱斜刺0.5～0.8寸	
脾俞	第十一胸椎棘突下，旁开1.5寸	腹胀，胃炎，胃下垂，呕吐，腹泻，痢疾，便血，水肿，背痛	直刺0.5～0.8寸	
胃俞	第十二胸椎棘突下，旁开1.5寸	胸胁痛，胃痛，呕吐，呃逆，腹胀，肠鸣	直刺0.5～0.8寸	
三焦俞	第一腰椎棘突下，旁开1.5寸	腹泻，水肿，尿路感染，遗尿，腰脊痛	直刺0.8～1寸	
肾俞	第二腰椎棘突下，旁开1.5寸	遗尿，遗精，阳痿，月经不调，白带，水肿，耳鸣，耳聋，腰痛	直刺0.8～1寸	
气海俞	第三腰椎棘突下，旁开1.5寸	痛经，腰痛，痔疮	直刺0.8～1寸	
大肠俞	第四腰椎棘突下，旁开1.5寸	腹胀，腹泻，便秘，腰痛	直刺1～1.2寸	
关元俞	第五腰椎棘突下，旁开1.5寸	腹痛，腹泻，尿失禁，尿潴留，遗尿，腰痛	直刺1～1.5寸	
小肠俞	第一骶椎棘突下，旁开1.5寸	腹痛，腹泻，痢疾，遗尿，尿血，痔疾，遗精，白带，腰痛	直刺1～1.5寸	

穴 名	定 位	主 治	刺 法	备 注
膀胱俞	第二骶椎棘突下,旁开1.5寸	尿潴留,遗尿,膀胱炎,膀胱结石,腹泻,便秘,腰痛	直刺1~1.5寸	
中膂俞	第三骶椎棘突下,旁开1.5寸	痔疮,直肠脱垂,腰骶痛,坐骨神经痛,疝气	直刺1~1.5寸	
白环俞	第四骶椎棘突下,旁开1.5寸	盆腔炎,阴道炎,疝气,遗精,月经不调,腰腿痛	直刺1~1.5寸	
上髎	第一骶后孔中,髂后上棘与后正中线之间	腰痛,月经不调,盆腔炎,阴道炎,尿路感染,肠炎	直刺1~1.5寸	
次髎	第二骶后孔中,约当髂后上棘内下方	疝气,月经不调,痛经,带下,小便不利,遗精,腰痛,下肢瘫痪	直刺1~1.5寸	
中髎	第三骶后孔中,次髎内下方	腰骶痛,月经不调,盆腔炎,尿路感染,腹泻	直刺1~1.5寸	
下髎	第四骶后孔中,中髎内下方	小腹痛,腰痛,尿路感染,肠炎,痢疾	直刺1~1.5寸	
会阳	尾骨端旁开0.5寸	盆腔炎,阴道炎,阳痿,肠炎,痢疾,痔疮	直刺0.5~1寸	
承扶	臀横纹中央	腰骶臀部疼痛,痔疮,下肢瘫痪	直刺1~2寸	
殷门	承扶穴与委中穴连线上,承扶穴下6寸	腰痛,下肢瘫痪,下肢疼痛	直刺1~2寸	
浮郄	委阳上1寸,股二头肌腱的内侧	腘筋挛急,下肢外侧麻痹	直刺0.5~1.2寸	
委阳	腘横纹外端,股二头肌腱内缘	腹胀,小便不利,尿失禁,膀胱炎,腰脊痛,坐骨神经痛	直刺0.5~1.2寸	
委中	腘横纹中央,当股二头肌腱和半腱肌腱之间	腰痛,下肢瘫痪,腹痛,呕吐,腹泻,小便不利,遗尿,丹毒	直刺1~1.2寸	
附分	第二胸椎棘突下,旁开3寸	颈椎病,肩背痛,肘臂麻木	斜刺0.5~0.8寸	
魄户	第三胸椎棘突下,旁开3寸	肺结核,支气管炎,哮喘,肩胛痛	斜刺0.5~0.8寸	
膏肓	第四胸椎棘突下,旁开3寸	咳嗽,哮喘,肺结核,健忘,遗精,消化不良,劳损	斜刺0.5~0.8寸	
神堂	第五胸椎棘突下,旁开3寸	咳嗽,气喘,肩背痛	斜刺0.5~0.8寸	

穴 名	定 位	主 治	刺 法	备 注
譩譆	第六胸椎棘突下,旁开3寸	咳嗽,气喘,肩背痛,眩晕,疟疾	斜刺0.5~0.8寸	
膈关	第七胸椎棘突下,旁开3寸	呃逆,呕吐,肩背痛	斜刺0.5~0.8寸	
魂门	第九胸椎棘突下,旁开3寸	胸胁痛,背痛,消化不良,胃痛,呕吐,泄泻	斜刺0.5~0.8寸	
阳纲	第十胸椎棘突下,旁开3寸	腹痛,泄泻,黄疸,糖尿病	斜刺0.5~0.8寸	
意舍	第十一胸椎棘突下,旁开3寸	消化不良,呕吐,泄泻,背痛	斜刺0.5~0.8寸	
胃仓	第十二胸椎棘突下,旁开3寸	脊背痛,胃痛,呕吐,腹胀,水肿,便秘	斜刺0.5~0.8寸	
肓门	第一腰椎棘突下,旁开3寸	腹胀,肝脾肿大,乳腺炎,便秘	直刺0.5~0.8寸	
志室	第二腰椎棘突下,旁开3寸	遗精,阳痿,小便不利,水肿,腰脊痛	直刺0.5~0.8寸	穴位深部正当肾脏,不宜深刺
胞肓	平第二骶后孔,骶正中嵴旁开3寸	腰痛,肠鸣,腹胀,尿潴留	直刺0.5~0.8寸	
秩边	平第四骶后孔,骶正中嵴旁开3寸	小便不利,便秘,痔疮,腰骶痛,下肢瘫痪,坐骨神经痛	直刺1.5~2.5寸	
合阳	委中与承山的连线上,委中下2寸	腰腿痛,下肢麻木,睾丸肿痛	直刺1~2寸	
承筋	委中与承山的连线上,腓肠肌肌腹中央,委中下5寸	腰痛,痔疮,腓肠肌痉挛	直刺1~2寸	
承山	腓肠肌两肌腹之间凹陷的顶端	菌痢,痔疮,便秘,腓肠肌痉挛,腰腿疼痛	直刺1~2寸	
飞扬	昆仑穴直上7寸,承山穴外下方	头痛,眩晕,鼻出血,腰腿疼痛,痔疮	直刺1~2寸	
跗阳	昆仑穴直上3寸	头痛,腰骶痛,踝部疼痛	直刺1~1.2寸	
昆仑	外踝高点与跟腱之间凹陷中	头痛,落枕,眩晕,鼻出血,癫痫,难产,腰骶疼痛,脚跟肿痛	直刺0.5~0.8寸	文献载,孕妇禁针
仆参	昆仑直下,跟骨外侧,赤白肉际处	踝部肿痛,下肢痿软无力,癫痫	直刺0.3~0.5寸	

续表

穴　名	定　位	主　治	刺　法	备　注
申脉	外踝下缘凹陷中	头痛,眩晕,精神分裂症,癫痫,腰腿酸痛,结膜炎,失眠	直刺 0.3～0.5 寸	
金门	外踝前缘直下,骰骨下缘处	腰痛,外踝痛,下肢麻木,癫痫,小儿惊厥	直刺 0.3～0.5 寸	
京骨	第五跖骨粗隆下方,赤白肉际处	头痛,项痛,眼睛肿痛,腰腿痛,癫痫	直刺 0.3～0.5 寸	
束骨	第五跖趾关节的后方,赤白肉际处	头痛,项痛,眩晕,腰腿痛,疟疾,精神分裂症	直刺 0.3～0.5 寸	
足通谷	第五跖趾关节的前方,赤白肉际处	头痛,项强,目眩,鼻出血,精神分裂症	直刺 0.3～0.5 寸	
至阴	足小趾外侧趾甲角旁约 0.1 寸	头痛,眼睛肿痛,鼻炎,鼻出血,胎位不正,难产	浅刺 0.1 寸	文献载,孕妇禁针

十、足太阴脾经(21 穴)

穴　名	定　位	主　治	刺　法	备　注
隐白	拇趾内侧,距趾甲角约 0.1 寸	腹胀,便血,尿血,月经过多,精神分裂症,神经衰弱,癔病	浅刺 0.1 寸	
大都	第一跖趾关节前下方,赤白肉际	胃痛,消化不良,腹泻,热病无汗,便秘	直刺 0.3～0.5 寸	
太白	第一跖骨小头后缘,赤白肉际	胃痛,腹胀,肠鸣,腹泻,便秘,痔疮,下肢无力,关节疼痛	直刺 0.3～0.5 寸	
公孙	第一跖骨基底部的前下缘,赤白肉际	胃痛,呕吐,腹痛,腹泻,痢疾,胸闷,心悸,呃逆,消化道出血	直刺 0.6～1.2 寸	
商丘	内踝前下方凹陷中	腹胀,腹泻,便秘,呕吐,黄疸,足踝痛	直刺 0.5～0.8 寸	
三阴交	内踝高点上 3 寸,胫骨内侧面后缘	肠鸣,腹胀,腹泻,月经不调,痛经,女子不孕,遗精,阳痿,男子不育,遗尿,疝气,肾炎,肾盂肾炎,尿潴留,失眠,下肢瘫痪,湿疹,高血压病	直刺 1～1.5 寸	孕妇不宜针刺
漏谷	内踝尖与阴陵泉的连线上,距内踝尖 6 寸,胫骨内侧缘后方	腹胀,肠鸣,尿路感染,膝关节痛	直刺 1～1.5 寸	
地机	阴陵泉穴下 3 寸	腹痛,腹泻,尿潴留,水肿,月经不调,痛经,遗精	直刺 1～1.5 寸	

穴　名	定　位	主　治	刺　法	备　注
阴陵泉	胫骨内侧髁下缘凹陷中	腹胀,腹泻,胃痛,水肿,黄疸,尿潴留,尿失禁,尿路感染,阴道炎,膝关节痛	直刺 1~1.5 寸	
血海	髌骨内上缘上 2 寸	月经不调,功能性子宫出血,子宫下垂,痛经,闭经,血尿,荨麻疹,湿疹,丹毒,神经性皮炎	直刺 1~1.5 寸	
箕门	血海与冲门连线上,血海上 6 寸	小便不通,遗尿,腹股沟肿痛	直刺 1~1.5 寸	
冲门	腹股沟外侧,距耻骨联合上缘中点 3.5 寸,当髂外动脉搏动处的外侧	腹痛,疝气,痔疾,尿路感染	直刺 1~1.5 寸	针刺是宜避开动脉
府舍	冲门外上方 0.7 寸,距前正中线 4 寸	腹痛,疝气,阑尾炎,便秘	直刺 1~1.5 寸	
腹结	府舍上 3 寸,距前正中线 4 寸	腹痛,疝痛,腹泻,便秘	直刺 1~1.5 寸	
大横	脐中旁开 4 寸	腹泻,便秘,腹痛,菌痢	直刺 1~2 寸	
腹哀	脐中上 3 寸,距前正中线 4 寸	腹痛,消化不良,痢疾,便秘	直刺 1~1.5 寸	
食窦	当第五肋间隙,距前正中线 6 寸	胸胁胀痛	斜刺或平刺 0.5~0.8 寸	穴位深部是肺脏,不可深刺,以下各穴均是
天溪	当第四肋间隙,距前正中线 6 寸	咳嗽,胸痛,乳腺炎,乳汁不足	斜刺或平刺 0.5~0.8 寸	
胸乡	当第三肋间隙,距前正中线 6 寸	胸胁胀痛	斜刺或平刺 0.5~0.8 寸	
周荣	当第二肋间隙,距前正中线 6 寸	胸胁胀满,咳嗽,气喘	斜刺或平刺 0.5~0.8 寸	
大包	腋中线上,第六肋间隙中	气管及支气管病,胸胁痛,胸膜炎,全身疼痛,四肢无力	斜刺或平刺 0.5~0.8 寸	

十一、足厥阴肝经(14 穴)

穴　名	定　位	主　治	刺　法	备　注
大敦	拇趾外侧趾甲角旁约 0.1 寸	疝气,遗尿,闭经,功能性子宫出血,睾丸炎,癫痫	斜刺 0.1~0.2 寸,或点刺出血	

续表

穴　名	定　位	主　治	刺　法	备　注
行间	足背,第一、二趾间缝纹端	头痛,眩晕,青光眼,面神经麻痹,肋间神经痛,疝气,尿路感染,功能性子宫出血,癫痫,月经不调,痛经,带下,中风	斜刺 0.5～0.8 寸	
太冲	足背,第一、二跖骨结合部之前凹陷中	头痛,眩晕,眼病,面神经麻痹,肋间神经痛,遗尿,疝气,功能性子宫出血,月经不调,癫痫,呃逆,小儿惊风,下肢瘫痪	直刺 0.5～0.8 寸	
中封	足内踝前 1 寸,商丘与解溪连线之中点,胫骨前肌腱的内侧凹陷处	下腹痛,尿道炎,睾丸肿痛,内踝肿痛	直刺 0.5～0.8 寸	
蠡沟	内踝高点上 5 寸,胫骨内侧面的中央	尿路感染,遗尿,月经不调,白带过多,下肢瘫痪	直刺 0.5～0.8 寸	
中都	内踝高点上 7 寸,胫骨内侧面的中央	疝气,功能性子宫出血,恶露不尽,腹痛,腹泻	直刺 0.5～0.8 寸	
膝关	胫骨内侧髁的后下方,阴陵泉后 1 寸,腓肠肌内侧头的上部	膝关节炎	直刺 0.5～1 寸	
曲泉	屈膝,当膝内侧横纹头上方凹陷中	腹痛,尿路感染,遗精,阴部瘙痒,膝痛,月经不调,痛经,白带过多	直刺 1～1.5 寸	
阴包	股骨内上髁上 4 寸,股内肌与缝匠肌之间	腰痛,少腹痛,月经不调,尿路感染,遗尿	直刺 1～1.5 寸	
足五里	气冲直下 3 寸,耻骨联合的下方,长收肌的外缘	少腹胀痛,遗尿,尿路感染,睾丸肿痛,子宫下垂	直刺 1～1.5 寸	
阴廉	气冲直下 2 寸,耻骨联合下方,长收肌的外缘	月经不调,少腹痛,盆腔炎,阴道炎,股内侧痛	直刺 1～1.5 寸	
急脉	耻骨结节的外侧,当气冲穴外下腹股沟股动脉搏动处,前正中线旁开2.5 寸	睾丸肿痛,子宫脱垂,少腹痛,尿道炎,股内侧痛	直刺 1～1.2 寸	针刺时宜避开股动脉
章门	第十一肋端	腹胀,腹泻,肋间神经痛,脾肿大	斜刺 0.8～1 寸	穴位深部有腹腔重要脏器,不宜深刺
期门	乳头直下,第六肋间隙	肋间神经痛,腹胀,呕吐,脾肿大,胸膜炎,乳腺炎	斜刺或平刺 0.5～0.8寸	同上

十二、足少阴肾经(27 穴)

穴 名	定 位	主 治	刺 法	备 注
涌泉	于足底(去趾)前 1/3 处,足趾跖屈时呈凹陷处	头痛,失眠,眩晕,咽喉疼痛,失音,便秘,小便不利,小儿惊风,癫狂,休克	直刺 0.5～1 寸	
然谷	足舟骨粗隆下方,赤白肉际	月经不调,遗精,黄疸,泄泻,小儿破伤风,糖尿病,足跟痛	直刺 0.5～1 寸	
太溪	内踝高点与跟腱之间凹陷中	月经不调,遗精,阳痿,尿路感染,便秘,糖尿病,支气管扩张,哮喘,扁桃体炎,牙痛,失眠,腰痛,耳聋,耳鸣	直刺 0.5～1 寸	
大钟	太溪下 0.5 寸,当跟腱附着部的内侧前方凹陷处	咳血,气喘,腰脊强痛,癫痫,月经不调,痴呆,足跟痛	直刺 0.5～1 寸	
水泉	太溪穴直下 1 寸	月经不调,痛经,闭经,子宫下垂,睾丸炎,小便不利	直刺 0.5～1 寸	
照海	内踝下缘凹陷中	月经不调,痛经,白带过多,子宫下垂,尿路感染,尿潴留,肾炎,便秘,咽喉炎,癫痫,失眠,高血压	直刺 0.3～0.5 寸	
复溜	太溪穴上 2 寸	水肿,腹胀,腹泻,盗汗,自汗,慢性消耗性热病,下肢瘫痪	直刺 0.6～1 寸	
交信	当太溪直上 2 寸,复溜前 0.5 寸,胫骨内侧缘的后方	月经不调,功能性子宫出血,腹泻,便秘,睾丸肿痛	直刺 0.8～1 寸	
筑宾	太溪与阴谷的连线上,太溪上 5 寸,腓肠肌肌腹的内下处	月经过多,精神分裂症,癫痫,疝气,小腿痛	直刺 1～1.5 寸	
阴谷	腘窝内侧,屈膝时,当半腱肌肌腱与半膜肌肌腱之间	尿路感染,尿潴留,遗精,阳痿,月经过多,睾丸肿痛,膝关节炎	直刺 1～1.5 寸	
横骨	脐下 5 寸,前正中线旁开 0.5 寸	少腹痛,遗精,阳痿,遗尿,小便潴留,疝痛	直刺 1～1.2 寸	
大赫	脐下 4 寸,前正中线旁开 0.5 寸	遗精,阳痿,尿路感染,尿潴留,肾炎,睾丸炎,带下	直刺 1～1.2 寸	
气穴	脐下 3 寸,前正中线旁开 0.5 寸	月经不调,带下病,尿潴留,泄泻,痢疾	直刺 1～1.2 寸	
四满	脐下 2 寸,前正中线旁开 0.5 寸	月经不调,带下病,小腹痛,疝气,遗精,便秘	直刺 1～1.2 寸	
中注	脐下 1 寸,前正中线旁开 0.5 寸	月经不调,小腹痛,便秘	直刺 1～1.2 寸	

续表

穴　名	定　位	主　治	刺　法	备　注
肓俞	脐中旁开 0.5 寸	腹痛,呕吐,腹泻,便秘,痢疾,睾丸肿痛	直刺 1～1.2 寸	
商曲	脐上 2 寸,前正中线旁开 0.5 寸	腹痛,泄泻,便秘	直刺 1～1.2 寸	
石关	脐上 3 寸,前正中线旁开 0.5 寸	胃痛,呕吐,便秘,产后腹痛	直刺 1～1.2 寸	
阴都	脐上 4 寸,前正中线旁开 0.5 寸	肠鸣,腹胀,腹痛,便秘	直刺 1～1.2 寸	
腹通谷	脐上 5 寸,前正中线旁开 0.5 寸	呕吐,腹胀,腹痛,腹泻	直刺 0.8～1 寸	
幽门	脐上 6 寸,前正中线旁开 0.5 寸	呕吐,嗳气,腹痛,腹泻	直刺 0.5～0.8 寸	
步廊	第五肋间隙,前正中线旁开 2 寸	胸痛,咳嗽,气喘,呕吐,胸膜炎,乳腺炎	斜刺或平刺 0.5～0.8 寸	穴位深部为肺脏,不宜深刺。下同
神封	第四肋间隙,前正中线旁开 2 寸	咳嗽,气喘,胸胁支满,乳腺炎	斜刺或平刺 0.5～0.8 寸	
灵墟	第三肋间隙,前正中线旁开 2 寸	胸胁痛,咳喘,呕吐,乳腺炎	斜刺或平刺 0.5～0.8 寸	
神藏	第二肋间隙,前正中线旁开 2 寸	咳喘,胸胁痛,呕吐	斜刺或平刺 0.5～0.8 寸	
彧中	第一肋间隙,前正中线旁开 2 寸	咳喘,胸胁胀满,呕吐	斜刺或平刺 0.5～0.8 寸	
俞府	锁骨下缘,前正中线旁开 2 寸	哮喘,气管炎,肋间神经痛,呕吐,食道炎	斜刺或平刺 0.5～0.8 寸	

十三、任脉（24 穴）

穴　名	定　位	主　治	刺　法	备　注
会阴	在会阴部,男性当阴囊根部与肛门连线的中点。女性当大阴唇后联合与肛门连线的中点	阴部瘙痒,子宫下垂,脱肛,痔疮,遗精,阳痿,溺水窒息,昏迷,精神分裂症	直刺 0.5～1 寸	
曲骨	前正中线上,耻骨联合上缘的中点处	小便不利,遗尿,遗精,月经不调,带下病,痛经,少腹胀痛,阳痿	直刺 0.5～1 寸	当膀胱充盈时禁深刺,以防刺破膀胱

穴 名	定 位	主 治	刺 法	备 注
中极	前正中线上,脐下4寸	遗尿症,尿路感染,疝气,遗精,阳痿,月经不调,功能性子宫出血,白带过多,睾丸炎,不孕症,盆腔炎,肾炎	直刺0.5～1寸	膀胱充盈时,不宜大幅度提插
关元	前正中线上,脐下3寸	遗尿症,尿频,尿潴留,腹泻,腹痛,遗精,阳痿,疝气,闭经,月经不调,白带过多,不孕症,身体虚弱,神经衰弱,晕厥,休克	直刺0.5～1寸	
石门	前正中线上,脐下2寸	腹痛,泄泻,水肿,小便不利,遗精,阳痿,带下病,闭经,崩漏	直刺0.5～1寸	孕妇慎用
气海	前正中线上,脐下1.5寸	腹痛,腹泻,便秘,遗尿症,疝气,遗精,月经不调,闭经,休克,身体虚弱	直刺0.5～1寸	孕妇慎用
阴交	前正中线上,脐下1寸	产后腹痛,恶露不净,阴痒,小便不利,带下病,月经不调,腹满水肿,泄泻	直刺0.5～1寸	孕妇慎用
神阙	脐的中间	腹痛,腹泻,脱肛,水肿,休克		一般不针
水分	脐上1寸	腹痛,腹胀,肠鸣,泄泻,水肿,腹水	直刺0.5～1寸	
下脘	脐上2寸	腹痛,呕吐,消化不良,肠鸣,泄泻	直刺0.5～1寸	
建里	脐上3寸	胃痛,呕吐,腹胀,消化不良,痢疾,水肿	直刺0.5～1寸	
中脘	脐上4寸	胃痛,呕吐,反酸,腹胀,腹泻,胆囊炎,精神分裂症	直刺0.5～1寸	
上脘	脐上5寸	胃脘疼痛,腹胀,呕吐,消化不良,泄泻	直刺0.5～1寸	
巨阙	脐上6寸	癫狂,痫症,心悸,健忘,胃痛,呃逆	直刺0.5～0.8寸	不宜深刺,以免刺伤肝脏
鸠尾	脐上7寸	心痛,心悸,癫狂,胃痛,呕吐,呃逆	向下斜刺0.5～0.8寸	同上
中庭	前正中线上,胸剑结合部	胸胁胀满,小儿吐奶,呕吐,梅核气	向下斜刺0.5～1寸	
膻中	前正中线,平第四肋间隙	气管炎,支气管哮喘,胸痛,心动过速,少乳,呕吐,食道癌	向上或向乳房两侧平刺0.3～0.5寸	

续表

穴 名	定 位	主 治	刺 法	备 注
玉堂	前正中线,平第三肋间隙	胸痛,咳嗽,气短,咳喘,两乳肿痛	向下平刺 0.5～1 寸	
紫宫	前正中线,平第二肋间隙	咳嗽,气喘,胸胁支满,呕吐,饮食不下	向下平刺 0.5～1 寸	
华盖	前正中线,平第一肋间隙,当胸骨角中点处	咳嗽,气喘,胸胁痛,咽肿	向下平刺 0.5～1 寸	
璇玑	前正中线,胸骨上窝中央下 1 寸处	咳嗽,气喘,胸痛,咽喉肿痛	向下平刺 0.5～1 寸	
天突	胸骨上窝正中	气管炎,支气管哮喘,胸痛,扁桃体炎,声带水肿,失语症,甲状腺肿大,慢性咽炎,食道癌	(1)浅刺法,即直刺 0.3～0.5 寸;(2)深刺法,即先直刺 0.3 寸后,将针尖转向下方,紧靠胸骨后方,向下缓慢刺入 1～1.5 寸	
廉泉	颈部,前正中线上,喉结上方,舌骨体上缘的中点处	舌下肿痛,口腔溃疡,失语,声带麻痹,吞咽困难	向舌根斜刺 0.5～0.8 寸	
承浆	颏唇沟的中点	面神经麻痹,牙龈肿痛,流涎,口臭,精神分裂症	斜刺 0.3～0.5 寸	

十四、督脉(28 穴)

穴 名	定 位	主 治	刺 法	备 注
长强	尾骨尖下 0.5 寸,约当尾骨尖端与肛门的中点	腹泻,便血,便秘,痔疮,脱肛,癫痫,精神分裂症	针尖向上与骶骨平行刺入 0.5～1 寸	
腰俞	骶管裂孔处	月经不调,腰脊强痛,腹泻,便秘,脱肛,便血,癫痫	向上斜刺 0.5～1 寸	
腰阳关	第四腰椎棘突下凹陷中	月经不调,盆腔炎,遗精,阳痿,腰骶疼痛,下肢瘫痪	斜刺 0.5～1 寸	
命门	第二腰椎棘突下凹陷中	肾炎,阳痿,遗精症,前列腺炎,白带过多,月经不调,盆腔炎,腹泻,腰背疼痛,坐骨神经痛	稍向上斜刺 0.5～1 寸	
悬枢	第一腰椎棘突下凹陷中	腰脊强痛,腹胀,腹痛,完谷不化,泄泻,痢疾	稍向上斜刺 0.5～1 寸	
脊中	第十一胸椎棘突下凹陷中	腹泻,痢疾,黄疸,腰脊强痛,脱肛,便血,癫痫	稍向上斜刺 0.5～1 寸	
中枢	第十胸椎棘突下凹陷中	腰背痛,黄疸,呕吐,胃痛	稍向上斜刺 0.5～1 寸	

穴　名	定　位	主　治	刺　法	备　注
筋缩	第九胸椎棘突下凹陷中	癫痫,腰脊痛,胃痛,黄疸	稍向上斜刺 0.5～1寸	
至阳	第七胸椎棘突下凹陷中	胆囊炎,肋间神经痛,胆管蛔虫,气管炎,支气管哮喘,脊背痛	稍向上斜刺 0.5～1寸	
灵台	第六胸椎棘突下凹陷中	咳嗽,气喘,项强,身热,疮疡,背痛	稍向上斜刺 0.5～1寸	
神道	第五胸椎棘突下凹陷中	惊悸,怔忡,失眠健忘,癫痫,咳嗽,气喘	稍向上斜刺 0.5～1寸	
身柱	第三胸椎棘突下凹陷中	咳嗽,气喘,身热头痛,癫痫	稍向上斜刺 0.5～1寸	
陶道	第一胸椎棘突下凹陷中	恶寒发热,咳嗽,气喘,疟疾,癫痫	微斜刺 0.5～1寸	
大椎	第七颈椎棘突下	发热,疟疾,气管炎,支气管哮喘,肺结核,癫痫,头痛,颈项疼痛,荨麻疹,精神分裂症,癔病,神经衰弱	微斜向上直刺 0.5～1寸	
哑门	后发际正中直上 0.5寸	舌缓不语,音哑,癫痫,中风昏厥,头重,头痛,颈项强急	向下颌方向直刺 0.5～1寸	针尖不可向上,以免刺入枕骨大孔
风府	后发际正中直上 1寸,枕外隆凸直下,两侧斜方肌之间凹陷中	头痛,颈项疼痛,眩晕,扁桃体炎,失音,精神分裂症,中风	向下颌方向直刺 0.5～1寸	同上
脑户	后发际正中直上 2.5寸,枕外隆凸的上缘凹陷处	头痛,头晕,癫痫,项强	平刺 0.5～0.8寸	小儿囟门未闭时,不可刺
强间	后发际正中直上 4寸	头痛,目眩,癫狂,痫症,失眠,颈项强急	平刺 0.5～0.8寸	同上
后顶	后发际正中直上 5.5寸	头痛,眩晕,项强,癫狂,痫症,失眠	平刺 0.5～0.8寸	同上
百会	头部,后发际正中直上 7寸。或两耳尖连线的中点	头痛,眩晕,中风失语,精神分裂症,脱肛,睾丸炎,失眠	平刺 0.5～0.8寸	同上
前顶	前发际正中直上 3.5寸	头顶痛,鼻炎,癫痫,眩晕,小儿惊风	平刺 0.5～0.8寸	同上
囟会	前发际正中直上 2寸	头痛,眩晕,鼻炎,小儿惊厥,颜面红肿	平刺 0.5～0.8寸	同上

穴 名	定 位	主 治	刺 法	备 注
上星	前发际正中直上1寸	头痛,眩晕,目赤肿痛,鼻炎,癫痫	平刺0.5~0.8寸	
神庭	头部,前发际正中直上0.5寸	头痛,眩晕,失眠,鼻窦炎,癫痫	平刺0.5~0.8寸	
素髎	鼻尖的正中央	鼻塞,鼻出血,鼻炎,惊厥,昏迷	向上斜刺0.3~0.5寸	
水沟	在人中沟的上1/3与中1/3交界处	牙龈肿痛,面神经炎,腰扭伤,颈项疼痛,癫痫,小儿惊风,昏迷,面神经麻痹,腰背疼痛,呃逆	向上斜刺0.3~0.5寸	
兑端	上唇的尖端,人中沟下端的皮肤与唇的移行部	昏迷,昏厥,癫狂,齿痛	向上斜刺0.2~0.3寸	
龈交	在上唇内,唇系带与上齿龈的相接处	精神分裂症,癫痫,口臭,小儿惊风,昏迷,面神经麻痹,腰背疼痛,呃逆	向上斜刺0.2~0.3寸	

附录3　古代针灸歌赋选

一、四总穴歌

肚腹三里留,腰背委中求。头项寻列缺,面口合谷收。

【注释】

《四总穴歌》始见于明·徐凤《针灸大全》,其后明代高武《针灸聚英》、杨继洲《针灸大成》等书中亦加载录。

二、八会穴歌[1]

腑会中脘脏章门,筋会阳陵髓绝骨[2];骨会大杼气膻中,血会膈俞太渊脉。

【注释】[1]明·高武《针灸聚英》。[2]绝骨,指悬钟穴。

三、八脉交会八穴歌

公孙冲脉胃心胸,内关阴维下总同;临泣胆经连带脉,阳维目锐外关逢;

后溪督脉内眦颈,申脉阳跷络亦通;列缺任脉行肺系,阴跷照海膈喉咙。

【注释】《八脉交会八穴歌》,原名《经脉交会八穴歌》,首见于明·刘纯《医经小学》。明·徐凤《针灸大全》、高武《针灸聚英》、杨继洲《针灸大成》等书中亦加载录。

四、天星十二穴并治杂病歌[1]

三里内庭穴,曲池合谷接。委中配承山,太冲昆仑穴。

环跳与阳陵,通里并列缺。合担[2]用法担,合截[3]用法截。

三百六十穴,不出十二诀[4]。治病如神灵,浑如汤[5]泼雪。

北斗降真机,金锁教开彻。至人[6]可传授,匪人[7]莫浪说。

1. 三里

三里足膝下,三寸两筋间。能通心腹胀,善治胃中寒;

肠鸣并泄泻,腿肿膝胻[8]痠。伤寒羸[9]瘦损,气蛊[10]及诸般。

年过三旬后,针灸眼便宽[11]。取穴当审的,八分三壮安。

2. 内庭

内庭次指外[12],本属足阳明。能治四肢厥,喜静恶闻声。

瘾疹咽喉痛,数欠[13]及牙疼。疟疾不能食,针着便惺惺[14]。

3. 曲池

曲池拱手取,屈肘骨边求。善治肘中痛,偏风[15]手不收。

挽弓开不得,筋缓莫梳头。喉闭促欲死,发热更无休。

遍身风癣癞,针著即时瘳[16]。

4. 合谷

合谷在虎口,两指岐骨[17]间。头疼并面肿,疟疾热还寒。

齿龋鼻衄血,口噤不开言。针入五分深,令人即便安。

5. 委中

委中曲䐐[18]里,横纹脉中央。腰痛不能举,沉沉引脊梁。

酸痛筋莫展,风痹复无常。膝头难伸屈,针入即安康。

6. 承山

承山名鱼腹,腨肠分肉间。善治腰疼痛,痔疾大便难。

脚气并膝肿,辗转[19]战[20]疼痠。霍乱转筋急,穴中刺便安。

7. 太冲

太冲足大指,节后二寸中。动脉知生死,能除惊痫风。

咽喉并心胀,两足不能动。七疝[21]偏坠肿,眼目似云蒙。

亦能疗腰痛,针下有神功。

8. 昆仑

昆仑足外踝,跟骨上边寻。转筋腰尻[22]痛,暴喘满[23]冲心[24]。

举步行不得,一动即呻吟。若欲求安乐,须于此穴针。

9. 环跳

环跳在髀枢[25],侧卧屈足取。折腰莫能顾[26],冷风并湿痹;

腿胯连腨[27]痛,屈伸转侧嘘[28]。若人针灸后,顷刻病消除。

10. 阳陵泉

阳陵居膝下,外廉一寸中。膝肿并麻木,冷痹及偏风;

举足不能起,坐卧似衰翁。针入六分止,神功妙不同。

11. 通里

通里腕侧后,去腕一寸中。欲言声不出,懊侬及怔忡;

实则四肢重,头腮面颊红。虚则不能食,暴喑[29]面无容。

毫针微微刺,方信有神功。

12. 列缺

列缺腕侧上,次指[30]手交叉。善疗偏头痛,遍身风痹麻;

痰涎频壅上,口噤不开牙。若能明补泻,应手疾[31]如拿。

【注释】[1]《天星十二穴并治杂病歌》首见于明·徐凤《针灸大全》,原名托马丹阳。[2]担,挑担,有成对的含义,此指二穴同用。[3]截,截半,有单一的含义,此指独去一穴。[4]诀,歌诀,指十二穴的歌诀。[5]汤,热水。[6]至人,指道德修养达到最高境界的人。[7]匪人,指行为不正之人。[8]胻,胫骨。[9]羸,瘦弱。[10]蛊,蛊胀。气蛊,指气机郁滞所致的鼓胀。[11]眼便宽,指眼目功能的恢复和提高。[12]次指,此指第二趾。次指外,即第二、三趾间。[13]数,屡次。[14]惺惺,清醒,此指病愈。[15]偏风,半身不遂。[16]瘳,病愈。[17]岐骨,骨之分歧处,此指第一、二掌骨。[18]曲腋,腘窝。[19]辗转,形容辗转反侧、卧不得安的样子。[20]战,战抖。[21]七疝,指七种疝气。[22]尻,骶部。[23]满,胸满。[24]冲心,气上冲心。[25]髀枢,指髋关节。[26]顾,回头看。[27]腨,腓肠,腿肚。[28]嘘,抽泣。[29]喑,失音。暴喑,突然失音。[30]次指,此指第二指。[31]疾,速,即。

五、孙思邈十三鬼穴歌[1]

百邪癫狂所为病,针有十三穴须认。凡针之体先鬼宫,次针鬼信无不应。

一一从头逐一求,男从左起女从右。一针人中鬼宫停,左边下针右出针。

第二手大指甲下,名鬼信[2]刺三分深。三针足大指甲下,名曰鬼垒[3]入二分。

四针掌后大陵穴,入寸五分为鬼心。五针申脉名鬼路,火针三下七锃锃[4]。

第六却寻大椎上,入发一寸名鬼枕[5]。七刺耳垂下五分,名曰鬼床[6]针要温。

八针承浆名鬼市,从左出右君须记。九针间使鬼路上,十针上星名鬼堂。

十一阴下缝[7]三壮,女玉门头[8]为鬼藏[9]。十二曲池名鬼臣,火针仍要七锃锃。

十三舌头当舌中,此穴须名是鬼封[10]。手足两边相对刺,若逢孤穴只单通。

此是先师真妙诀,狂猖恶鬼走无踪。

【注释】[1]《孙思邈十三鬼穴歌》,原名《孙思邈先生针十三鬼穴歌》,首见于明·徐凤《针灸大全》,其内容与唐·孙思邈《千金要方》卷十四的有关记载略有出入。歌中所有"鬼穴",实为治疗古人以为由鬼邪作祟所致精神神志病的经验穴。[2]鬼信,指少商穴。[3]鬼垒,指隐白穴。[4]铤,指针具的光亮。[5]鬼枕,风府穴。[6]鬼床,指颊车穴。[7]阴下缝,奇穴,又名男阴缝,指男子阴茎根部与阴囊相交处正中。[8]玉门头,奇穴,又名女阴缝,在女子外生殖器之阴蒂头处。[9]鬼藏,阴下缝(男),玉门头(女)。[10]鬼封,即海泉穴。

六、玉龙歌

中风不语最难医.发际顶门穴要知,更向百会明补泻,即时苏醒免灾危。鼻流清涕名鼻渊,先补后泻疾可痊,若是头风并眼痛,上星穴内刺无偏。头风呕吐眼昏花,穴取神庭始不差,孩子慢惊何可治,印堂刺入艾还加。头项强痛难回顾,牙疼并作一般看,先向承浆明补泻,后针风府即时安。偏正头风痛难医,丝竹金针亦可施,沿皮向后透率谷,一针两穴世间稀。偏正头风有两般,有无痰饮细推观,若然痰饮风池刺,倘无痰饮合谷安。口眼㖞斜最可嗟,地仓妙穴连颊车,㖞左泻右依师正,㖞右泻左莫令斜。不闻香臭从何治,迎香二穴可堪攻,先补后泻分明效,一针未出气先通。耳聋气闭痛难言,须刺翳风穴始痊,亦治项下生瘰疬,下针泻动即安然。耳聋之症不闻声,痛痒蝉鸣不快情,红肿生疮须用泻,宜从听会用针行。偶尔失音言语难,哑门一穴两筋间,若知浅针莫深刺,言语音和照旧安。眉间疼痛苦难当,攒竹沿皮刺不妨,若是眼昏皆可治,更针头维即安康。两睛红肿痛难熬,怕日羞明心自焦,只刺睛明鱼尾穴,太阳出血自然消。眼痛忽热血贯睛,羞明更涩最难睁,须得太阳针出血,不用金刀疾自平。心火炎上两眼红,迎香穴内刺为通。若将毒血搐出后,目内清凉始见功。脊背强痛泻人中,挫闪腰疼亦可攻,更有委中之一穴,腰间诸疾任君攻。肾弱腰疼不可当,施为行止甚非常,若知肾俞二穴处,艾火频加体自康。环跳能治腿股风,居髎二穴认真攻,委中毒血更出尽,愈见医科神圣功。膝腿无力身立难,原因风湿致伤残,倘知二市穴能灸,步履悠然渐自安。髋骨能医两腿疼,膝头红肿不能行,必针膝眼膝关穴,功效须臾病不生。寒湿脚气不可熬,先针三里及阴交,再将绝骨穴兼刺,肿痛顿时立见消。肿红腿足草鞋风,须把昆仑二穴攻,申脉太溪如再刺,神医妙诀起疲癃。脚背疼起丘墟穴,斜针出血即时轻,解溪再与商丘识,补泻行针要辨明。行步艰难疾转加,太冲二穴效堪夸,更针三里中封穴,去病如同用手拿。膝盖红肿鹤膝风,阳陵二穴亦堪攻,阴陵针透尤收效,红肿全消见异功。腕中无力痛艰难,捏物难移体不安,腕骨一针虽见效,莫将补泻等闲看。急疼两臂气攻胸,肩井分明穴可攻,此穴原来真气聚,补多泻少应其中。肩背风气连臂疼,背缝二穴用针明,五枢亦治腰间痛,得穴方知疾顿轻。两肘拘挛筋骨连,艰难动作欠安然,只将曲池针泻动,尺泽兼行见圣传。肩端红肿痛难当,寒湿相争气血狂,若向肩髎明补泻,管君多灸自安康。筋急不开手难伸,尺泽从来要认真,头面纵有诸般症,一针合谷效通神。膻中气块痛难当,穴法宜向内关防,八法有名阴维穴,膻中之疾永安康。腹中疼痛亦难当,大陵外关可消详,若是胁疼并闭结,支沟奇妙效非常。脾家之证最可怜,有寒有热两相煎,间使二穴针泻动,热泻寒补病俱痊。九种心痛及脾疼,上脘穴内用补针,若还脾败中脘补,两针神效免灾侵。痔漏之疾亦可憎,表里急重最难禁,或痛或痒或下血,二白穴在掌后寻。三焦热气壅上焦,口苦舌干岂易调,针刺关冲出毒血,口生津液病俱消。手臂红肿连腕疼,液门穴内用针明,更将一穴名中渚,多泻中间疾自轻。中风之症症非轻,中冲二穴可安宁,先补后泻如无应,再刺人中立便轻。胆寒心虚病如何,少冲二穴最功多,刺入三分不着艾,金针用后自平和。时行疟疾最难禁,穴法由来未审明,若把后溪寻得到,多加艾火即时轻。牙疼阵阵苦相煎,穴在二间要得传,若患翻胃并吐食,中魁奇穴莫教偏。乳蛾之症少人医,必用金针疾始除,如若少商出血后,即时安稳免灾危。如今瘾疹疾多般,好手医人治亦难,天井二穴多着艾,纵生瘰疬灸皆安。寒痰咳嗽更兼风,列缺二穴最可攻,先把太渊一穴泻,多加艾火即收功。痴呆之症不堪亲,不识尊卑枉骂人,神门独治痴呆病,转手骨开得穴真。连日虚烦面赤妆,心中惊悸亦难当,若将通里穴寻得,一用金针体便康。风眩目烂最堪怜,泪出汪汪不可言,大小骨空皆妙穴,多加艾火疾应痊。妇人吹乳痛难消,吐血风痰稠似胶,少泽穴内明补泻,应时神效气能调。满身发热痛为虚,盗汗淋淋渐损躯,须得百劳椎骨穴,金针一刺疾俱除。忽然咳嗽腰背痛,身柱由来灸便轻,至阳亦治黄疸病,先补后泻效分明。肾败腰虚小便频,夜间起止苦劳神,命门若得金针助,肾俞艾灸起遭迍。九般痔疾最伤人,必刺承山效若神,更有长强一穴是,呻吟大痛穴为真。伤风不解嗽频频,久不医时劳便成,咳嗽须针肺俞穴,痰多宜向丰隆寻。膏肓二穴治病强,此穴原来难度量,斯穴禁针多着艾,二十一壮亦无妨。

腠理不密咳嗽频,鼻流清涕气昏沉,须知喷嚏风门穴,咳嗽宜加艾火深。胆寒由是怕惊心,遗精白浊实难禁,夜梦鬼交心俞治,白环俞治一般针。肝家血少目昏花,宜补肝俞力便加,更把三里频泻动,还光益血自无差。脾家之症有多般,致成翻胃吐食难,黄疸亦须寻腕骨,金针必定夺中脘。无汗伤寒泻复溜,汗多宜将合谷收,若然六脉皆微细,金针一补脉还浮。大便闭结不能通,照海分明在足中,更把支沟来泻动,方知妙穴有神功。小腹胀满气攻心,内庭二穴要先针,两足有水临泣泻,无水方能病不侵。七般疝气取大敦,穴法由来指侧间,肾气冲心何所治,关元带脉莫等闲。传尸劳病最难医,涌泉出血免灾危,痰多须向丰隆泻,气喘丹田亦可施。浑身疼痛疾非常,不定穴中细审详,有筋有骨须浅刺,灼艾临时要度量。劳宫穴在掌中寻,满手生疮痛不禁,心胸之病大陵泻,气攻胸腹一般针。哮喘之症最难当,夜间不睡气遑遑,天突妙穴宜寻得,膻中着艾便安康。鸠尾独治五般痫,此穴须当仔细观,若然着艾宜七壮,多则伤人针亦难。气喘急急不可眠,何当日夜苦忧煎,若得璇玑针泻动,更取气海自安然。肾强疝气发甚频,气上攻心似死人,关元兼刺大敦穴,此法亲传始得真。水病之疾最难熬,腹满虚胀不肯消,先灸水分并水道,后针三里及阴交。赤白妇人带下难,只因虚败不能安,中极补多宜泻少,灼艾还须着意看。吼喘之证嗽痰多,若用金针疾自和,俞府乳根一样刺,气喘风痰渐渐磨。伤寒过经犹未解,须向期门穴上针,忽热气喘攻胸膈,三里泻多须用心。脾泄之症别无他,天枢二穴刺休差,此是五脏脾虚疾,艾火多添病不加。口臭之疾最可憎,劳心只为苦多情,大陵穴内人中泻,心得清凉气自平。

主要参考文献

1. 项平,王玲玲. 中华针灸学. 南京:江苏科学技术出版社,2004.

2. 徐恒泽. 针灸学. 北京:人民卫生出版社,2002.

3. 张涛,杭群. 针灸现代研究与临床. 北京:中国医药科技出版社,1998.

4. 查炜. 实用穴位疗法全书. 南京:江苏科学技术出版社,2004.

5. 石学敏. 针灸治疗学. 北京:人民卫生出版社,2000.

6. 邱茂良. 中国针灸治疗学. 南京:江苏科学技术出版社,1988.

7. 杨长森. 针灸治疗学. 上海:上海科学技术出版社,1985.

8. 杨甲三. 腧穴学. 上海:上海科学技术出版社,1984.

9. 奚永江. 针法灸法学. 上海:上海科学技术出版社,1985.

10. 王玲玲. 针灸学临床. 上海:上海中医药大学出版社,2001.

11. 孙国杰. 针灸学. 上海:上海科学技术出版社,1997.

12. 孙启凤. 中国特种针法. 北京:中国医药科技出版社,1994.

13. 陈巩荪,许瑞征,丁育德. 耳针研究. 南京:江苏科学技术出版社,1982.

14. 苏正身. 汉日医学大词典. 北京:人民卫生出版社,1993.

15. 魏睦新. 中医学. 北京:科学技术文献出版社,2002.

16. 陈灏珠. 实用内科学. 11版. 北京:人民卫生出版社,2000.

17. 刘冠军. 中国针灸经穴集成. 南昌:江西科学技术出版社,1999.

18. 王立早. 中国针灸处方大成. 南昌:江西科学技术出版社,1990.

19. 夏治平. 中国推拿全书. 上海:上海中医药大学出版社,2000.

20. 赵京生. 针灸学基础. 上海:上海中医药大学出版社,2001.